W9-CMZ-459

Cambia de hábitos

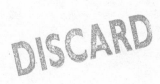

# Cambia
# de hábitos

## Recupera tu salud, alimenta tu vida

Valeria Lozano

Edición:
María Laura Paz Abasolo

**Grijalbo**vital

**Cambia de hábitos**
*Recupera tu salud, alimenta tu vida*

Primera edición: mayo, 2016
Primera reimpresión: septiembre, 2016

D. R. © 2016, Valeria Lozano Arias

D. R. © 2016, derechos de edición mundiales en lengua castellana:
Penguin Random House Grupo Editorial, S. A. de C. V.
Blvd. Miguel de Cervantes Saavedra núm. 301, 1er piso,
colonia Granada, delegación Miguel Hidalgo, C.P. 11520,
Ciudad de México

www.megustaleer.com.mx

D. R. © 2016, Jessica Cherem, por las recetas y fotografías de interiores

D. R. © 2016, Mayra M. Luna, por las ilustraciones de interiores

D. R. © 2016, María Laura Paz Abasolo, por la edición

Penguin Random House Grupo Editorial apoya la protección del *copyright*.
El *copyright* estimula la creatividad, defiende la diversidad en el ámbito de las ideas y el conocimiento,
promueve la libre expresión y favorece una cultura viva. Gracias por comprar una edición autorizada
de este libro y por respetar las leyes del Derecho de Autor y *copyright*. Al hacerlo está respaldando a los autores
y permitiendo que PRHGE continúe publicando libros para todos los lectores.

Queda prohibido bajo las sanciones establecidas por las leyes escanear, reproducir total o parcialmente esta
obra por cualquier medio o procedimiento así como la distribución de ejemplares
mediante alquiler o préstamo público sin previa autorización.
Si necesita fotocopiar o escanear algún fragmento de esta obra diríjase a CemPro
(Centro Mexicano de Protección y Fomento de los Derechos de Autor, http://www.cempro.com.mx).

ISBN: 978-607-314-360-8

Impreso en México – *Printed in Mexico*

El papel utilizado para la impresión de este libro ha sido fabricado a partir de madera procedente
de bosques y plantaciones gestionadas con los más altos estándares ambientales, garantizando
una explotación de los recursos sostenible con el medio ambiente y beneficiosa para las personas.

Penguin
Random House
Grupo Editorial

El programa de salud de Hábitos® es responsabilidad exclusiva de quien lo realiza. Bajo ningún motivo es recomendable para menores de edad, mujeres embarazadas o lactando, ni individuos con alguna condición médica. Antes de iniciar y practicar cualquier programa de ejercicio o nutrición, consulte a su médico. Las técnicas, estrategias y sugerencias descritas en el programa se crearon con fines meramente informativos, educacionales y de divulgación. Con el presente programa, Valeria Lozano, Grupo Hábitos S. de R. L., el blog Hábitos Health Coaching y la página web www.habitos.mx no promueven, recomiendan ni sugieren ningún consejo médico, diagnóstico, prescripción o tratamiento para cualquier tipo de enfermedad o condición simple, seria o especial, por lo que se eximen de cualquier tipo de responsabilidad por la aplicación o utilización de este material o parte del mismo.

*A los tres hombres más importantes de mi vida:*
*Mauricio, mi esposo, porque su apoyo también ha*
*hecho posible todo lo que soy, y a mis hijos, Iker*
*y Pablo, quienes me dan el mejor alimento posible,*
*amor verdadero e incondicional.*

# Índice

**TERCERA PARTE**

Programa Hábitos®

# Introducción

Es posible que estés sumamente confundido en cuanto a temas de salud y nutrición, puesto que nunca, como hoy, hemos tenido más información a la mano... ni más enfermedades tampoco. Por ejemplo, después de años de satanizar la yema de huevo, ahora resulta que es buena, y los tan aclamados edulcorantes artificiales sin calorías, incluso recomendados por profesionales de la salud, no resultaron beneficiosos ni te hacen perder peso. No pretendo confundirte más ni que creas todo lo que yo digo. Estoy lejos de tener la verdad absoluta; de hecho, gracias a que estoy consciente de no tenerla, sigo aprendiendo, aún estudio, investigo y cambio.

Quiero que *tú* seas capaz de crear tu propio estilo de alimentación basado en lo que te comparto y en el hecho de que eres *tú* quien conoce realmente tu organismo, tu cuerpo y sus procesos, tu presupuesto y tu estilo de vida. Nadie mejor que *tú* podrá determinar lo que sí se adapta a tus necesidades y lo que puedes dejar para después o para una segunda etapa. Te puedes curar a ti mismo mientras sepas cómo hacerlo; así que yo te comparto la información y tú te encargas de lo demás, ¿estás de acuerdo?

Mi objetivo no es darte otra dieta más para que la hagas y la dejes después, quiero mostrarte que el cambio de hábitos es la única solución a la crisis de salud mundial que vivimos hoy en día. Si realizas un cambio paulatino, pero permanente, verás los beneficios de tener una percepción distinta de la comida, te harás amigo de tu cuerpo y lo aceptarás al mismo tiempo que lo mejoras. Tu cuerpo te tratará como tú lo trates a él, pues hace hasta lo imposible para mantenerte saludable y fuerte con lo poco o lo mucho que le provees de material. Quizá te preguntes por qué quiero compartir todo esto contigo. La respuesta es muy sencilla: quiero que, a través de mi experiencia, aprendas que cambiar de hábitos es sencillo y posible.

Tuve una niñez muy buena en todos los sentidos, incluyendo la alimentación. En casa de mi madre, por una u otra razón, nunca hubo refrescos, dulces ni comida chatarra o no saludable regularmente, además de que no éramos afectos a la comida rápida. Había excepciones, sí, aunque eran pocas. Pero a los 24 años, cuando me mudé a Canadá a estudiar una especialidad, entre toda la comida altamente procesada, la cerveza, el estrés y las desveladas me di cuenta de que no podía dar por sentado mi peso y mucho menos mi salud.

Cuando volví a México, me presentaron la solución fácil: los edulcorantes, las pastillas para adelgazar y todos los productos libres de azúcar, bajos en grasa, libres de calorías, y entonces noté el verdadero cambio, pues hasta mi piel comenzó a resentir todo esto por un alto grado de intoxicación interna. Tenía antojos frecuentes, siempre de alimentos destructivos, que me llevaron a hacer ejercicio extenuante (traducido en cansancio, abuso de cafeína y poco sueño durante el que no descansaba), consumir licuados para crear masa muscular, complementos de proteínas, pastillas termogénicas, suplementos y complementos comerciales de aminoácidos, todo lo que me ayudara a "verme mejor" sin necesidad de cambiar mis malos hábitos.

Afortunadamente, poco tiempo después llegó el momento de comenzar el cambio. Lo primero que hice fue dejar de fumar. Fumé mucho durante muchos años, hasta el día en que un médico me dijo que mi cuerpo estaba altamente intoxicado por la nicotina. Me asusté tanto que ese mismo día, a los 28 años, tras intentar de todo para renunciar a este hábito, finalmente cobré conciencia de lo que significa fumar, acepté que no me había traído ni un solo beneficio y que estaba lista para liberarme de ese vicio. En mi vida social, con el alcohol fue diferente; él me dejó a mí, no yo a él. Cuando empecé a llenar mis vacíos internos, a amarme y aceptarme, cuando comencé a cuidarme por querer estar saludable y no sólo por mejorar mi imagen, de pronto me di cuenta de que ya habían pasado dos meses sin tomar y no se me antojaba hacerlo. Y lo mismo pasó con la cafeína y la falta de sueño. No me propuse dejar de tomar café y no desvelarme, fue algo que mi cuerpo comenzó a hacer naturalmente.

Pero los cambios no suceden de la noche a la mañana. Aun cuando ya se había iniciado el cambio en mí, mi piel seguía lastimada y mis hormonas estaban fuera de control… Pronto vino la mejor prueba: mi esposo y yo decidimos formar una familia. Intenté quedar embarazada, pero no sucedía, así que consulté con expertos y el resultado fue que presentaba perimenopausia, o en el peor de los casos, menopausia precoz. Esto fue para mí un balde de agua fría, sobre todo considerando que tenía 30 años. Mis hormonas no correspondían a mi edad, pero sí a mis hábitos y a mi estilo de vida.

Entonces seguí la tendencia de medicina holística que ya estudiaba y comencé a vivir ese estilo de vida. El primer paso fue buscar alimento para mi alma; necesitaba nutrirme también en ese sentido. Hoy puedo asegurarte que la meditación me salvó y es el primer hábito que recomiendo. Ahora, a mis 35 años, tengo ya dos hijos —concebidos sin tratamientos de ningún tipo—, mis hormonas corresponden a mi edad o tal vez a unos años menos, logré eliminar la obsesión de contar calorías y alucinar lo que comía, y estoy feliz con lo que veo en el espejo, con lo que siento por mí y por los demás.

A lo largo de estas páginas te contaré cómo integré paso a paso los hábitos que tanto recomiendo y que considero buenas herramientas para vivir saludablemente. Este libro es una metodología para cambiar de hábitos: al seguirla, verás de primera mano los resultados, cómo se dan esas mismas mejoras en ti mientras sanas internamente. Cuando el cuerpo comienza un proceso de curación, se cura completo, no por partes; así que si tú lo tratas bien, lo alimentas bien y haces todo en favor de su bienestar, tu organismo premiará tu esfuerzo trabajando de manera eficiente, sin padecimientos, sin almacenar grasa de más, haciéndote ver radiante, con energía, feliz y realizado.

Pero… ¿qué significa ser saludable? La respuesta parece tan obvia que todos la damos por hecho, pero la salud realmente no es tan evidente ni está tan garantizada. Por lo pronto, puedo decirte que describir la salud se asemeja a la intención de describir el agua: en ambos casos crees tener la respuesta, pero es más una descripción de cualidades que un concepto acotado. La salud es mucho más que la ausencia de enfermedad, es vivir con vitalidad, con energía, con ganas; es un estado de bienestar y felicidad que brilla por todas y cada una de las células. Cuando uno está saludable, es evidente en nuestros vínculos con los demás, en nuestra apariencia física, en la forma en que nos expresamos y en nuestra forma de vivir. Somos un cúmulo de decisiones, por lo que una persona saludable tendrá hábitos saludables y tomará elecciones diarias que la llenen de positivismo y energía. Ése es el estado de salud al que te estoy invitando, pues aun cuando pienses que estás saludable, créeme, puedes estar mejor y puedes impactar positivamente la vida de otras personas.

Nuestra salud es básicamente el resultado de la interacción de varios factores tangibles e intangibles. Considero que somos seres integrales y por ende nos alimentamos de forma integral también. Así como no podemos dejar de comer durante muchos días, tampoco podemos dejar de nutrir nuestra alma de manera constante: los alimentos deben ser algo más de lo que puedas poner en tu plato, algo más profundo. Podríamos vivir de frutas y verduras orgánicas, granos enteros y germinados, tomando agua, haciendo ejercicio y siendo sumamente ortodoxos en una alimentación natural y alcalina, pero si otras áreas de nuestra vida, como la espiritualidad —y no me refiero necesariamente a la religión—, las relaciones personales y de pareja, el desarrollo profesional y el crecimiento personal, no se encuentran en balance, puedes mermar gravemente tu bienestar:

alimentos para el alma + alimentos para el cuerpo = salud integral

Las decisiones que tomes correctamente respecto a tu alimentación son las que harán que te sientas —y por lo tanto te veas— saludable. El alimento es nuestra principal medicina preventiva, sin embargo, en la actualidad lo vemos sólo como parte de una actividad que debemos realizar en el menor tiempo posible. Hemos perdido el objetivo fundamental de la alimentación: nutrirnos. Antes, el ser humano buscaba alimentos diariamente, vivía para alimentarse. Incluso en la actualidad existen comunidades que no están inmersas en el ritmo acelerado de las urbes, cuyos miembros cultivan y cosechan, intercambian sus productos, cuidan a los animales que les dan alimento y a la tierra que les provee su comida, mientras que la mayoría de nosotros, debido al ritmo de vida en la ciudad y por cambiar salud por practicidad, terminamos abriendo un empaque que simula alimento y lo metemos en una máquina que lo calienta en menos de un minuto por medio de radiación. Eso no es alimentarnos, es matar la sensación de hambre para que no dé lata, y está lejos de nutrirnos.

Hemos perdido totalmente la conexión que teníamos con los alimentos y la hemos reducido a llenar un hueco en el estómago. Nos encontramos tan desconectados que estamos heredando a los niños esta misma desconexión. Es triste ver cómo ahora piensan que un cereal es una caja con dibujos y no un grano entero que se da en la naturaleza. Cada vez hay más niños a quienes "no les gusta" el agua natural porque siempre han tomado refrescos o aguas de sabor industrializadas, y claro, el agua natural ya no es suficiente para sus papilas gustativas viciadas con aditivos. ¡He llegado a ver refrescos en biberones de niños menores de un año!

En este libro aprenderás que sólo existe un tipo de alimentación. ¿Cuál? Valga la redundancia: "la que alimenta". El término "mala alimentación" no me parece enteramente adecuado pero, para fines prácticos, lo usaré. Si le das a tu cuerpo algo que lo intoxica, que no lo deja funcionar y que no lo nutre, el resultado, ahora o después, será un mal funcionamiento, aunque a mí me gusta más el término "enfermedad". La contraparte de esto es la alimentación que el cuerpo requiere, la adecuada, la que realmente nutra nuestras células y le permita a nuestro organismo extraer lo que requiere y eliminar lo que no necesita. El ideal es una alimentación que nos lleve por el camino de la salud, que nos provea suficiente energía para llevar a cabo nuestras funciones, y no me refiero sólo a la energía para hacer ejercicio, sino a la energía para llevar a cabo las operaciones vitales básicas: la circulación, la respiración, las funciones cerebrales, la digestión, incluso la capacidad para razonar.

Necesitamos una alimentación que promueva un descanso reparador, que nos mantenga en un peso saludable, que controle nuestro apetito y los antojos, que nos dé un sentido de bienestar, orqueste nuestra función hormonal general y nos mantenga conectados con nuestro cuerpo, conscientes de los alimentos que nos hacen bien y los que no, pues el canal de comunicación entre nuestro cuerpo y nuestra atención se encuentra despejado. Cuando nos sentimos mal constantemente es difícil saber que tenemos la opción de sentirnos bien; sin embargo, cambiar de hábitos hará que tu cuerpo te recuerde con malestar cada vez que quieras volver a los malos hábitos anteriores. En la actualidad, tristemente, el concepto de alimentarte de manera adecuada o comer saludablemente les suena a todos como "estar a dieta" o que "te estás cuidando". La realidad es que todos nos deberíamos cuidar y deberíamos alimentar nuestro cuerpo para que *funcione*, lo que no tiene nada que ver con estar a dieta. Necesitamos aprender qué comer y qué no. Necesitamos dejar de cubrir los síntomas y comenzar a indagar la raíz de nuestros problemas. Desafortunadamente nos estamos acostumbrando a sentirnos mal, a estar en procesos de reproducción asistida, a tener cesáreas innecesarias, a dar fórmula en lugar de lactancia, a que alguien (empresa o planta de producción) cocine por nosotros y a que otros sean los responsables de nuestra salud. Es momento de darnos cuenta de que si no se han encontrado "mejores" formas de hacer todo, es porque no son compatibles con nuestro diseño original, con nuestra naturaleza.

Empieza hoy. Sólo necesitas cambiar una cosa. Mi cambio empezó cuando hice algo al respecto, cuando tomé la firme decisión de hacer un cambio. Sí, sólo uno (empezar a tomar jugos de verduras), y aunque pienses que es poco, será un buen principio. No se requiere de una agenda completa de cambios para el día siguiente, sino de voluntad, disciplina y ganas de estar mejor, de sentirte y verte mucho mejor. Por ahora no te agobies por lo que vaya a pasar y sigue con tus ganas de aprender y cambiar. Si lo que has estado haciendo hasta hoy no ha funcionado, es momento de probar algo nuevo. No pierdes nada y ganarás mucho. Imagina que estarás lleno de la energía de alimentos vivos y naturales, y vibrarás con ella, te verás más delgado, con más vida, más libre y más tú. Si no lo crees, no pasa nada, ya lo verás por ti mismo.

PRIMERA PARTE

# LA RELACIÓN ENTRE TU SALUD Y TU ALIMENTACIÓN

# Capítulo 1

# ¿Qué tal está tu salud?

Resulta incuestionable que la salud global está en crisis. No me refiero nada más a México o a nuestro vecino, Estados Unidos, junto a quien encabezamos ya muchas listas de obesidad, enfermedades y altos consumos de productos chatarra. Me refiero a la salud de toda la humanidad. Hace unos años siempre se trataba de una persona lejana, a la que ni siquiera conocías, quien sufría del temible cáncer o alguna otra enfermedad de la que nunca se escuchaba, como padecimientos autoinmunes. Tampoco recuerdo tías que no hayan podido embarazarse, mientras que hoy día es lo más normal tener problemas de fertilidad.

Esta situación es una preocupación global y la prueba de ello es que cada vez aparecen más supuestas soluciones para atacar el problema de la salud: encontramos más tipos de dietas, medicamentos, tratamientos rápidos y poco eficaces, más productos "milagro", más "alimentos saludables" en el supermercado, y sin embargo:

- En México, más de 70 millones de personas sufren de sobrepeso y obesidad, y si esta tendencia no cambia para el año 2020, 90% de la población presentará alguna de estas condiciones.[1]
- A nivel global, la incidencia de cáncer se incrementó en más de 11% entre 2008 y 2012. En el caso de cáncer de mama, el incremento fue de 20 por ciento.[2]

- Las enfermedades crónicas son, por mucho, la principal causa de muerte en el mundo: 60% del total.[3]
- En el mundo hay más de 347 millones de personas con diabetes y se prevé que las muertes por esta enfermedad incrementen 50% en los próximos 10 años.[4] Lo más triste es que si esto sigue así, si no se actúa de forma inmediata, uno de cada tres niños mexicanos nacidos a partir 2010 padecerá diabetes.[5]
- Se estima que entre 15 y 20% de la población sufrirá de alguna enfermedad autoinmune en su vida.[6]
- En México existen más de 2.6 millones de casos de infertilidad.[7]
- La obesidad, como problema de salud pública, tiene un impacto económico mundial de aproximadamente dos billones de dólares al año, el equivalente al impacto global producido por el tabaquismo o la violencia armada, la guerra y el terrorismo, según un reporte publicado por el Instituto Global McKinsey.[8]
- De acuerdo con el estudio "Kilos de más, pesos de menos: los costos de la obesidad en México", realizado por el Instituto Mexicano para la Competitividad (Imco), el costo de la epidemia de obesidad en México rebasa los 85 000 millones de pesos anuales.[9]
- México tiene el primer lugar en consumo de refrescos, con 163 litros por persona, por año. Esto es, 45 litros más que cualquier otro país, incluido Estados Unidos.[10]

Definitivamente es una crisis. Vivimos inflamados y con mala digestión, y eso sólo puede llevarnos a más problemas. El doctor Alejandro Junger, en su libro *Intestino sano, vida sana*, comenta que a cualquier enfermedad crónica la precede la inflamación, y a la inflamación la precede una disfunción en el proceso digestivo y en el intestino. De hecho, él mismo postula que el origen de todas las enfermedades crónicas está en el intestino, ya sean problemas en la piel, asma, diabetes, depresión, enfermedades autoinmunes e incluso cáncer.[11]

A partir de estas consideraciones es muy importante que estés atento a tu digestión durante y después del programa para que notes si algo te produce inflamación, gases o malestar, y puedas además medir la cantidad de alimento que requiere tu organismo sin que sobrepases el límite, provocando una mala digestión y un nivel de toxicidad que tu cuerpo no pueda resolver. Como se dice en el antiguo sistema ayurveda, una mala digestión puede convertir hasta el más fino néctar en veneno.

## La nueva nutrición: consideraciones básicas

Como dice Joshua Rosenthal en su libro *Nutrición integrativa*, la nutrición es una ciencia muy curiosa: es la única en la que dos teorías tan opuestas como el veganismo y la dieta paleolítica pueden demostrar sus fundamentos, ambas tener razón y aplicar positivamente en unas y otras personas. Aun cuando existe infinidad de estudios referentes a la nutrición y su efecto en la salud y la calidad de vida de la gente, la confusión crece al ver que todos tenemos razón, lo que pareciera determinar que todos estamos equivocados al mismo tiempo.[12]

En lo personal, no comparto la idea de las etiquetas, como ser vegano, vegetariano, crudista o paleo, porque muchas veces nos casamos más con el concepto que con la alimentación, y es ahí donde me parece que se pierde objetividad. No soy ni tengo ninguna etiqueta más allá de decir que como *comida real*, la que da beneficios, nutre al organismo y, lejos de perjudicar, sólo representa bienestar. Conozco muchas personas veganas que, si bien no incluyen en su alimentación absolutamente nada derivado de los animales, suelen basar su alimentación en alimentos altamente procesados. También conozco personas que siguen la alimentación paleolítica pero abusan de la proteína animal de fuentes tratadas con antibióticos y radiaciones, por lo que tienen problemas de estreñimiento, mal aliento y mala digestión —porque tampoco creo que en la época paleolítica se cazara con la facilidad con que se "caza" ahora en el supermercado, con tan poco esfuerzo y tan frecuentemente. Sin embargo, a pesar de esto, ambos tipos de alimentación tienen su claro sustento científico, con datos, hechos e investigaciones, y respeto profundamente cada uno de ellos.

Gracias a que probé la mayoría de las dietas y tendencias más conocidas durante meses e incluso años, puedo determinar lo que es bueno para mí, aunque no sea lo mismo que consumen los demás. Incluso en mi propia casa, todos tenemos una alimentación distinta y no por eso hay platillos diferentes para todos, simplemente se hacen pequeñas variaciones, sin complicar el menú ni el presupuesto familiar, y así que sean saludables para cada uno. Para mí, la salud de mi familia y la mía es lo primero, y sé que todo se puede; es cuestión de tener ganas y priorizar, conscientes de que cada organismo es distinto, lo que llamamos bioindividualidad.

### ¿QUÉ ES LA BIOINDIVIDUALIDAD?

Este término hace referencia al hecho de que no existe una sola dieta ni tendencia que funcione para todos de la misma forma, en cada etapa de nuestra vida. Todos somos diferentes: tenemos distintas anatomías, metabolismos, tipos de sangre, composiciones de fluidos, estructuras celulares, etc., así que nuestras necesidades alimentarias, de ejercicio, de hidratación y de descanso son diversas e individuales.[13]

Seguramente te has dado cuenta de que a los cinco años de edad no comías lo mismo que a los 15. ¿Qué tal cuando estabas en desarrollo acelerado, o incluso cuando comenzaste a trabajar y estuviste más tiempo sentado? ¿Cuánto comías al comenzar a practicar ejercicio regularmente? Simplemente, ¿cómo comías hace 10 años? Los niños, adolescentes. adultos, atletas, hombres, mujeres, adultos mayores, todos tenemos diferentes requerimientos y necesidades. ¿Cómo se puede establecer entonces un tipo de alimentación universal cuando todos somos únicos, con necesidades y requerimientos individualizados, determinados por nuestro fenotipo (raza, constitución física), nuestros ancestros (procesas mejor lo que han consumido varias generaciones antes de ti), nuestro tipo de sangre y género, la forma en que metabolizamos las proteínas y los carbohidratos, incluso nuestros gustos y preferencias, o el nivel de actividad física que realizamos, la estación del año en que nos encontremos, el nivel de estrés que tengamos y nuestro estado emocional?[14]

Ojalá se reconozca pronto la bioindividualidad como un elemento clave para la salud. Sin embargo, debe quedar claro que los alimentos altamente procesados son dañinos para todos, así que por favor no pienses que tú eres uno de los afortunados que sí metabolizan bien la comida rápida y los refrescos. Si bien hay ciertos alimentos naturales que algunos metabolizan mejor que otros, es definitivo que las toxinas de los aditivos alimentarios, los colorantes, las harinas refinadas y la larga lista de los terroristas alimentarios actuales nos caen mal y nos producen enfermedad a todos los seres vivos, sin excepción. No podemos culpar a la genética o a la bioindividualidad por nuestros malos hábitos, y atribuirles una tendencia a tener el colesterol alto, ser obeso, presentar problemas hormonales o padecer enfermedades autoinmunes, cardiovasculares o crónico-degenerativas si entre esos "genes" se encuentran las pizzas, las donas, los refrescos, los dulces, las papas fritas, las hamburguesas y los pasteles.

## Prueba de todo y determina qué es mejor para ti

¿De qué sirve que digan que la maca —un tubérculo de Perú considerado un superalimento— tiene demasiados beneficios para la salud hormonal de la mujer si a algunas nos hace daño?[15] Lo pregunto porque me pasó, pues las tres veces que la consumí me alteró tremendamente. Lo intenté disminuyendo o aumentando la dosis, probé distintas marcas y proveedores, la consumí en diversos horarios y de muchas formas, pero jamás me cayó bien: me producía inflamación, dolores de cabeza, irritabilidad y todos los síntomas de una premenstruación, con la diferencia de que ésta era "voluntaria". Por tanto, determiné que no era para mí. Fue cuestión de probar y eliminarla de mi alimentación, aun cuando se pregonen tanto sus múltiples beneficios para la salud. Seguro los tiene, pero no funciona para mí, y lo mismo les ocurre a otras personas con las leguminosas, algunos licuados —sobre todo los que son altos en fibra—, los ayunos, etcétera.

De nada sirve que algo sea el superalimento del momento o la mejor recomendación si a ti no te cae bien. Existen tantos alimentos naturales magníficos, que no veo por qué insistir en algo sobre lo que tu organismo dice *no*, y lo mismo ocurre con los tipos de alimentación. No todos debemos ni podemos ser veganos ni vegetarianos, crudiveganos o paleo, pero siempre es importante intentar, darte tiempo y evaluar cómo te sientes con una u otra cosa, para que determines —tú y nadie más que tú— si es o no para ti.

El día que dejamos de cuestionarnos, dejamos de aprender. Muchos hemos vivido sin cuestionarnos lo que nos han dicho en la escuela, en el trabajo, en la casa, y no sólo sobre alimentación, sino acerca de cómo lucir, cuál es el trabajo ideal, cómo ser una madre o un padre ejemplar, la edad a la que uno se debe casar, la marca de ropa que da estatus… ideas que nos alienan y nos automatizan. Cuestionarnos nos saca, al menos momentáneamente, de este sueño prestablecido por otros y que nosotros seguimos ciegamente.

Desde que tuve problemas hormonales me convertí en una persona que cuestiona todo, pregunta y termina haciendo lo que cree mejor. Gracias a eso pude tener dos hijos en lugar de menopausia precoz tratada con medicamentos, y también gracias a ello escribo este libro, todo lo cual me llena de orgullo. Al día de hoy, todavía hago lo que más me convence porque nadie me conoce mejor que yo. No puedo quedarme con dudas sólo porque lo dice alguien más, así que cuestionar, preguntar y leer de todo es lo mío. No sabemos qué intereses pueda haber detrás de los buenos consejos y las recomendaciones de ciertos profesionales de la salud o de las instituciones. Tampoco podemos negar el hecho de que las grandes empresas conforman un *lobby* muy poderoso que impacta los lineamientos oficiales, que claramente tienen a la población en la ignorancia y con ella en la enfermedad crónica o incipiente.[16]

Cuestiona la publicidad que ves, la información que no termina de convencerte, las marcas de medicamentos que te recetan, cuestiona todo. Investiga, lee, pregunta. Cuestiona las marcas que hablan de ética pero tienen marcas hermanas con prácticas deshonestas. Somos los pacientes o los clientes, así que pedir información es nuestro derecho. No creas todo a la primera, o al menos no lo hagas si ves que no te funciona. ¿Sabes cuántos millones de dólares pagan las empresas en Estados Unidos para que no se indique en la etiqueta que un producto contiene organismos genéticamente modificados? Miles y miles.[17] ¿Por qué? Porque nadie compraría algo que dijera eso en el empaque. A ese tipo de intereses me refiero, y es la misma situación en México y en todo el mundo. Recuerda que en esta era de la información, la ignorancia es opcional; sin embargo, ésta no te exime de las consecuencias, sobre todo en cuanto a tu salud. No debe haber una elección sin información, y hoy en día tenemos al alcance de nuestra mano un sinfín de literatura científica bien fundamentada, comprobada y accesible a través de distintos medios. Nuestra salud es antes que nada nuestra responsabilidad, así que tómala en serio. Selecciona tus alimentos, tus hábitos y todo lo que introduces en tu cuerpo con minuciosidad, como si tu vida dependiera de ello, pues realmente es así.

## Mitos sobre la nutrición

Debemos olvidar muchos de los conceptos que hemos escuchado a lo largo de los años acerca de la nutrición, ahora obsoletos, porque perpetuarlos nos ha llevado a un estado de salud que no es precisamente bueno. Todos queremos "quemar calorías", "acelerar el metabolismo", "comer sin engordar", que todo sea "libre de grasa" o la última, "libre de azúcar". Lo malo es que las etiquetas de los productos altamente procesados nos confunden y caemos en la incongruencia de tenerle miedo a un betabel por su alto contenido de azúcar, mientras tomamos un refresco gigante lleno de químicos, jarabe de maíz, colorantes carcinógenos y sodio, entre muchas otras cosas, sólo porque dice "cero calorías". Si el azúcar del betabel te da miedo, a pesar de estar cargado de enzimas, vitaminas, minerales, fibra y fito-químicos protectores, entonces deberías tenerle pavor a un refresco de dieta. Hay algo que yo llamo "mitos saludables", eso que escuchaste de alguien, en algún lugar, y a lo que hiciste caso sin saber bien por qué. Éstos son algunos de los más comunes:

**Mito 1:** nuestro cuerpo trabaja a base de calorías

La idea común sobre este mito, el más propagado de todos, puede resumirse en la siguiente fórmula:

calorías que entran − calorías que se queman = persona delgada

Esto es absolutamente falso porque nuestro organismo opera con nutrientes, no con calorías, y las calorías no determinan la calidad nutrimental de un alimento. Una caloría de brócoli no es igual a una caloría de refresco porque nuestro organismo no las utiliza de la misma forma y éstas no provocan la misma respuesta hormonal. No es cuestión de sumar y restar, así que no cuentes calorías, mejor cuenta nutrientes. Necesitamos alimentarnos de nutrientes, y ésos se encuentran en los alimentos naturales, no en los productos que se comercializan como comida. Los productos industriales no nutren, y si es lo que más consumes día a día, es normal que tengas antojos todo el tiempo. ¡Claro!, si tu cuerpo va buscando nutrientes por todas partes; el apetito no desaparece porque confía en que de algún lado los obtendrá mientras haga que sigas comiendo.

Una caloría es meramente un indicador, así que escuchar frases como "cero calorías" o "sin calorías" suena más a un argumento de venta que a una referencia nutrimental. Una caloría no es un objeto, no es materia y no se puede contabilizar tan fácilmente como decir que si entran 10 calorías, entonces debes quemar la misma cantidad y listo, queda resuelto el problema de almacenamiento de grasa. De ser así, no tendríamos en el mundo tantos problemas de obesidad y padecimientos relacionados.

Es curioso que nos espante consumir las semillas de la manzana, pero no los edulcorantes artificiales; que a las mujeres les espante tomar jengibre durante el embarazo, pero desayunen con refresco; que dudemos de la fruta, la cual nos hidrata, pero consumamos cafeína desmedidamente, la cual deshidrata nuestros órganos, irrita la mucosa intestinal y nos somete a un estrés innecesario; que tengamos miedo de combinar la sandía con otros alimentos, pero no de comer galletas con un refresco; que preguntemos si un jugo de verduras hará daño por la mezcla de tantos ingredientes, pero no preguntamos lo mismo de las harinas refinadas, las grasas trans y el azúcar refinada.

Los nutrientes son lo importante. En todo caso, ésa es la cuenta que deberías llevar, así que ya no cuentes calorías, ni siquiera a partir de un empaque, porque las tablas nutrimentales tampoco son tan claras como uno quisiera. Evita en la medida de lo posible los productos con empaque industrial, sobre todo los que presuman tener cero calorías: esto sólo significa que son miles de químicos juntos que te harán almacenar grasa y sentirte —ya no digamos verte— intoxicado. Así que deja atrás este mito: las calorías no definen tu peso, pero los nutrientes sí definen tu salud. Si estás saludable, tu peso no será un problema.

**Mito 2:** come muchas veces al día para acelerar tu metabolismo y poder comer de todo sin engordar

Cuando hablamos de metabolismo lento o rápido, realmente nos referimos a nuestro metabolismo en reposo y al gasto energético que el cuerpo requiere por día para realizar sus funciones básicas. Sin embargo, la mayoría de las personas —yo también pensaba así— cree que lo ideal es tener un metabolismo muy rápido y busca medios para incrementarlo, como comer varias veces al día, creyendo que así puede comer lo que sea, sin hacer ejercicio y sin engordar. Lo que este mito no considera es el proceso digestivo, diseñado para alternar entre comidas y ayuno. Si comes muy seguido, no permites que la digestión tenga un respiro, consumes energía de más y no das oportunidad de que se termine de digerir lo anterior cuando ya pusiste nuevamente el proceso en marcha. Esto detiene otros procesos, sobre todo los nocturnos —como el de depuración y regeneración, sumamente importantes para desintoxicarnos—, que el organismo realiza cuando tiene "tiempo libre", es decir, cuando no es prioritario digerir.

A simple vista, este mito puede tener un punto válido, pues teóricamente es cierto que mientras más acelerado esté el metabolismo, podrías gozar de todo sin almacenar grasa. Sin embargo, retomando la analogía del doctor Joel Fuhrman, autor del libro *Comer para vivir*, el hecho de acelerar el metabolismo tiene consecuencias semejantes a mantener un auto corriendo siempre con el acelerador a fondo; si bien quemará todo el combustible más rápido (en tu caso, la grasa que no quieres), también se quemarán el motor, la caja de velocidades, las llantas y todo lo demás. En conclusión, su tiempo de vida se acorta y el auto envejece internamente más rápido también.[18] Ahora imagina esto con tu cuerpo.

Así que, ¿dónde quedó la intención de estar saludable? Que no almacenes grasa no significa que estés sano. Si bien puede disminuir la incidencia de ciertos padecimientos asociados con la obesidad y el sobrepeso, no significa que una persona delgada esté saludable. La meta no es comer de todo sin engordar, la meta es no morir de ganas por comer de todo, entender e identificar la ansiedad y la necesidad de tener comportamientos autodestructivos, cambiar de "antojos" y nutrir al cuerpo para que te mande mensajes claros y no tan confusos como "quiero un pastel" o "no puedo vivir sin ese refresco".

Le harías un gran beneficio a tu cuerpo si dejaras de consumir alimentos entre comidas, cualquier colación, por pequeña que te parezca. (Por supuesto, existen excepciones, como los atletas de alto rendimiento, las mujeres embarazadas o lactando, y los niños). De esta manera podrás reconocer mejor tu sensación de hambre, la cual también es buena —contrario a lo que mucha gente cree. Y recuerda que tampoco debes comer sin hambre, pues ésta es lo que te indica que tu sistema está listo para recibir comida y procesarla.

## Mito 3: las medicinas "curan" por sí solas

La medicina ayuda en la curación, pero la naturaleza es la que sana realmente. No estoy en contra de los medicamentos alópatas, pero definitivamente no estoy a favor de su uso indiscriminado. En mi opinión, las medicinas son un gran apoyo para el cuerpo mientras lleva a cabo su proceso de autocuración, pero no son una cura. En temas de colesterol elevado e hipertensión, por mencionar dos de los más comunes, las medicinas se prescriben como si fueran "la cura", cuando realmente la curación sólo puede darse por un cambio de hábitos. Se puede apoyar con medicamentos en lo que este cambio impacta en el organismo, pero lo común es que las personas con niveles de colesterol por los cielos continúen con sus pésimos hábitos alimenticios porque sus pastillas hacen que sus niveles parezcan "aceptables" en el examen de rutina.

El tema no es tomar algo que te permita seguir con los malos hábitos hasta que el problema sea tan grave que te veas obligado a recurrir a medidas extremas —una intervención quirúrgica, por ejemplo—. Y esto sin considerar los efectos secundarios a corto y largo plazo que tienen todos los medicamentos. Éstos son auxiliares efectivos para reducir los niveles elevados momentáneamente, para darte tiempo mientras cambias de hábitos y tu cuerpo registra los niveles correctos por sí solo. Al final, los medicamentos no serán suficientes y tendrás que cambiar: hazlo mejor por convicción, antes de tener que hacerlo como último recurso médico.

**Mito 4:** si es "de dieta", "sin calorías" o endulzado con edulcorantes químicos no calóricos, entonces las cantidades son libres

Tampoco es verdad. Muchas veces, si algo dice "de dieta" es porque contiene cierto porcentaje menor de calorías que la versión original, lo cual no te dice mucho porque el producto sigue siendo hipercalórico, sólo que en lugar de tener 500 kilocalorías por porción, contiene 400. Lo que cuenta son los ingredientes, *no* la publicidad, que siempre buscará que consumas más.

Por otra parte, los edulcorantes no calóricos, ya sabes, esos que vienen en sobrecitos muy simpáticos de colores y que la mayoría de las veces usas de dos en dos para cualquier cosa —yo usaba hasta tres en cada taza café—, resulta que no te ayudan a perder grasa ni peso como pensabas, pues tu cuerpo no se deja engañar por el sabor dulce sin la compañía de las calorías, a pesar de que su publicidad diga que no se metabolizan y es como si no los hubieras consumido.

---

### LOS EDULCORANTES ARTIFICIALES ESTIMULAN EL APETITO

Diversas investigaciones han demostrado repetidamente que las bebidas bajas en calorías y endulzadas artificialmente, junto con otros alimentos de dieta, en realidad tienden a estimular el apetito, aumentar el antojo por carbohidratos, estimular el almacenamiento de grasa y el subsecuente aumento de peso.[19]

Recientemente, un informe publicado en la revista *Trends in Endocrinology & Metabolism* destacó el hecho de que las personas que beben refrescos de dieta padecen de los mismos problemas de salud que los consumidores de refrescos regulares: aumento de peso excesivo, diabetes tipo 2, enfermedades cardiovasculares y derrames cerebrales.[20] No te dejes confundir por la publicidad. Los modelos delgados y fuertes que anuncian un refresco o unas papas fritas "sin grasa" no los consumen regularmente, te lo aseguro.

Cuando comemos algo dulce, el cerebro libera dopamina y activa nuestro centro de recompensa y placer. Por eso nos gusta el azúcar, porque nos hace sentir bien, aunque sea momentáneamente. Sin embargo, la hormona que regula nuestro apetito, la leptina, también se libera una vez que consumimos una cierta cantidad de dulce o de alimentos para enviar eventualmente la señal de que estás satisfecho. El problema con estos engendros químicos que endulzan sin la presencia de alimento en sí es que la recompensa y el placer se activan por el sabor dulce, pero no hay una señal de la leptina (secretada a partir de la presencia de nutrientes) para que se desactiven.[21]

Además de empeorar la sensibilidad a la insulina y promover el aumento de antojos dulces y de peso, los endulzantes artificiales no

---

### UNA CONTRADICCIÓN EN MÉXICO

Tenemos alimentos castigados con un impuesto establecido para productos con un alto contenido de azúcar y a la vez distinguidos con un sello nutrimental que los avala y recomienda su consumo diario. ¿Cómo es esto posible?

Para apoyar la campaña contra la epidemia actual de sobrepeso, obesidad y diabetes en nuestro país, las bebidas y los alimentos con mucha azúcar tienen ahora el impuesto especial de productos y servicios, conocido como IEPS, pues son considerados factores contribuyentes a los problemas de salud. La finalidad era limitar o reducir el consumo, y ciertamente funcionó; sin embargo, aun cuando están señalados por su contenido de azúcar, algunos de estos productos cumplen con ciertos criterios que la Comisión Federal para la Protección contra Riesgos Sanitarios (Cofepris) estableció para otorgar un sello distintivo que les permita a los consumidores identificarlos como alimentos recomendados.[22]

Ésta es una gran contradicción: por un lado están castigados con un impuesto por contribuir a problemas de obesidad y por otro son premiados con un distintivo que avala su consumo diario. Esto sesga la información que tenemos como consumidores para decidir si un producto es una opción saludable o no.

son positivos para otros problemas de salud asociados con el consumo excesivo de azúcar. Investigadores del Centro Médico de la Universidad de Duke publicaron un estudio en el *Journal of Toxicology and Environmental Health* sobre cómo la sucralosa disminuyó las bacterias buenas que tenemos en nuestro intestino en casi 50%, lo que también contribuye al almacenamiento de grasa y, por consiguiente, al aumento de peso.[22]

Así que, si bien hay productos que no contienen calorías, te llevan a consumir más en poco tiempo. Por donde lo veas, alejarte de lo que presume ser la solución para comer de todo es la única forma de estar saludable sin estar constantemente preocupado por tu peso.

## Mito 5: la digestión no tiene nada que ver con nuestro sistema inmunológico

¿Sabías que casi 80% de nuestro sistema inmunológico se encuentra ubicado en los intestinos, en la flora intestinal? Y tristemente, con los malos hábitos que predominan actualmente, estas bacterias no se encuentran en la cantidad y forma adecuadas, alteración que da cabida a muchas enfermedades. Debemos cuidar nuestra digestión porque la mayoría de las enfermedades comienza como resultado de una mala absorción de nutrientes, función que realizan las paredes intestinales. Es correcto decir que somos lo que comemos, pero en realidad somos lo que digerimos.

## Mito 6: las emociones negativas no tienen nada que ver con el almacenamiento de grasa

Cuando te estresas, tus sistemas de alarma se activan, aun si no estás consciente de ello o no crees que así sea. Estos sistemas liberan ciertas hormonas, como cortisol y adrenalina, y por eso tu organismo piensa que estás delante de un gran peligro y deja todo listo para que luches o huyas, lo que promueve el almacenamiento de grasa como respuesta emergente por si llegaras a necesitarla. El cuerpo sólo entiende que vas a requerir energía para combatir ese depredador frente a ti, ya sean asuntos de trabajo, una mala relación personal o problemas familiares, así que se dedica a guardar energía para que no te vayas a quedar a media huida o a la mitad del combate.

Aunado a esto, las emociones negativas se adueñan de tu pensamiento, hacen que no duermas bien, que no descanses y al día siguiente consumas más cafeína y más alimentos con azúcar para compensar. Es un círculo vicioso, así que por salud, relájate. Finalmente, todo va de la mano, pues entre más alimentes las emociones negativas, más acidificas tu cuerpo (lo que te aleja del estado alcalino ideal); tu miedo a engordar, la culpa después de comer, la intensidad de pensar que vas a correr medio maratón para quemarlo y afirmar que debes bajar de peso o que no te gusta tal o cual parte de tu cuerpo cada vez que te miras en el espejo son razones igualmente importantes para engordar, tal como comerte hogazas enteras de pan de harina refinada.

## Mito 7: estás condenado a ser presa de tus antojos y vivirás con tus malos hábitos siempre

Si eres de los que creen que no pueden dejar el pan ni el refresco, y que se van a morir si no se comen esas galletas o ese pastel, no te preocupes, no estás solo. Todos hemos pasado por lo mismo. Pero no eres tú... es la adictiva azúcar. Lo que buscas al comer un pan, un chocolate o una dona es esa dulce adicción que desata tu sensación de placer y bienestar momentánea. No tienes que ir tras el azúcar de mesa y comértela tal cual, a cucharadas; puede ser una sencilla harina refinada o una galleta endulzada con jarabe de maíz de alta fructosa. La industria que crea estos productos lo sabe, y por eso los alimentos procesados por lo regular contienen azúcar, jarabe de maíz, edulcorantes artificiales o harinas refinadas, o mejor aún, todas juntas; finalmente, esto asegura que tú consumas más y más.

El problema con esta adicción es que hoy día el azúcar refinada está al alcance de todos, dentro de productos muy baratos y en cantidades desorbitadas, y si se combina con altos niveles de grasa y sal, de acuerdo con una investigación realizada por la Universidad de Connecticut, se estimula al cerebro de la misma forma que si fuera heroína o cocaína.[24] Así que no son tus antojos, sino una adicción como tal, y si progresivamente consumes más, al tratar de dejar de consumirlos presentarás crisis de abstinencia (dolor de cabeza, irritabilidad, ansiedad).

Como sucede con cualquier adicción, requieres de autocontrol para parar, así que empieza por ver tu relación con el azúcar de esa manera. Es cuestión de que estés decidido, tomes tu parte de responsabilidad y comiences a introducir en tu vida buenos hábitos de

## ¿SABÍAS QUE...?

- Un refresco sin calorías o de dieta engorda más que un plátano con 100 calorías.
- Practicar ejercicio regular o exhaustivo no significa que puedes comer lo que quieras (alimentos procesados, alcohol, chocolates...), y de hacerlo, podría ser contraproducente para tu salud.
- La grasa acumulada se puede eliminar si apoyas diariamente el proceso natural de desintoxicación de tu organismo.
- Te puedes aceptar sin conformarte. Aceptar es no pelear con lo que eres mientras buscas mejorar, y conformarte es no salir de tu zona de confort pensando que "así estás bien".
- Si desayunas ligero, te sentirás con mayor energía durante el día.
- La digestión es el segundo proceso más demandante para el organismo. Por eso, comer hasta llenarte hace que te sientas cansado y con sueño.
- El ayuno es una práctica milenaria que le da un descanso (necesario) a la digestión y permite que tu organismo lleve a cabo otras funciones importantes, como la regeneración.

alimentación, los cuales mitigarán los antojos por exceso de azúcar y por alimentos no saludables, y te liberarán de este tipo de adicciones que sólo merman tu salud y tu calidad de vida.

## ¿Por qué estamos como estamos?

Si agrupamos las razones básicas de la crisis de salud mundial, encontramos que hay tres factores preponderantes que resumen todas las causas de raíz:

En primer lugar, una gran *deficiencia de nutrientes*. Irónicamente, con más frecuencia vemos a más personas con sobrepeso u obesidad, pero desnutridas. A pesar de que insistamos en verlo así, el peso no es un indicador de la salud, ni con más kilos ni con menos. Estar saludable es vivir en un estado de bienestar constante, es la ausencia de enfermedad, pero si no alimentamos al organismo, este estado ideal simplemente no puede darse. La deficiencia de nutrientes se deriva principalmente de un alto consumo de productos altamente procesados con poco —o casi nulo— aporte alimenticio. Al tenerlos como base de la alimentación, desplazan a los alimentos naturales, lo que reduce aún más la nutrición de calidad que el organismo debiera recibir.

Ahora bien, si el cuerpo no obtiene los nutrientes que requiere para funcionar, ¿cómo puede hacer frente a la *alta toxicidad*? La causa número dos es la acumulación de toxinas que hemos reunido a la largo de nuestra vida a través de pesticidas, medicamentos, aditivos químicos, derivados del petróleo, cosméticos, en fin, distintos tipos de contaminantes presentes en el medio ambiente, los alimentos y las bebidas. No sólo le negamos al cuerpo lo que es vital para su funcionamiento, sino que lo inundamos de agresores que complican más su ya de por sí comprometido funcionamiento, es decir, cuando ya presenta algún tipo de condición o padecimiento que se debe estar cuidando constantemente. Esta suma individual de deficiencia y toxicidad provoca que la capacidad natural de curación, inherente a todo organismo, quede disminuida y empobrecida. Por supuesto, esto se complica más y más con el grado de desnutrición (aun cuando prevalezca el sobrepeso) y el grado de autointoxicación, es decir, los malos hábitos. El cuerpo se depura diariamente, sin embargo, cuando el ingreso de toxinas es mayor que el egreso, se acumulan más de las que pueden eliminarse y comienzan los síntomas: desde mal aliento, dolores de cabeza frecuentes y acné, hasta un aumento de peso sin motivo, entre otros.

Todos los padecimientos anteriores proliferan en un ambiente ácido, y ahí es donde entra el tercer motivo, resultado de los dos anteriores: el *déficit alcalino*. Seguramente has escuchado antes el término "alimentación alcalina", que se refiere a consumir alimentos alcalinos con el fin de contrarrestar un estado ácido, conocido como acidosis o déficit alcalino dentro del organismo. La acidez y la alcalinidad se miden a partir de la escala de pH (potencial de hidrógeno, es decir, el número de iones de hidrógeno contenidos), en la que 0 es completamente ácido, 7 es neutral y 14 es totalmente alcalino. Lo natural y saludable es que nuestra sangre indique 7.365 en esta escala, lo cual es sólo un poco más alcalino. El déficit alcalino, por otra parte, se presenta cuando la marca baja de esa cifra y el exceso de residuos ácidos estresan al organismo.

El rango de 7.4, esa ligera alcalinidad, es el equilibrio buscado, pues distintas partes de nuestro cuerpo presentan diferentes tipos de pH: el intestino, por ejemplo, es más ácido, mientras que nuestros tejidos son más alcalinos. Para conseguirlo, es necesario tomar decisiones correctas sobre los alimentos que consumimos y enfocarnos en la clase de alimentación que promueve ese estado de salud, pues a la larga, las fluctuaciones en el pH terminan por convertirse en serios problemas, como enfermedades autoinmunes, fatiga crónica, síndrome del intestino irritable e incluso cáncer, todos desarrollados en un ambiente ácido.

Por otra parte, si bien no quieres un organismo ácido, tampoco quieres uno muy alcalino; pero no te preocupes, es fácil exceder la acidez, no la alcalinidad. La pregunta del millón ahora es cómo saber si estás muy ácido o no. Realmente, es tan evidente en casos extremos e importantes que, lejos de revisar con tiras reactivas, yo recomiendo autoevaluar tu salud tomando en cuenta las condiciones que te mencioné arriba. Lo más probable es que necesites estar más alcalino, pero comienza respondiendo si tienes problemas hormonales, dérmicos, algún padecimiento en los huesos o alguna enfermedad crónico-degenerativa. Analiza todos tus síntomas, hasta los que consideras aislados, pues nuestro cuerpo siempre está buscando, por todos los medios, su equilibrio natural, la increíble capacidad de estabilizarse y adaptarse a los cambios del entorno.

### COMPROBADO: COMER FRUTAS Y VERDURAS TE PONE DE BUEN HUMOR

Un estudio realizado en Nueva Zelanda y publicado en el *British Journal of Health Psychology* dice que comer frutas y verduras literalmente "nos pone de buenas". Dicho estudio encontró que los participantes que consumían más frutas y verduras reportaban mayor nivel de felicidad, curiosidad y creatividad. Aunado a esto, los investigadores señalaron que los antioxidantes presentes en las frutas y las verduras reducen la inflamación interna y como consecuencia se crea una protección contra la depresión. El grupo investigador explicó que este efecto es probablemente causado por el contenido de micronutrientes —vitaminas y minerales— de estos alimentos. También apuntaron que al tener un alto contenido de vitamina C se logra una mayor producción de dopamina, el neurotransmisor que genera motivación y promueve bienestar.[25]

La homeostasis, el equilibrio, forma parte de nuestra supervivencia. En caso de no poder alcanzarla con lo que le das, tu cuerpo hará hasta lo imposible por preservarla, y aquí es donde comienzan las complicaciones. Cuando te inclinas hacia un estado ácido, el cuerpo intenta neutralizarlo, buscando enzimas y minerales alcalinos —calcio, magnesio y potasio principalmente—. Pero, ¿de dónde salen si no los produces ni los consumes en una buena dieta? He ahí gran parte del problema, pues tu cuerpo tendrá que sacarlas de tus preciadas reservas: huesos, dientes, tejidos y órganos. Por supuesto, la osteoporosis y la pérdida de densidad ósea son algunas de las consecuencias.

## HOMEOSTASIS

Del griego *homeo*, que significa "posición", y *stásis*, que significa "estabilidad", es el proceso que mantiene en equilibrio a nuestro cuerpo, que regula los niveles corporales, como la temperatura, la presión arterial, la glucosa en la sangre, etc., y se asegura de que todo esté dentro de los parámetros establecidos.[26]

Entonces, ¿qué hacer? Es necesario mantener una alimentación alcalina, lo que significa reducir el consumo de proteína animal y de lácteos (comerciales u orgánicos), así como eliminar, por ejemplo, los alimentos altamente procesados, la cafeína y las bebidas alcohólicas, es decir, todo lo que sea muy ácido para el organismo. No todo tiene que ser alcalino, pero lo ideal sería consumir 80% de alimentos alcalinos y 20% de alimentos ácidos.[27] Te recomiendo investigar también sobre los tipos de alimentos, para que no te dejes guiar por tu sentido del gusto, ya que en este caso es engañoso: por ejemplo, el limón es de sabor ácido, pero tiene un efecto alcalino en el organismo, mientras que la leche, la cual contiene mucho calcio, un mineral alcalino, deja residuos ácidos.

Entre los alimentos más alcalinizantes se encuentran:

- Verduras de hoja verde.
- Verduras en general.
- Frutas maduras.
- Granos germinados.

Y entre los más acidificantes:

- Alimentos altamente procesados.
- Proteína animal.
- Lácteos.
- Cafeína.
- Bebidas alcohólicas.
- Nicotina.
- Azúcar refinada y endulzantes artificiales.
- Refrescos y bebidas azucaradas.

Por último, ten presente que si la sangre está fuera del rango de pH ideal, no sólo llegan las enfermedades, sino también la temida grasa, creada como mecanismo de defensa para proteger nuestros órganos vitales del ácido. Ésta es la razón de que, al desintoxicarnos, perdamos grasa. Entonces, considera que mientras más toxinas tengas en tu cuerpo, más células grasas crecerán para poder almacenarlas. Un cuerpo alcalino, en cambio, estará sano y mantendrá un peso adecuado.[28]

## SEGUNDA PARTE

# RECUPERA TU VIDA

## Capítulo 2

# La única solución es cambiar de hábitos

La solución no está en una pastilla. No existe un tipo de dieta momentánea que mejore la situación actual de salud. No se ha encontrado un tipo de ejercicio que borre los daños creados por una mala alimentación. No se ha logrado vencer enfermedades con tratamientos médicos aislados, sin un verdadero cambio de hábitos por parte del paciente. Estamos en la era de la tecnología, en la que cada vez hay más avances científicos, así que si no se han encontrado soluciones rápidas e inmediatas a los problemas de salud es por una simple razón: las soluciones no están ahí. Estamos buscando en los lugares equivocados, y esto nos lleva a asumir que no hay solución y que debemos aprender a vivir con padecimientos inherentes a la edad. Lo contradictorio es que estas enfermedades afectan cada vez más a gente más joven e incluso a los niños, lo cual indica que no son condiciones propias del paso de los años.

La solución es muy clara, precisa y está dentro de nosotros: *cambiar* lo que nos ha puesto donde estamos. Si llevamos un estilo de vida que nos ha dado ciertos resultados, el sentido común te dice que si quieres otros, tendrás que llevar un estilo de vida distinto. Yo considero que erradicar la enfermedad es muy sencillo. Lo difícil es que la solución recae en las personas, y somos nosotros quienes muchas veces nos mostramos reacios al cambio. Es muy fácil culpar enteramente a la industria alimentaria, a nuestra poca fuerza de voluntad, a la falta de tiempo, a que tenemos muchos antojos, a nuestra genética y a la educación que nos dieron nuestros padres en términos de hábitos alimentarios, pero nosotros somos el obstáculo principal.

Todo tiene solución siempre y cuando tomemos nuestra parte de responsabilidad, que es básicamente la única que podemos cambiar. La solución que te planteo en el programa no es que cambies tus hábitos de manera restrictiva, de manera tajante, ni de un día para otro; de hecho, ni siquiera está pensado para que te sientas limitado. Si entendemos el comportamiento humano, queda claro que el hecho de imponer un cambio, además de suponer la crisis que cualquier transformación implica, también lleva un matiz negativo que pone a la defensiva a tu mente y así a tu propio cuerpo. No se puede buscar la paz invitando a una guerra. No puedes pretender un cambio positivo luchando, lo cual es un acto negativo; sería contradictorio. Es lo mismo que pasa cuando tratas de forzar un cambio; aunque lograras hacerlo, la negatividad se quedaría en ti y terminaría convirtiéndose en otro mal hábito con el paso del tiempo. Los que dejan de tomar, empiezan a fumar; los que dejan de fumar, empiezan a comer, y así arranca un ciclo en el que cambia el objeto central del mal hábito, pero realmente sigues atorado en lo mismo. Cuando aceptas algo, lo trasciendes. Cuando peleas contra ello, sigues estancado y lo fortaleces.

Todo aquello contra lo que luchamos se fortalece, y todo lo que resistes persiste. Así que no luches, déjalo como está por ahora. Es por esto que las dietas momentáneas o de conteo de calorías y porciones no funcionan. Someten al cuerpo y a la mente a un estrés innecesario que al final te lleva a más antojos, sabotea tu esfuerzo y todo culmina con unos kilos de más que definen a esa dieta como "de rebote". Pero no, la dieta no es la que rebotó. Lo que sucedió fue algo inevitable y totalmente predecible: regresaste a tus hábitos anteriores y esto te llevó a obtener los resultados anteriores, sólo que esta vez, derivado del estrés y la restricción durante un periodo de tiempo (la dieta), tu cuerpo se defendió de la hambruna que pasó y guardó un poco más de lo que ahora consumes. Ese periodo posterior a una dieta es lo que no se aclara en ninguna parte, y por eso quiero adelantarte que si después de mi programa piensas regresar a tus hábitos anteriores, no tendrás otros resultados más que los anteriores.

Con la salud no hay truco, no hay magia y no hay caminos rápidos. Se construye diariamente, se cuida y se mantiene. La enfermedad se previene con buenos hábitos porque también se cultiva y se construye; en la mayoría de los casos, algo no se nos "da" así nada más, es una consecuencia de lo que elegimos y hacemos a diario, por lo que en este libro te planteo una solución menos tajante que lo descrito anteriormente. No vamos a tratar de eliminar los malos hábitos de tu vida; de hecho, vamos a dejarlos por ahora, suponiendo que no hay nada malo en ti, sino que, al contrario, hay algo muy positivo que se refleja en tus ganas de cambiar. Alguien puede ayudarte a hacer muchas cosas, pero lo único que no podemos hacer por otra persona es darle ganas y voluntad, y eso es lo que tú ya tienes ganado.

Mi programa consiste en respetar y apoyar los procesos naturales del organismo, lo cual implica consumir alimentos naturales, evitar los ingredientes tóxicos, reforzar el alimento del alma y hacer ejercicio cotidianamente. Estos cambios juntos harán que el cambio sea sutil, pero muy efectivo. Comenzará a ser visible en unos días: tu cuerpo estará agradecido y te lo va a demostrar de la forma en que puede, con bienestar. Estamos diseñados para sentirnos siempre bien, y un malestar no es más que un mensaje de que algo no va bien y debemos corregirlo para poder seguir adelante. De lo contrario, ese malestar comenzará a crecer y después ya no será tan fácil. Es necesario que estés consciente de que los buenos hábitos, igual que los malos, toman tiempo para asentarse, para crear beneficios o perjuicios, y que debemos darles tiempo. Es común esperar que después de una semana de comer saludable veamos grandes resultados y muchos cambios casi instantáneos, como si al fumar una semana uno tuviera ya los dientes manchados, el mal aliento instalado y los pulmones congestionados. Todo toma tiempo en estos procesos, para bien y para mal. La naturaleza hace cambios mínimos, pero *permanentes* a niveles más profundos, y ésos son los cambios más importantes, aunque no los veamos. Cuando ya podemos apreciar las diferencias en el exterior es porque los beneficios ya se instalaron internamente.

## CONSEJOS PARA CONTINUAR CON TUS BUENOS HÁBITOS EN LA OFICINA

- Compra tus alimentos el fin de semana para que te asegures de tener comida saludable durante la semana.
- El domingo prepara platillos que puedas congelar y consumir durante la semana (arroz, frijoles, salsa de tomate casera). Es más fácil que descongeles y guardes tu comida en lugar de cocinar.
- Llévate fruta, almendras o nueces si quieres una colación.
- Llévate un jugo y un licuado como parte básica de tu mañana; reducirás antojos y te nutrirás. Los puedes dejar hechos una noche antes.
- Siempre empieza tu comida con una ensalada. Te ayudará a escoger bien el siguiente platillo.
- No tengas comida en tu escritorio, así evitarás comer por ocio, aburrimiento y estrés.
- No acompañes el té ni el café con algo más, sobre todo con galletas o pan. Tómalos solos.
- Lleva tés para sustituir poco a poco el café. Al menos empieza sustituyendo uno al día.
- Siempre ten un vaso de agua servido en tu oficina y tómalo cuando sientas un antojo. La mayoría de las veces lo que tienes es sed, no hambre.
- Promueve tus hábitos saludables en tu oficina o tu lugar de trabajo. Tus compañeros sabrán que así son tus hábitos y sólo te ofrecerán ese tipo de alimentos.

Después de llevar mi programa durante un par de meses no podrás volver atrás, al menos no completamente, porque tu cuerpo te recordará con malestar que ése no es el camino. Además, en caso de volver, siempre tendrás la puerta abierta y las herramientas necesarias para hacer un cambio de nuevo. Cambiar de hábitos no se trata de volverse perfecto y tan estricto que caigas en lo aburrido, sino de comenzar el camino de la transformación a tu paso y con lo que mejor se adapte a tu gusto y tu estilo de vida. En el camino hay muchos aprendizajes, y con la metodología que te planteo espero que los veas como algo positivo en lugar de como obstáculos, que te ayudarán a definir si cierto hábito es bueno para ti o no. Ésa es la clave.

No existe la dieta perfecta para todos, así como no existe la verdad absoluta, y es por ello que te hablo de mi experiencia, de mi cambio, de lo que a mí me funcionó y que al día de hoy ha beneficiado a miles de personas que inician este tipo de procesos. Lejos de ser un nuevo descubrimiento, es un retorno a lo básico, a la alimentación y los hábitos saludables que eran comunes. Así comían nuestros abuelos, así era el agua que tomaban, así era su vida activa naturalmente y así era como cocinaban, de manera dedicada, porque no había otra forma de hacerlo. Antes, los ingredientes eran la comida; el mundo no estaba inundado de productos con etiquetas llenas de nombres raros y nadie tenía que saber tanto de aditivos.

Tus hábitos te definen, y al definir tus acciones, definen tu cotidianidad y la forma en que vives y logras lo que te propones. Existen los hábitos buenos, de los cuales se trata este libro, y existen los malos, mejor conocidos como vicios. Hay muchas diferencias entre un hábito bueno y uno malo, pero la principal es que los primeros te guían hacia tus metas, mejorando tu calidad de vida y proveyéndote de un sentimiento de bienestar constante, con sus beneficios presentes, mientras que los malos hacen todo lo contrario.

Un buen ejemplo de un hábito positivo es el ejercicio. Si tienes el buen hábito de practicar ejercicio físico diariamente, el beneficio se siente en el mismo día porque las endorfinas liberadas te proveen ese regalo instantáneo y una gran motivación, así como un descanso profundo en la noche, la satisfacción de ser responsable contigo mismo, la realización de tus metas sobre tu físico o el sentimiento de pertenencia que brinda practicar un deporte. Por otro lado, un mal hábito se caracteriza por generar insatisfacción a un nivel más profundo. Después de sus efectos placenteros momentáneos viene esa necesidad de cambiar —el famoso "ya no lo vuelvo a hacer"—, porque dentro de ti hay una voz que te dice lo que debes hacer, pero como lo hace de manera tan suave, los pensamientos condicionados ganan y vuelves a hacerlo, aun sabiendo cuál es el costo de tu decisión. Entonces, a ese deseo de no volverlo a hacer se suman las consecuencias a corto, mediano y largo plazo.

Así, en un fin de semana bebes dos o tres copas de vino de más: al día siguiente, anestesiado por el malestar, comienza la cadena de malas decisiones. Tienes resaca, buscas sentirte mejor con bebidas energizantes, sin hacer ejercicio y todo el día sentado, tratando de reponerte de los excesos a los que sometiste a tu cuerpo. Esto claramente deteriora tu calidad de vida y la de los tuyos. Lo mismo sucede si hay un fumador en casa: todos fuman de manera indirecta o directa (con el tiempo), y como sabemos, no existe el fumador que no tenga en su parte más profunda un genuino deseo de no fumar y de dejarlo sin esfuerzo. La mayoría quiere despertarse un día sin el deseo de fumar, sin la ansiedad de querer un cigarro cuando ve a alguien fumando. ¿Por qué? Porque en el fondo todos queremos lo mismo: ser felices, y eso incluye estar saludables.

## Cambia de adentro hacia afuera

El cambio comenzará en el orden natural del organismo: de adentro hacia fuera. ¿Qué quiere decir esto? Primero el organismo hará ajustes, modificaciones, autocuraciones, balances y autocorrecciones internas, y posteriormente se reflejarán en el exterior. Toma tiempo, disciplina y voluntad porque este cambio es relativo a procesos naturales que tienen un orden y una lógica; así que ten paciencia, es como un tratamiento médico prescrito, sólo que natural, sin efectos secundarios, con resultados reales a mediano plazo y sin recaídas (a menos que tú las provoques).

Para que tu cambio sea gradual y permanente, toma en cuenta las siguientes recomendaciones:

**Recomendación 1:** no se trata de restringir, sino de crear nuevos hábitos positivos

Un hábito negativo no se puede eliminar, así que recuerda no luchar contra él. El resultado será negativo. Lo ideal es incluir nuevos hábitos que volverán obsoletos los hábitos que deseas cambiar; así que no dejes el café de la mañana, sólo toma un jugo de verduras 20 minutos antes. Eso no exige nada, es un cambio pequeño, y con el paso del tiempo notarás cómo el café pierde mucha de su fuerza, y aunque tal vez lo tomes durante un tiempo más, en algún momento verás que se te olvidó y no sucedió nada, pues tu energía proviene de los alimentos que tomas, no de un estimulante del sistema nervioso que tiene efectos secundarios, entre ellos aumentar tu nivel de estrés y deshidratar tu organismo.

**Recomendación 2:** el cambio debe ser fácil, práctico y adaptable a tu estilo de vida

Si el cambio es algo muy complicado, algo que nos demanda muchos otros cambios para lograrlo, por lo general tendrá un índice de abandono muy alto. Por ejemplo, no te pongas la meta de caminar en un parque a 45 minutos de tu casa; hazlo fácil y sal a caminar cerca. Comienza con 20 minutos y adáptalo a tu estilo de vida para que no te demande más esfuerzo del que ya representa el nuevo cambio. Si sientes que te aburres, prueba hacerlo mientras escuchas música o audiolibros.

## Recomendación 3: el cambio debe ser gradual, sin prisas y sin comparaciones

Los cambios se hacen poco a poco. Es importante que el cambio sea gradual para que no abandones el intento porque te parece drástico y radical; así que, siguiendo con el ejemplo de la recomendación anterior, si empiezas a hacer ejercicio, no quieras correr si nunca has caminado más de 30 minutos. Tú conoces tu estado actual de salud y la idea del cambio es que provoque bienestar, no lo contrario. Empieza caminando 20 minutos, hasta que los domines bien; después 30 minutos a un paso más veloz, y así sucesivamente, hasta que puedas trotar. De esta manera, el cuerpo no lo resentirá tanto, no habrá dolor ni una crisis severa por el cambio, y no terminarás etiquetándolo como algo que no es para ti.

### ¿SABÍAS QUE...?

- Las dietas restrictivas, que contabilizan calorías o descartan grupos de alimentos (sobre todo carbohidratos), repercuten negativamente en la salud porque someten al organismo a un estrés antinatural y automáticamente lo ponen en un estado de "rebeldía" que se manifiesta en todo tipo de antojos.
- Bajar y subir de peso constantemente tiene peores repercusiones en la salud que mantener el sobrepeso. Por eso, la recomendación siempre es la misma: no te pongas a dieta, cambia tus hábitos.
- Las leyendas "libre de grasa" o "libre de azúcar" en los productos industriales y comerciales significan —la mayoría de las veces— que se sustituyó algo que ahora se considera dañino por algo que posiblemente es peor, como pasa con los edulcorantes y los almidones, por ejemplo.

## Recomendación 4: cambia una sola cosa a la vez

En lo que a cambios se refiere, lo ideal es hacer uno por uno, para que así pruebes sus beneficios y determines si son o no para ti en todos los sentidos. Si haces miles de cambios y uno te cae mal o no es para ti en ese momento, ya no sabrás cuál fue y podrías tener resultados confusos. Mejor incluye cambios poco a poco; con el tiempo podrás incluir otros más. Así que no te presiones, no hay prisa: el cuerpo es tan sabio que lo único que busca es estar saludable y en equilibrio. Él te mostrará la pauta de lo que sigue.

**Recomendación 5:** el cambio debe ser realista y sostenible

Suena redundante, pero es necesario aceptar tu situación actual y la estructura de tu cuerpo. Esto es, si quieres cambiar de hábitos para pesar cinco kilos menos de lo que es tu peso natural y, por ende, saludable, entonces no será un cambio sostenible ni realista, pues aunque los bajaras, ¿a costa de qué sería, y durante cuánto tiempo? Recuerda que partimos del principio de aceptar nuestro cuerpo y agradecer lo que hace por nosotros; por eso ahora es tu turno de hacer algo por él. Comienza amando tu cuerpo como es, sin rechazarlo ni forzarlo a ser de otra manera.

**Recomendación 6:** por favor, sé flexible

Los cambios tienen subidas y bajadas, obstáculos y caminos rectos. No se vale ser sumamente estricto, de manera que ahora parezca un castigo cambiar. No hay nada más acidificante para el organismo que la culpa, y si tienes miedo a engordar, por ejemplo, el sentimiento posterior a comer de más es peor que el hecho en sí. Sé flexible, aquí se trata de cambiar, aunque implique equivocarse, volver a cambiar y volver a equivocarse. Así se aprende, y cada vez que te "equivoques", recuerda que es un paso más hacia el cambio definitivo.

**Recomendación 7:** el cambio debe ser constante

La constancia es la base del cambio y sobre todo de los beneficios. No puedes esperar ver beneficios por tomar un jugo de verduras sólo los fines de semana; si bien ayudará en algo, no es lo mismo que tomarlo todos los días. Lo mismo pasa con el ejercicio, por ejemplo. No por correr el domingo verás muchos resultados, como si corrieras todos los días.

## Recomendación 8: el cambio debe hacerse por convicción

Si bien alguien más puede motivarte, lo ideal es que sigas con el cambio porque tú lo quieres y porque estás convencido. De la misma forma, no escuches a los demás, sé tu propio juez, y tampoco intentes convencerlos, deja que las acciones hablen por sí mismas, porque no es tu papel señalar lo que otros no hacen o los logros que tú alcanzas. Cuando uno está convencido de lo que hace, no trata de influir en los demás, de persuadirlos hasta incluso volverse molesto. Pregona con el ejemplo.

## Recomendación 9: el cambio se debe disfrutar

Si no disfrutas hacer algo, terminarás por dejarlo y es posible que hasta busques pretextos que te ayuden a justificar el abandono. Entonces, si vas a comenzar una rutina de ejercicio, busca una que te apasione; si empiezas a comer ensaladas, busca tu favorita; si ahora vas a desayunar ligero, busca las combinaciones que más te gusten. Recuerda, disfrutarlo es parte del cambio.

## Cómo empezar

Es posible que todo lo que te comparto sea información relativamente nueva para ti y por eso no quieras aceptarla en primera instancia. Lo entiendo porque pasé por el mismo proceso de aprendizaje, en el que me dije muchas veces las típicas frases defensivas: "Ahora resulta que todo es malo", "Entonces, ¿qué voy a comer, aire?", o la más popular, "De algo me voy a morir".

No es que todo ahora resulte malo, sino que antes no tenía tan mala calidad, no había tanto aditivo en los alimentos ni prácticas industriales tan enfocadas en producir en serie y minimizar costos a como diera lugar. Así que, ¿qué vas a comer ahora? Vas a comer *comida*, esa que lleva toda la vida comiéndose, y no productos empacados que simulan alimentos. Cuando algún miembro de la familia se enferma, se enferman todos, de manera directa o indirecta, pues el desgaste emocional y económico es de toda la familia. Yo cambiaría ese "de algo me voy a morir" por "de algo me voy a enfermar, luego a enfermar a mi familia y después de un rato, a morir". Lo importante es la calidad de vida que puedas tener en lo que llega ese momento, y por eso te pido que no sólo leas este libro y juzgues sin probarlo, sino que leas sin poner etiquetas, que disfrutes de recibir información nueva, sustentada por investigaciones de expertos, y mantengas tu mente abierta. Este libro está hecho para quienes estamos convencidos de que la salud es una responsabilidad personal —no del gobierno, de los profesionales de la salud ni de la industria alimentaria o la farmacéutica.

Debes estar consciente de que no hay un camino fácil para recuperar el bienestar, sin embargo, al terminar tu programa, no tendrás que hacer el esfuerzo de seguir con los hábitos recomendados; si sigues al pie de la letra todo el programa, los cambios se volverán hábitos, pues la metodología está diseñada para engancharte con los beneficios y que los adoptes realmente en tu vida. Verte y sentirte bien serán resultado de eliminar y mitigar esos malestares y padecimientos leves que acompañan muchas veces los malos hábitos, por lo que acabarás valorando tu bienestar futuro sobre el placer momentáneo. Te transformarás de adentro hacia afuera, no verás la comida de la misma forma, no pensarás igual al momento de elegir qué comer y tú mismo sabrás si estás desbalanceado y cómo devolver el equilibrio a tu cuerpo con las nuevas herramientas que aprendiste. Los beneficios son vastos:

- Perder grasa.
- Restaurar tu salud.

- Retrasar el envejecimiento celular.
- Alcalinizar tu organismo y remineralizarte.
- Regularizar tus niveles de colesterol, triglicéridos y glucosa.
- Fortalecer tu sistema inmunológico.
- Aumentar tu oxigenación y circulación.
- Eliminar los problemas de la piel y mejorar su apariencia.
- Aumentar la fertilidad en ambos sexos.
- Desinflamarte internamente.
- Iniciar un estilo de vida más saludable.
- Disminuir la incidencia de enfermedades crónicas.
- Mitigar los antojos por alimentos no saludables.
- Tener más energía estable.
- Reducir los niveles de estrés.
- Tener un descanso reparador.
- Sentirte ligero.

Ya sabes qué quieres cambiar o necesitas cambiar. Ahora, ¿qué sigue? Empieza sentando las bases de tu cambio:

- *Se trata de agregar, no de restar.* Toma más agua y come más frutas y verduras. Los hábitos de la mañana son excelentes herramientas para cumplir con este paso.
- *Si se da el caso, escoge lo menos malo.* En lo que a alimentación se refiere, siempre habrá opciones, así que procura consumir la "menos mala" que tengas disponible. Todos sabemos qué no es saludable (frituras, refrescos, azúcar, alimentos altamente procesados), no tenemos que ser expertos.
- *Infórmate.* En la actualidad, ser un consumidor informado no sólo es importante, sino necesario. No todo es lo que parece y muchas veces compramos "gato por liebre", pues los intereses y las utilidades se anteponen a nuestra salud, así que empieza a leer etiquetas, a buscar información y responsabilizarte de tu salud.

- *Inténtalo*. No creas todo lo que te dicen inmediatamente: "Te vas a descompensar", "Los jugos son malos", "Necesitas comer cinco veces al día", "Acelera tu metabolismo", "No comas fruta porque engorda", "Come pura proteína animal para no subir de peso"… En lugar de creer las frases comunes que escuchas siempre, mejor *prueba*, será la única forma de cerciorarte si es bueno o no *para ti*. Recuerda que no todo es bueno para todos, somos diferentes y debemos encontrar lo que es afín con nuestra bioindividualidad. Usa tu propio criterio, basado en tu experiencia, y crea tu propia alimentación; nadie te conoce mejor que tú, nadie está contigo las 24 horas del día para saber si algo te produjo inflamación, malestar, gases o dolor de cabeza; sólo tú sabes lo que es bueno para ti.

- *Ten cuidado con las excepciones*. Los hábitos son lo que haces todos los días, lo demás son excepciones. Al empezar tu cambio, lo ideal es seguir la regla de 5/7, en la que lleves a cabo mi propuesta de alimentación durante cinco días —idealmente los laborables—, y en los otros dos días —de preferencia en el fin de semana— tengas una alimentación libre, la cual cambiará y mejorará idealmente con el tiempo (mientras tú cambies, tus opciones de fin de semana también lo harán). Lo único que me gustaría es cambiar tu perspectiva referente a las excepciones, ya que son un tema delicado para el cambio en tu mentalidad. La comida rápida, los refrescos, los alimentos procesados y demás no son comida, sólo lo parecen, y tampoco son un premio ni un "lujo" de fin de semana, así que de ninguna manera deberían ser la base de tu alimentación —ya no digamos parte de la dieta diaria de un niño—; son malas decisiones que tomas conscientemente, eso es todo. No puedo recomendarte cinco días de salud y otros dos días de comida chatarra porque me sentiría hipócrita al hacerlo. Lo que sí puedo recomendarte es que tus excepciones sean también comida.

## Capítulo 3

# Hábito 1: dile adiós a lo procesado

Las toxinas pululan en nuestro entorno: en el agua, en el aire, en los alimentos modernos, en el desinfectante de frutas y verduras, en los productos de belleza e higiene personal, en los aromatizantes, en los perfumes, en los productos de limpieza y en un largo, muy largo etcétera, por lo que es necesario evitarlas en la medida de lo posible. Si bien el organismo tiene cierta capacidad de eliminación, cuando son más las toxinas que entran que las que podemos eliminar, comienzan los problemas de salud, reflejándose en síntomas menores que eventualmente, de seguir igual, crecerán. Definitivamente, sería muy complicado que dejaras de respirar o de tomar agua natural, o que pudieras controlar los artículos de limpieza que usan en la oficina. Tampoco se trata de que andes con máscara por todos lados, pero hay muchas toxinas que te puedes ahorrar, y de eso se trata este capítulo.

Para estar saludable hoy en día es importante cuidar todos los aspectos de tu alimentación, saber qué no debes comer y qué alimentos te nutren más. Para empezar, debes dejar de consumir alimentos altamente procesados en la medida de lo posible. Espero de corazón que, gracias a la conciencia que se está creando últimamente en torno a la salud, la industria alimentaria se percate de nuestros nuevos hábitos de consumo y entonces ofrezca productos con ingredientes de calidad, en los cuales tal vez tenga que sacrificar algo de margen, pero logre mejores ventas a la larga. Ésta es la única forma de que todos estemos bien: las empresas con utilidades y nosotros con salud.

Como no pretendo que te aprendas todos los ingredientes que hay que evitar (porque cada vez salen nuevos, y peor aún, a los que ya estaban en el mercado les van cambiando los nombres), lo ideal es olvidarte de los productos altamente procesados, al menos como base de tu alimentación. Recuerda que un hábito es lo que se hace todos los días; todo lo demás son excepciones que tu cuerpo podrá tolerar dependiendo de tu estado de salud. Si vas a consumir alimentos altamente procesados, al menos busca productos congruentes: si compras stevia que no sea orgánica, asegúrate de que el primero si no es que el único ingrediente sea stevia; pero si compras stevia y el primer ingrediente en su lista es maltodextrina, claramente no es un producto congruente.

---

**NO SIEMPRE QUE VEMOS STEVIA ES STEVIA**

La stevia es una planta que se cultiva típicamente en Sudamérica y su extracto es 200 veces más dulce que el azúcar, con el gran beneficio de que no eleva los niveles de insulina. Ésta es la principal razón por la que ahora la vemos en todos lados. Pero no siempre que hablamos de stevia es puramente stevia. Uno ve en el supermercado empaques que se promueven como tal, pero al revisar los ingredientes resulta que sólo contienen un mínimo porcentaje de cierto extracto procesado (suficiente para anunciarse como si fuera tal) de la increíble hoja dulce. Entonces, en lugar de consumir stevia que no eleva los niveles de insulina, resulta que podemos estar consumiendo otro tipo de azúcares libremente.

Lo más importante siempre es revisar los ingredientes. Recuerda que el primer ingrediente en la lista es el de mayor contenido en el producto, por lo que, si el primer ingrediente indica azúcares con nombres raros, entonces no estás consumiendo stevia pura. Revisa que no contenga eritritol, dextrosa, maltodextrina ni sílica.

Otros productos son también interruptores hormonales, es decir, alteran nuestro equilibrio hormonal e inhiben la metabolización de las grasas, lo que provoca que tus hormonas estén fuera de sí y subas de peso. Por si fuera poco, también acidifican el organismo, nos intoxican y enferman. Estos ingredientes son manufacturados químicamente y están incluidos en muchos de los productos altamente procesados que nos venden como comida.

Irónicamente, estos componentes abundan más en los alimentos de dieta, "libres de grasa", "libres de azúcar", que duran años en la alacena y los que ya vienen listos para entrar al microondas y consumirse. Al comerlos, terminamos intercambiando practicidad por enfermedades a largo plazo. Las sustancias químicas y los conservadores que están en los alimentos altamente procesados (benzoato de sodio, quinolona, carmoisina, tartrazina, aluminio, carragenano, etcétera) *no* son comestibles, y menos en grandes cantidades.

## Come comida, no productos

Es fácil distinguir los alimentos naturales de los altamente procesados; basta con mirarlos. Un alimento natural viene de la tierra, te nutre y tiene colores brillantes, diferentes texturas y sabores reales, mientras que un alimento procesado siempre vendrá en un empaque especialmente diseñado para que quieras consumirlo, contará con campañas de publicidad costosas, tendrá una caducidad que lo cataloga como inmortal, estará lleno de colorantes y saborizantes artificales, y simplemente no te nutrirá. Aun así, sé que dejar de consumir alimentos procesados te podrá parecer casi imposible, así que te propongo que comiences sólo con estos seis productos a los cuales rotundamente digo no:

- **Refrescos y bebidas azucaradas.** Debilitan tus huesos, acidifican el organismo, contienen aceites parcialmente hidrogenados, colorantes y aditivos tóxicos, producen adicción y son uno de los mayores factores de obesidad en adultos y niños.

- **Cereales de caja.** Hay que llamar a las cosas por su nombre: éstos básicamente son harina y azúcar refinadas, colorantes, saborizantes artificiales, conservadores derivados del petróleo y aditivos nada recomendados. Lo que menos incluyen es cereal, es decir, avena, centeno, trigo, etcétera.

- **Comida rápida.** Así como es rápida, es barata y tiene ingredientes baratos que le cuestan poco a tu bolsillo pero mucho a tu salud. Es pobre en nutrientes y está llena de conservadores y aditivos, como el glutamato monosódico, cuyo consumo frecuente tiene grandes impactos negativos en tu salud.

## CUIDADO CON LOS EMBUTIDOS Y LAS CARNES ROJAS

La nueva noticia es que comer carne procesada, como salchichas, hamburguesas o jamón, aumenta el riesgo de sufrir cáncer. Así lo dictaminó un panel de expertos de la Organización Mundial de la Salud (OMS), el cual concluyó también que la carne roja es "probablemente carcinógena", pero los embutidos sí lo son definitivamente e incluso se encuentran en el grupo de sustancias más peligrosas para la salud en general. ¿Qué otras sustancias se encuentran en ese grupo? El humo de tabaco, el alcohol, el plutonio y el aire contaminado, entre otros 100 compuestos más.[1]

El Centro Internacional de Investigaciones sobre el Cáncer (CIIC), órgano especializado de la OMS, evaluó la carcinogenicidad de la carne procesada y la clasificó como causa de cáncer colorrectal. ¿Cuáles específicamente se incluyen bajo este concepto? Las salchichas, el jamón, la carne en conserva, la cecina o carne seca, la carne enlatada y las preparaciones y salsas a base de carne. ¿Esto incluye los embutidos de pavo, considerados muy sanos? Sí, también entran en esta categoría, ya que por lo general, cuando uno cree que consume y compra pavo, realmente ingiere una mezcla de mil cosas, entre ellas pasta de gallina y plumas. Los embutidos son una trampa para la salud por su contenido de texturas, colorantes y exaltadores de sabor para camuflar los ingredientes de los que están hechos.

## SE PARECEN, PERO NO SON IGUALES...

- El aguamiel de maguey, con poco contenido de fructosa, y el néctar de agave, con un contenido de fructosa muy alto.
- El aceite de coco refinado, y el virgen, no refinado y orgánico. No digo que todos los aceites de coco sean malos, pero de no ser orgánico, te arriesgas a que no cuente con los mismos beneficios.
- El aceite de oliva en botella de plástico transparente, oxidado por la luz y que por lo regular se extrae con solventes, y el aceite de oliva en botella oscura (verde o café), que dice claramente en su etiqueta "primera extracción en frío".
- El azúcar morena, que sigue siendo refinada, y el azúcar mascabado.
- Un endulzante a base de stevia o con stevia (con muchos más ingredientes en su etiqueta), y un endulzante puro de stevia, cuyos ingredientes son hoja de stevia y agua o alcohol.
- La sal de grano, de mesa o yodada, y la sal de mar.
- La cocoa procesada, y el cacao lleno de antioxidantes.
- La harina de trigo refinada más salvado (harina refinada fortificada con fibra), y una harina completamente integral o de grano entero.
- El agua de coco pasteurizada o de concentrado, y el agua directamente salida del fruto o procesada en frío por altas presiones (HPP).
- Un jugo de frutas industrializado, pasteurizado con altas temperaturas y con aditivos, y un jugo de verduras con un toque de fruta.

- **Comida de microondas.** Contiene conservadores químicos, no contiene nutrientes realmente, pero sí una buena dosis de aditivos tóxicos. Además, te expones a una cantidad innecesaria de radiación.
- **Embutidos convencionales (no orgánicos).** Aunado a que ya son considerados un factor carcinógeno, están cargados de nitritos de sodio y otros conservadores químicos relacionados con diversas enfermedades. La mayoría de las veces ni siquiera

sabes de qué están hechos: puedes comprar una salchicha creyendo que es carne de pavo, y puede venir con sus respectivas plumas y pico.

* **Lácteos convencionales (no orgánicos).** Recuerda que los lácteos contienen caseína, una proteína que promueve el desarrollo del cáncer y que no podemos digerir realmente. Los convencionales, además, contienen antibióticos, hormonas y alimentos transgénicos.

## Están diseñados para engancharte

El proceso de preparación de un alimento puede ser correcto o incorrecto, desde una sencilla cocción al vapor, de manera que no se eliminen los nutrientes, hasta someterlos a métodos industriales que dañen incluso su estructura molecular. La diferencia es abismal. Un alimento procesado por medios industriales, hecho en serie, con largas listas de ingredientes es muy alto en calorías y pobre en fibra y antioxidantes; es básicamente un alimento "muerto", fabricado en un laboratorio, y se requeriría también de un laboratorio para poder digerirlo.

Estos productos están perfectamente diseñados para maximizar su palatabilidad y engancharte con su sabor para que, una vez que los pruebes, difícilmente puedas pasar frente a ellos sin activar tu sentido del gusto. Cuando vamos de compras se da una batalla campal en los anaqueles. La gran industria de la comida chatarra y las bebidas azucaradas compiten en cada pasillo, en cada estante, por nuestra elección con publicidad, mercadotecnia, promociones y etiquetados llamativos, presumiendo de lo que carecen, con mensajes confusos o en algunos casos engañosos. Crean productos pintados con colorantes artificiales que alteran el comportamiento de los niños y saborizantes artificiales que desencadenan adicciones, con fórmulas que activan nuestros centros cerebrales de placer y con precios para todos los bolsillos. No hay forma de ganar con estas estrategias tan bien planeadas. Obviamente, cuando todo esto se encuentra frente a ti ni volteas a ver una fruta, ya no digamos el agua natural. La comida no procesada parece insípida y poco interesante; pero un alimento natural, que carece de todo lo que parece "bueno" (publicidad, sabores potencializados, múltiples ingredientes, caducidad interminable), también carece de todo lo malo.

La pregunta es: si los alimentos procesados son tan malos, ¿por qué los permiten las autoridades correspondientes? Al igual que sucede en el mundo, en nuestro país no es tan inverosímil que estén permitidos por haber intereses de por medio que nosotros, los consumidores, desconocemos. El modelo de negocio de la gran industria de la comida chatarra y las bebidas azucaradas es que sus productos se consuman cada vez más, y para lograr esto se ha aprovechado de una condición natural genética de nuestra especie: buscar y desear los alimentos altos en azúcar, grasa y sal para acumular energía para los tiempos de escasez.

El diseño de los productos altamente procesados, con el fin de que se consuman más, se basa en la evidencia científica de que la concentración de azúcar impacta los centros cerebrales del placer. Además, está ya perfectamente calculada la combinación perfecta de los tres grandes adictivos (grasa, azúcar y sal) para que sientas la necesidad de consumirlos de manera recurrente y sin pretextos, dominando así los mecanismos innatos de control del apetito y hasta la intención racional de dejar de comer. Por tal motivo, no te sientas culpable si no puedes comer sólo una papa frita o siquiera pensar en dejar de comer esas galletas con las que acompañas tu café por la mañana: todo está diseñado justamente para que pienses así.[2]

## No dejes que la industria alimentaria defina tus hábitos ni los de tu familia

¿Por qué los alimentos que se producen para niños son tan altos en azúcar, grasas y sal? Porque las empresas están manipulando y explotando la biología de los niños. De hecho, cualquiera que se dirige a niños en la producción de alimentos debe asumir su responsabilidad porque está enseñándoles a los niños qué tan dulces o salados deben ser los alimentos de ahora en adelante. Están definiendo sus hábitos futuros.[3] Los alimentos que actualmente se promocionan y que están al alcance de los niños en las escuelas, tiendas y hasta en las cajas de los supermercados no los nutren y los hacen sentir mal, provocan alergias e intolerancias que no saben expresar, aunque su comportamiento lo deja claro. Se está modificando el gusto de los pequeños, deformando su paladar, y las empresas de alimentos altamente procesados lo saben. Consumidor de niño, consumidor de adulto. Sin duda, ésta es la causa principal de la epidemia de sobrepeso, obesidad y diabetes, con todas sus consecuencias, que afecta a la población mexicana y del mundo.

Aquí es donde queda clara la importancia de contar con regulaciones firmes y buena información que protejan a los niños y a las personas en general para evitar que la publicidad señale la pauta del consumidor, especialmente para los que toman las decisiones de compra en la familia. Cuando los alimentos son altamente procesados, no sólo pierden valiosos nutrientes y su fibra, sino que cambian

¿Sabías que México se encuentra a la cabeza con el mayor número de muertes atribuibles al consumo de bebidas azucaradas? El consumo de una porción de estas bebidas al día aumenta el riesgo de adquirir diabetes tipo 2 y padecimientos en el páncreas y el hígado en 40%, sin importar tu complexión.[4]

¿Sabías que el incremento en el consumo de alimentos altamente procesados está asociado directamente con el incremento del peso corporal promedio, y México encabeza la lista de países en América Latina con mayor consumo anual —212.2 kilos por persona, aproximadamente— de este tipo de productos? Además, estos productos representan una parte cada vez mayor de lo que las personas comen y beben en América Latina, con resultados muy negativos para la salud en general.[5]

drásticamente la textura y los sabores; lo único que queda es un seudoalimento insípido y sin valor que nadie se querría comer. Es entonces cuando la industria se ve obligada a añadir nutrientes "extra", sabor y textura a los productos para hacerlos atractivos, irresistibles y sabrosos. Ésa es la razón de ser de todos los aditivos. Básicamente, los añaden para frenar el deterioro, evitar que se pongan rancios, se oxiden o cambien su coloración natural, así como para fortalecer y enriquecer los alimentos con vitaminas y minerales sintéticos para remplazar los naturales que se pierden durante el procesamiento —esto es por norma.

¿Quieres evitar los aditivos? La única forma segura es no consumir alimentos altamente procesados porque seguramente contienen uno o más. De hecho, algunos aditivos están prohibidos en varios países del mundo, pero definitivamente no en México ni en Estados Unidos, de donde surgen muchos de ellos.

La comida real contiene nutrientes, no engorda, sino alimenta, da fuerza, energía y salud. Es muy fácil alimentarnos cuando regresamos a lo básico. Despídete de los productos altamente procesados, date la oportunidad de experimentar este nuevo cambio y lograrás que tu peso se cuide solo y que no regresen la grasa ni los malestares. Cambia de hábitos y de vida. En conclusión, no te aprendas tanto nombre para buscar en las listas de ingredientes, no te asustes porque ya no comerás productos procesados y no te compliques la existencia pensando qué vas a comer ahora. Vas a comer comida real, no algo que saques de una caja ni que haya sido fabricado por el hombre, sino combinaciones de ingredientes naturales que juntos formen un platillo, no un producto.

## El azúcar: veneno dulce y droga legal

Sabemos que el azúcar roba minerales valiosos a tu organismo y lo acidifica, provoca inflamación, diabetes, cáncer y problemas hormonales

## RAZONES POR LAS QUE NO PIERDES GRASA

1. *Tienes mala digestión.* Si no digieres bien, creas toxicidad y esto puede acumularse. Además, si no digieres, no absorbes correctamente los nutrientes y esto también deriva en más apetito. Si al comer te inflamas, te da diarrea, dolor de cabeza y no evacuas correcta y frecuentemente, entonces no digieres bien.

2. *Edulcorantes químicos.* No tienen calorías y el cuerpo no los reconoce; lo mismo pasaría si te comieras una piedra, y no por eso lo harías. El problema radica en que estos aditivos en particular, sin calorías, siguen dando la señal al páncreas de que algo dulce entró al organismo y hay que producir insulina (ésta es la hormona que decide almacenar grasa), así que aun sin calorías, el cuerpo reacciona. Además, acidifican el organismo, lo que puede provocar que almacenes todavía más grasa.

3. *Refrescos y bebidas de dieta, sin calorías.* El azúcar no es el único problema de un refresco o alimento de dieta; es más, no importaría si tu refresco realmente estuviera endulzado con stevia... ¿Y el sodio? ¿Y los colorantes carcinógenos? ¿Y todo lo demás que lo hace refresco? El azúcar no lo hace ser un refresco, sólo es la cereza del pastel. En verdad me llama la atención el poder de la publicidad: ahora pareciera que por contener un porcentaje de stevia resulta ser natural y saludable. Siento decirte que sigue siendo refresco, con casi el mismo impacto que el anterior, así que "aunque se vista de stevia, refresco se queda".

4. *Falta de alimentos crudos y naturales.* O sea: frutas, verduras, granos, semillas, cereales, agua natural... Por esto recomiendo los jugos de verduras como parte importante del programa, pues al incrementar su consumo, el proceso es tan noble que naturalmente vas eliminando las toxinas estancadas.

5. *Toxicidad en tu organismo.* Idealmente, apoyar la desintoxicación natural de tu organismo o llevar periódicamente una alimentación desintoxicante alta en frutas, verduras, agua natural, descanso y proteína vegetal te puede ayudar mucho a perder grasa.

de todo tipo, entre muchas otras cosas más. Además, es altamente adictiva, pero por encima de todo, lo peor de este polvo blanco es que está en todas partes, escondido en todo lo que se pueda comer y beber, incluso en alimentos que no son dulces: frijoles cocidos enlatados, sopas enlatadas, sopas instantáneas...

La industria sabe que tenemos una gran preferencia por lo dulce, pero también sabe que es altamente adictivo. El azúcar nos hace sentir mejor porque nos hace liberar dopamina en el cerebro; obviamente, cuando algo nos hace sentir bien, queremos más de eso. ¿Por qué es adictiva, qué caracteriza una adicción? Sentir que ya no tienes la elección de detenerte. Puede parecer algo más fuerte que tú mismo y te da una sensación falsa de placer, el cual invariablemente se convierte en sentimientos negativos, pero esto se debe en general a que solemos superar por mucho la cantidad que nuestro cuerpo es capaz de tolerar. De acuerdo con la American Heart Association, en Estados Unidos, el máximo tolerado de azúcar al día para una mujer adulta son cinco cucharadas, para un hombre adulto son siete cucharadas y para un niño son tres o cuatro cucharadas; sin embargo, el consumo promedio para cualquiera de los tres grupos de edades son 22 cucharadas al día... Es más, se estima que un niño de ocho años ya ingirió la misma cantidad de azúcar que su abuelo consumió ¡en toda su vida![6]

Ahora bien, ¿crees que no comes azúcar porque no está en tu mesa? Qué me dices de las galletas de la mañana (dos cucharadas aproximadamente), el refresco del mediodía (12-15 cucharadas) y el pan industrial que usaste para preparar tu sándwich (2-3 cucharadas), más la mayonesa (al menos una cucharada) u otro aderezo comercial (2-3 cucharadas). Hay muchos tipos de azúcares dentro de todo tipo de alimentos procesados, principalmente sacarosa, glucosa, fructosa, dextrosa, jarabe de caña, jarabe de maple (no es lo mismo que la miel de maple natural), jarabe de maíz, néctar de agave, jugo de frutas, azúcar morena, etc. Incluso si consumes todo *light*, estos productos contienen altas cantidades de azúcares y edulcorantes artificiales.

Es por esto que al consumir alimentos altamente procesados, sean los que sean, es imposible ganar. Tan sólo revisa los ingredientes de tu yogurt *light* y te sorprenderás; lo mismo sucederá con el té helado industrial que consideras más saludable que un refresco y muchas veces contiene igual o más azúcar que el refresco normal.

---

**¿CÓMO HACER UN CÁLCULO APROXIMADO DE LAS CUCHARADAS DE AZÚCAR QUE TE COMES EN UN PRODUCTO?**

En primer lugar, identifica la tabla con la información nutrimental y revisa el tamaño de la porción y el número de porciones por envase. Esto es muy importante porque ahí radica la confusión muchas veces. En la mayoría de los casos, el contenido total del producto equivale a varias porciones y no al total del empaque que tienes en tus manos.

Después identifica el apartado de azúcar, carbohidratos o hidratos de carbono simples, y revisa los gramos de azúcar que contiene una sola porción del producto. Entonces, si una porción del producto tiene 20 gramos de azúcar y el producto contiene cuatro porciones por envase, quiere decir que el contenido total de azúcar es de 80 gramos. Considera que cinco gramos de azúcar equivalen aproximadamente a una cucharada, así que serían 16 cucharadas de azúcar. Eso sí es excederte del máximo tolerado.

No se trata de que andes por todos lados con tu calculadora, pero dado el caso de que te interese tener más o menos una idea, ya sabes cómo puedes calcularlo tú mismo.[7]

---

*Jarabe de maíz de alta fructosa:*
*¿peor o mejor que el azúcar?*

A menudo se presume que no es peor que el azúcar, pero lo es, ya que contiene monosacáridos de fructosa y glucosa, y no puede ser considerado biológicamente equivalente a la sacarosa (azúcar). La fructosa se metaboliza principalmente en el hígado porque es el único órgano que puede manejar algo así. Si normalmente consumes este endulzante alto en fructosa, terminará dañando tu hígado de la misma forma en que lo harían el alcohol y otras toxinas.

La fructosa se metaboliza directamente en grasa y se almacena en las células de grasa, lo que causa obesidad y enfermedades relacionadas con ella, además de otros padecimientos. Mientras más fructosa consumas, peor será tu salud, así de simple. Ahora, ¿dónde está este jarabe? En casi todos los productos industrializados.

El jarabe de maíz es un edulcorante líquido, creado a partir del almidón o fécula de maíz, pero no por eso es natural, como se presume. Es peor que el azúcar de mesa por la manera en que afecta a la insulina. Un estudio realizado en la Universidad de Princeton determinó que este aditivo es altamente dañino y que no tiene nada que ver con el azúcar de mesa. Para la industria es una maravilla porque es barato, soluble, fácil de almacenar y de transportar. Se puede agregar a galletas, refrescos, aderezos de ensaladas, dulces, panes, marinadas, aguas de sabor, básicamente a todo. El documental *King Corn*, producido por Curt Ellis e Ian Cheney, nos muestra que si retirara del supermercado todo lo que contiene maíz, te encontrarías casi sin opciones para comprar, más que frutas, verduras y carne: básicamente lo que comerías si no existieran productos que parecen alimentos.[8]

En un estudio publicado en el *Journal of Nutrition* sobre los estimulantes de ácidos grasos, los investigadores concluyeron que la fructosa se convierte en grasa más rápido que la glucosa, es decir, engorda mucho más que el azúcar normal. En otros estudios se determinó que el consumo frecuente de jarabe de maíz de alta fructosa puede producir resistencia a la insulina, incluso en personas con niveles normales de glucosa. Entonces, no sólo se trata de contar gramos de azúcar o contabilizar calorías, sino de identificar el tipo de endulzante que contienen los productos.[9]

Esto claramente acelera el desarrollo de varios padecimientos, como hipertensión y diabetes; estimula el proceso de envejecimiento; incrementa los niveles de triglicéridos y colesterol "malo"; provoca obesidad, agotamiento de minerales y vitaminas varias, enfermedades cardiovasculares, enfermedades hepáticas, cáncer, artritis e incluso gota.[10]

La glucosa es la forma de energía para la que estamos diseñados. Cada célula de tu cuerpo la utiliza como forma de energía. Si consumimos fructosa únicamente en forma de frutas y vegetales, donde se encuentra de manera natural, no hay problema. En las frutas y verduras hay una maravillosa combinación de fibra, vitaminas, minerales, enzimas y fitonutrientes beneficiosos, que en conjunto moderan cualquier tipo de efecto metabólico negativo. No es que la fructosa sea mala por sí sola, son las grandes cantidades no existentes en la naturaleza las que la hacen peligrosa, y peor en su forma líquida. Recuerda que la industria la utiliza porque es lo más barato y porque es mucho más dulce que el azúcar de mesa; sólo se trata de continuar la adicción.

## Néctar de agave

El agave es casi fructosa pura, y si bien es cierto que su índice glucémico es bajísimo, es debido a la concentración inusual de alta fructosa que presenta: 90%, frente a 10% de glucosa.[11] En ninguna parte de la naturaleza se da esta proporción tan irregular. El único caso similar es el del jarabe de maíz alto en fructosa, que puede contener hasta 80%, y ya sabes que no es una buena opción. Incluso si se consume en forma de jarabe o miel, el néctar de agave no siempre es tan natural como parece, pues pasa por un proceso de calentamiento, aunque se publicite como crudo.

El doctor Richard J. Johnson, en su libro *The Sugar Fix*, menciona que la fructosa es dañina casi 10 veces más que la glucosa, en términos de productos de glicación avanzada, un tipo de reacción que ocurre con el azúcar y las proteínas en el cuerpo, dañando el colágeno, y no me refiero sólo al que nos hace vernos bien, sino a los tejidos conectivos. La fructosa sólo se puede metabolizar a través del hígado y esto conlleva una serie de problemas, entre ellos que eleve los triglicéridos.[12] Por donde se mire, no es un ingrediente recomendable.

## Aceites vegetales refinados y grasas trans

Las grasas trans se forman cuando el aceite líquido se transforma en una grasa sólida al añadirle hidrógeno. A este proceso se le conoce como hidrogenación y ayuda a que los alimentos sean "comestibles" durante más tiempo, es decir, para aumentar su vida de anaquel. La mayoría de las grasas trans en una dieta moderna proviene de los alimentos altamente procesados, preparados con aceites vegetales parcialmente hidrogenados.

Las grasas trans sintéticas son conocidas por promover la inflamación, el sello distintivo de la mayoría de las enfermedades agudas y crónicas. De acuerdo con los Centers for Disease Control and Prevention (CDC) en Estados Unidos, se han atribuido cerca de 7000 muertes y 20000 ataques al corazón a esta grasa rara, pero no sólo eso, también se le atribuye la elevación de los niveles de azúcar en la sangre y una serie de problemas inmunológicos.[13]

Si crees que no las consumes porque no las conoces bien o no sabes específicamente cuáles son, ten en cuenta que están presentes en la mayoría de las galletas y los panes comerciales, las margarinas, los cereales de caja, la comida frita, las palomitas para microondas, las pizzas congeladas, la comida rápida, los chocolates y muchos otros productos.

## Razones para evitar la margarina

La margarina tiene un alto contenido de grasas trans provenientes de grasas parcialmente hidrogenadas, las cuales contribuyen a padecer problemas de corazón, densidad ósea, problemas en la piel, desequilibrios hormonales, infertilidad e incluso el temido cáncer. Además, contiene conservadores (como BHT) sumamente dañinos para la salud, se extrae con solventes y contiene saborizantes artificiales, blanqueadores y proteína de soya aislada.[14] La margarina es dañina para la salud porque el organismo no puede integrar los ácidos grasos trans en las membranas y esto provoca deformaciones en las estructuras celulares.[15]

Cuando se satanizó a la manteca, la mantequilla y la grasa animal por su contenido de grasas saturadas, la industria buscó alternativas más saludables, y ahí nacieron los aceites parcialmente hidrogenados, por su "menor" contenido de grasas saturadas, ya que claramente no se conocían los efectos negativos de las trans. Sin embargo, sus efectos son peores que los supuestos efectos adversos derivados de la grasa saturada o del colesterol.

El exceso de grasas trans favorece desde el envejecimiento prematuro hasta la arterosclerosis (estrechamiento de las arterias que dificulta el paso de la sangre). Por tal motivo, evita todo lo que diga "parcialmente hidrogenado" entre sus ingredientes.

## Harinas de grano entero y refinadas

La palabra más temida en el mundo de la nutrición es "carbohidratos" —parece que hasta pronunciarla mucho lo subiera a uno de peso—, pero hay muchos tipos de carbohidratos. Cuando hablamos de granos enteros nos referimos a granos que están completos, todavía con sus tres partes: fibra, endospermo y germen. Aunque estén procesados de alguna manera (molidos, triturados, picados, etc.), el producto final debe tener la misma composición, sólo que en pedazos. Es así que una harina de grano entero contiene:

- **Fibra o salvado.** La parte que cubre el grano, varias capas que lo protegen de la luz, el agua y las plagas. No sólo es fibra, sino que contiene vitamina B, cobre, zinc, magnesio y hierro. Es una parte indispensable del grano, pues hace que no se asimile como carbohidrato simple, es decir, como si fuera azúcar. Muchas veces se comercializa como subproducto y representa otra venta para la industria.

- **Endospermo.** Lo que le da energía a la semilla para que pueda seguir con su ciclo de vida. Esta parte es rica en almidón y representa la mayor parte del grano (80 o 90%, aproximadamente). Es la parte media del grano, donde se encuentran los carbohidratos que tanto tememos cuando no hay fibra natural presente.
- **Germen.** La parte interna del grano, donde encontramos antioxidantes, vitamina E, minerales, grasas buenas y fitonutrientes indispensables.

¿Cómo saber que un producto es de granos enteros? Fácilmente. Si en sus ingredientes dice "harina de grano entero" o "harina de grano 100% integral", sí es el que estás buscando. Todo lo demás es harina refinada. Claro, existe la harina que mezcla las dos, pero siempre estará primero la refinada, o si no, será harina refinada más salvado de trigo. Ten presente que, aun cuando diga "fibra extra", no significa que el grano esté entero.

---

**¿SABÍAS QUE LA HARINA REFINADA SE METABOLIZA CASI IGUAL QUE EL AZÚCAR EN TU ORGANISMO?**

Es decir, para el cuerpo es casi lo mismo consumir azúcar, una rebanada de pan blanco de harina refinada o arroz blanco, porque se convierten en azúcar en tu sangre. Evítala. Debemos consumir granos en su estado completo y natural, y no, no engordan, como se dice por ahí, mientras no los consumas en exceso.

---

Las harinas refinadas perdieron un gran porcentaje de fibra y muchos de los fitoquímicos, pues el germen es precisamente la parte del grano que no incluyen. Éste se elimina a través de un proceso industrial para impedir que la harina se eche a perder y pueda almacenarse durante años, lo que quiere decir que se extiende su vida de anaquel a costa de los nutrientes. Por lo regular sólo queda el endospermo (almidón), y ahí es donde empieza lo malo.

No hay necesidad de alejarnos de los granos y cereales, sólo debemos escoger los naturales, no los refinados. Puedes incluso preparar tus propias harinas en casa y estar seguro de que estás consumiendo carbohidratos saludables. Es muy fácil: sólo muele hojuelas de avena o amaranto (inflado o crudo) o linaza o quinoa cruda en la licuadora, hasta obtener una textura fina. Puedes conservar tu harina casera dentro de un frasco tapado, en tu alacena, hasta dos meses.

## Organismos modificados genéticamente

De acuerdo con Greenpeace, la definición de un transgénico u organismo modificado genéticamente (omg) es un organismo vivo que ha sido creado artificialmente, manipulando sus genes. El Instituto Nacional de Ecología de México menciona que la manipulación genética consiste en aislar segmentos del adn de un ser vivo (virus, bacteria, vegetal, animal e incluso humano) para introducirlos en el de otro. En resumen, son organismos vivos cuyas características han cambiado, usando técnicas modernas en laboratorios especializados, para introducir genes que provienen de otras especies.[16]

Volvemos a la idea de creer que podemos hacer algo mejor que la propia naturaleza de manera innecesaria, ya que son seres vivos modificados que no existían en la naturaleza previamente. ¿Para qué los hacen? Para que tengan otras características que no tenían antes. Hasta ahí suena a algo de cierta manera positivo, pero igualmente innecesario. Por ejemplo, en las plantas ayuda a que tengan mayor resistencia a las plagas, tolerancia a herbicidas y se adapten a ambientes extremos, entre otras características. En cuanto a los animales, se hace para que puedan resistir virus y enfermedades. Parece que estamos hablando de ciencia ficción, pero es tan real que seguramente tienes varios productos en tu alacena o en tu refrigerador que los contienen.

La American Academy of Environmental Medicine hace énfasis en la necesidad de alertar a las personas de los perjuicios a la salud que esto puede acarrear, como problemas con el sistema inmunológico, problemas metabólicos, infertilidad y alergias, entre otros.[17] En Estados Unidos ya se hacen grandes movimientos para que al menos se etiquete este contenido y sea decisión personal consumirlos o no; sin embargo, no se ha logrado mucho al respecto. Lo que sí sabemos es que no se ha demostrado que su consumo sea seguro pero sí que impactan en la salud. Lo malo de todo esto es que nosotros somos el gran experimento. Si resulta una catástrofe, como todo indica, entonces será cuestión de decir, "caray, no funcionó" y "disculpen por todos los problemas de salud ocasionados a ustedes y a sus familias".

Busca entonces productos que tengan la etiqueta "Non GMO Project". Significa que es libre de OMG o que tiene menos de 0.9%. A pesar de que sea algo bueno, no significa que por eso el producto ya sea saludable o su fabricante tenga excelentes prácticas de producción. Además, si bien sabemos que no contiene estos organismos, todavía puede contener aditivos, ingredientes refinados y seguir siendo altamente procesado.[18]

## ¿Existe la comida chatarra saludable?

No, no existe. Unas papas fritas hace unos años eran efectivamente papas fritas con aceite y sal, pero incluso entonces ya se consideraban chatarra. Años después se empezaron a hacer con harina de papa (en el mejor de los casos), con aceites dañinos, aditivos, conservadores no deseados (como glutamato monosódico) y colorantes.

Todo esto es lo que la hace ser la comida chatarra que todos queremos evitar, pero tampoco vuelve saludables a las papas fritas de antaño; esas simplemente no tenían químicos. No significa que si ahora compras papas fritas que se comercializan como "orgánicas" y están hechas con papa, aceite y sal de mar, sean saludables. No, sigue siendo comida chatarra, sólo que libre de aditivos y químicos, es decir, la versión "menos mala", pero no recomendada para su consumo habitual.

Consumimos la mayoría de estos productos porque, a partir de una mala alimentación, nuestro cuerpo sigue pidiéndonos nutrientes a través de antojos y consumimos lo primero que esté a la mano; sin embargo, podemos cambiar también la calidad de ellos, es decir, comer algo saludable o, en el mejor de los casos, eliminar el antojo por completo. Michael Pollan, en su libro *Saber comer*, describe el proceso ideal para no dejarte llevar de inmediato por un antojo: cuando lo sientas, primero bebe un vaso con agua, pues muchas veces confundimos el hambre con la sed; si no se te quita la sensación, intenta comiendo una fruta para nutrirte y eliminar el antojo de algo dulce al mismo tiempo; si aun así persiste, bebe un té de manzanilla o de tila, sin cafeína, para calmar tu ansiedad, y si después de esto sigues con el antojo, adelante, cómelo, sólo procura elegir la opción más sana.[19]

Los siguientes productos, a los que generalmente acude la gente cuando tiene un antojo, muchas veces considerados saludables, en realidad contienen ingredientes que los vuelven comida chatarra:[20]

- **Barras energéticas y de proteína comerciales.** Las más comerciales pueden parecer un gran complemento para una dieta saludable, pero por lo regular contienen proteína de soya, azúcar refinada, grasas hidrogenadas y otros aditivos nocivos que no representan beneficios para la salud.
- **Palomitas de maíz para microondas.** Prácticamente todos los componentes de este producto lo hacen ser chatarra, desde

los granos de maíz genéticamente modificados hasta la sal procesada y los productos químicos que fungen como conservadores o saborizantes artificiales. Lo ideal es prepararlas en casa, con granos orgánicos, ghee o aceite de coco, y sal de mar.

- **Aguas vitaminadas.** Básicamente son agua con azúcar y ciertos minerales y vitaminas que no representan un beneficio real por su alto contenido de azúcar.
- **Aguas de sabor industriales.** Desafortunadamente, el toque de sabor que puedan tener o las cero calorías que ofrecen no mencionan los conservadores, saborizantes y edulcorantes artificiales que contienen. Lejos de hidratar, llenan de aditivos tóxicos.
- **Bebidas de yogurt industrializadas.** Contienen azúcares —por lo general, jarabe de maíz—, edulcorantes, colorantes y conservadores derivados del petróleo.

## El problema con los aditivos alimentarios

Ahora quiero mostrarte los seis peores ingredientes que uno puede encontrar en los alimentos altamente procesados. De hecho, muchas veces existen varios en el mismo producto, así que lo ideal es revisar la lista de ingredientes. Recuerda que la publicidad dirá una cosa y por otro lado puede esconder algo más; por ejemplo, puede decir "sin azúcar", pero resulta que incluye jarabe de maíz, el cual tiene iguales o peores efectos en la salud que el azúcar de caña, así que su publicidad es confusa, por no decir engañosa.

Existen más de 14 000 aditivos alimentarios hechos por el hombre que se agregan a diferentes alimentos altamente procesados. Nuestro organismo no está diseñado para digerir tantos químicos y aditivos alimentarios. Revisa en los ingredientes esos nombres que no reconoces; es sumamente importante que sepas qué estás comprando y sobre todo comiendo, pues muchos de estos aditivos se relacionan con padecimientos aislados, como alergias, migrañas y fatiga, entre otros. Son además interruptores hormonales, lo que quiere decir que alteran nuestro equilibrio hormonal e inhiben la metabolización de las grasas, aunado a que acidifican el organismo, nos intoxican y enferman aún más.

Estos ingredientes se agregan con la finalidad de que los productos duren más en el anaquel (conservadores), sean baratos (jarabe de maíz), tengan mejor apariencia (colorantes), mejor sabor (saborizantes artificiales), no puedas dejar de comerlos (glutamato monosódico) o se puedan comercializar como "libres de azúcar" (edulcorantes químicos no calóricos) para que el consumidor, motivado por sus ganas de estar saludable y delgado, los compre. Como verás, entre todos estos fines no está el principal: beneficiar tu salud.

## Saborizantes artificiales

Existen más de 1500 saborizantes artificiales, los cuales siempre se pondrán en la lista sólo como "saborizante artificial" porque las combinaciones suelen estar patentadas. Que figure la leyenda en la etiqueta es suficiente, y lo que es particularmente preocupante cuando se enlista este aditivo es que no existe forma de saber lo que realmente significa. Podría ser que contiene un aditivo artificial o que contiene una mezcla de cientos de aditivos, y muchos de ellos perjudiciales. Por ejemplo, el saborizante artificial llamado diacetil, comúnmente utilizado como saborizante de mantequilla en las palomitas para microondas, tiene compuestos que son altamente dañinos para la salud cerebral y que podrían desarrollar Alzheimer.[21] Incluso, los potenciadores de sabor transgénicos también pueden estar listados bajo el término "saborizante artificial" y nosotros ni en cuenta.

## Glutamato monosódico

Uno cree no consumirlo porque no reconoce su nombre, pero realmente está escondido en casi todos los alimentos altamente procesados, los sazonadores y la comida chatarra, con muchos nombres y aún más variaciones. Siempre anda por ahí, asegurándose de que nuestra comida tenga "buen sabor".

Desafortunadamente estamos tan acostumbrados a este tipo de potenciadores de sabor que cuando comemos algo sin ese aditivo nos parece insípido. Pero eso no es lo malo, sino el hecho de que no es un saborizante nada más. El doctor Russell Blaylock, renombrado neurocirujano, explica que el glutamato monosódico es una excitotoxina, lo cual implica que sobreexcita las células hasta el punto de dañarlas o matarlas, causando daño cerebral en diferentes grados. No sólo esto, sino que puede desencadenar y empeorar problemas de aprendizaje, Alzheimer y Parkinson, entre otros.[22]

Incluso la Food and Drug Administration (FDA) de Estados Unidos, que en su momento lo catalogó como seguro, admite que las reacciones a corto plazo conocidas como conjunto de síntomas del glutamato monosódico pueden ocurrir en ciertos grupos de personas, principalmente las que consumen grandes cantidades o padecen asma. Los daños no son inmediatos, sino lentos y silenciosos, y entre sus síntomas se encuentran obesidad, cansancio, somnolencia, hormigueo, entumecimiento, dolores de cabeza, depresión, debilidad, taquicardia, náuseas, problemas de la vista y, en ciertos casos, dolores en el pecho. Después de todo, parece ser que no es tan seguro ni amigable como lo consideraban.[23]

Lo difícil ahora es que la industria alimentaria ya sabe que no es nada inteligente ponerlo tan claramente en su lista de ingredientes, así que utilizan otros nombres, como levadura autolizada, caseinato de calcio, ácido glutámico, proteína hidrolizada, glutamato monopotásico, caseinato de sodio, proteína texturizada, extracto de levadura y nutrientes de levadura, entre otros. Lee las etiquetas; tú eres el único responsable de tu salud.

## Edulcorantes artificiales o químicos no calóricos

Está científicamente comprobado que el sabor dulce, independientemente del contenido calórico, aumenta el apetito, y se ha demostrado que consumir endulzantes artificiales causa un aumento de peso mayor que el ocasionado por consumir azúcar. Entre estos aditivos se ha encontrado que el aspartame tiene el efecto más dañino de todos, aunque no distan mucho el acesulfame de potasio, la sucralosa y la sacarina.[24]

El aspartame es una neurotoxina de sabor dulce, y como resultado de su estructura artificial, el cuerpo procesa sus aminoácidos de manera completamente distinta a los aminoácidos encontrados en un pedazo de carne, por ejemplo. Los del aspartame literalmente atacan las células, incluso cruzan la barrera hematoencefálica para atacar a las células cerebrales, creando una sobrestimulación tóxica llamada excitotoxicidad, similar a la del glutamato monosódico. Nada bueno, ¿verdad?

## Conservadores

En primer lugar se encuentran los nitritos de sodio y los nitratos de potasio. Se trata de conservadores que fungen como agentes antimicrobianos y dan un lindo color rosa, así como buen sabor a los embutidos, ahumados, tocinos y carnes curadas, principalmente. Desde 1970 se informó que el nitrito que consumimos puede reaccionar en nuestro organismo y formar nitrosaminas, una temida familia de sustancias químicas directamente asociadas con el desarrollo de cáncer colorrectal, estomacal y pancreático. El Programa Nacional de Toxicología de Estados Unidos considera agentes carcinógenos humanos a cerca de 17 nitrosaminas,[25] sin embargo, aún se consumen en todas las carnes procesadas.

Una constante en las investigaciones es que la mayoría de los conservadores está relacionada con una gran variedad de problemas de salud, desde simples alergias hasta cáncer. El hidroxianisol butilado (BHA) y el hidroxitolueno butilado (BHT), por ejemplo, son conservadores que afectan nuestro sistema neurológico y alteran el comportamiento, aunado a que son potencialmente carcinógenos.

El terbutilhidroquiniona (TBHQ) es también un conservador químico derivado del petróleo que puede provocar una toxicidad variable si se consume un gramo, pero es mortal si se llega a los cinco gramos. El benzoato de sodio —encontrado en muchos refrescos, jugos industrializados y aderezos— hace que los niños se tornen hiperactivos.[26] Ninguno de los conservadores anteriores debería estar en la lista de ingredientes de algo que consumes, pues no aportan, sólo quitan.

## Colorantes artificiales

A partir de julio de 2010, en Europa se solicitó que los alimentos que contenían colorantes artificiales se etiquetaran con un mensaje advirtiendo que podrían tener efectos adversos en la actividad y atención de los niños, lo que fue suficiente para que los fabricantes comenzaran a hacer cambios en sus productos. Además, el gobierno británico también pidió a la industria de este tipo de alimentos que eliminara la mayoría de los colorantes artificiales en 2009 debido a problemas de salud relacionados con su consumo, que varían desde hiperactividad y reacciones alérgicas hasta cáncer, pues debilitan el sistema inmunológico.

Uno de los peores es el color caramelo IV, que la Oficina de Evaluación de Peligros a la Salud Ambiental, parte de la Agencia de Protección Ambiental de California, categorizó como carcinógeno. Fijó la cantidad máxima de ingesta en no más de 30 nanogramos, sin embargo, una lata de refresco de cola comercial contiene poco más de

140 nanogramos.[27] Llama la atención el hecho de que a pesar de que está permitido usarlos en alimentos, el uso de colorantes está prohibido en cosméticos.[28]

### Carragenano

Es extracto de un alga roja y se utiliza mucho como aditivo para espesar y texturizar, sobre todo en leches vegetales comerciales, quesos libres de grasa, cafés comerciales con sustitutos de leche, alimentos para microondas y helados comerciales, entre otros. Su estructura química dispara una respuesta inmunológica de nuestro organismo, el cual la reconoce como "invasora" y se inflama. Cuando se consume diariamente —en distintos alimentos—, la inflamación se vuelve crónica, escenario perfecto para muchos padecimientos, como ya vimos, por lo que incluso se ha determinado al carragenano como un agente carcinógeno.[29]

## Lo *light* ya pasó de moda, lo de hoy es estar saludable

El que debe sentirse ligero es uno mismo, no los alimentos. Muchos de los llamados productos de dieta en el mercado contienen edulcorantes artificiales, como el aspartame y la sucralosa. Como vimos, ambos están vinculados con daños neurológicos, problemas gastrointestinales y alteraciones endocrinas. Muchos productos de dieta también contienen agentes químicos para sustituir la grasa de los componentes naturales que han sido eliminados para reducir artificialmente el contenido de calorías. Por eso, por ejemplo, si consideramos que la mayonesa es en sí misma grasa, cuando cambias una regular por su versión *light*, a la que le quitan la grasa, deberías preguntarte qué trae entonces, ¿sólo químicos?

Retomemos la idea de que, aun siendo *light*, no quiere decir que puedas comer más. Cuando vemos productos que presumen ser "de dieta", "sin azúcar", "sin calorías" o "bajos en grasa", no se refieren a que puedas comer mucho y no almacenar nada. Para empezar, cada una de las leyendas anteriores va acompañada de algo confuso que no trae beneficios; por ejemplo, lo que no tiene azúcar probablemente significa que contiene jarabe de maíz o edulcorantes artificiales, y lo que no tiene grasa seguramente contiene algo que le dé consistencia y peso. Entonces, esos indicadores muchas veces señalan que los productos *light* son más "ligeros" que su versión original, pero nada más.

La meta no es comer sin engordar, sino comer saludablemente, controlar tus antojos y tomar decisiones conscientes de lo que es bueno para tu bienestar. Lo ideal es aprender a comer de manera equilibrada y disfrutar de la comida con medida no porque te ayudará a perder peso o controlar la grasa, sino porque es la forma en que nos debemos alimentar sin sufrir consecuencias negativas.

Insistimos en consumir productos que contienen elementos imposibles de equiparar con la forma natural que reconoce el cuerpo. La fenilalanina, por ejemplo, que forma parte del aspartame, es un aminoácido que se encuentra en alimentos naturales con una proporción y en su forma artificial con otra. En una proteína animal como el pescado, la fenilalanina y el ácido aspártico suman 5% del total de aminoácidos; así es como la naturaleza permite que se encuentren en equilibrio. Pero en el aspartame hay aproximadamente 50% de fenilalanina y 40% de ácido aspártico. Como puedes ver, la proporción es totalmente diferente, por lo que el cuerpo no puede procesar esos aminoácidos de la misma forma.

Ahora, además del aspartame y la fenilalanina, por todas partes encontramos sucralosa, con sus estragos en la flora intestinal. Un estudio publicado en el *Journal of Toxicology and Environmental Health* reportó que este químico reduce hasta 50% la cantidad de bacterias buenas en los animales, aumenta el pH en los intestinos y contribuye al aumento de peso corporal porque lo absorben las células grasas.[30] Esto es realmente alarmante, pues las bacterias ayudan a mantener el equilibrio general del organismo, así como el sistema inmunológico y la salud en general. Es una descompensación muy grande por querer consumir todo con "cero calorías". Sería mejor cambiar el objetivo: no se trata de perder peso, sino de estar sano. El día que cambies tu meta, cambiarás de resultados.

## Que la publicidad no te confunda

El etiquetado es la única orientación que tenemos para tomar la decisión de compra y consumo. Cuando uno ya sabe que algo no es saludable, la salud se vuelve una responsabilidad individual; sin embargo, ¿qué peligro representan para la salud pública los productos que "parecen" saludables, se venden como saludables, se promueven como tales, saben como si lo fueran y realmente no tienen nada para serlo?

La norma oficial de etiquetado, NOM-051-SCFI/SSA1-2010, dice que la información no debe inducir a ningún error y debe ser clara; sin embargo, muchas veces no lo es.[31] Considera que la publicidad es a veces una ilusión, y que cada vez que compras algo estás votando por que nos ofrezcan más de lo mismo. De igual manera, cada vez que decides dejar de consumir un producto por contener ingredientes que no son buenos para tu salud, estás votando también para que los cambien y nos ofrezcan sabor con nutrición. Infórmate, investiga, aprende y recuerda: "Al cliente, lo que pida". En la actualidad, un consumidor informado vale por dos.

### Dime de qué presume y te diré de qué carece

Además de confundir, la publicidad puede hacernos creer que un producto posee características que en realidad no posee, sólo porque

**CARTA ABIERTA AL PRESIDENTE DE MÉXICO POR PARTE DE UN GRUPO DE EXPERTOS INTERNACIONALES**

En 2014, 35 reconocidos especialistas —científicos, investigadores y defensores de la salud pública en los campos de nutrición, obesidad y enfermedades crónicas asociadas a esta epidemia— escribieron una carta al presidente Enrique Peña Nieto expresando su preocupación por las normas en torno al etiquetado de alimentos y bebidas no alcohólicas publicadas en el *Diario Oficial de la Federación*, los días 14 de febrero y 15 de abril de 2014, pues consideran que, bajo los criterios en que fueron elaboradas, de ninguna forma ayudarán a combatir este grave problema de salud que ya afecta a siete de cada 10 mexicanos. Al contrario, pueden agudizarlo.

También señalan que estos criterios van en contra de las recomendaciones de la OMS en torno al consumo máximo tolerable de azúcar y representan un paso hacia atrás en la Estrategia Nacional para la Prevención y el Control del Sobrepeso, la Obesidad y la Diabetes en México.[32]

utiliza palabras rimbombantes, aprovechando que la gente no está informada al respecto. Por ejemplo:

- **¿Presume de fortificado?** Entonces significa que se le adicionó un nutriente que no está presente de manera natural en el producto. Cuando se refinan ciertos alimentos, se pierden nutrimentos, así que se deben incluir propiedades que ellos promueven como un valor agregado al producto, pero realmente son elementos nutritivos que lo hacen calificar como un producto apto para el consumo humano. Los alimentos naturales contienen abundancia de nutrientes trabajando en perfecta armonía, pero cuando se les quitan nutrientes y luego se les devuelven, esta sinergia ya no se da y los alimentos pierden su riqueza.

- **¿Presume de enriquecido?** Como lo señala la doctora Gillian McKeith, el arroz es un excelente ejemplo de un alimento enriquecido. La diferencia entre el arroz blanco y el arroz integral no es solamente el color: al procesar el arroz integral y convertirlo en arroz blanco se pierde aproximadamente 60% de la vitamina $B_1$, 90% de la vitamina $B_6$, más de 50% del manganeso y del fósforo, 60% del hierro y toda la fibra y los ácidos grasos esenciales. El arroz blanco queda totalmente apartado de lo que era su estado de riqueza nutritiva natural, por lo que deben entonces "enriquecerlo", pero le pongan lo que le pongan, nuestro organismo ya no lo absorbe igual.[33]

La publicidad y los empaques de los productos siempre dirán lo que quiere escuchar el consumidor. Por ejemplo, la norma oficial mexicana de etiquetado exige que al anunciar "azúcar" se trate de azúcar de caña, así que pueden fácilmente aclarar "sin azúcar" al no incluir esta, sin importar que tenga otros endulzantes.[34]

¿Cómo leer la lista de ingredientes? Éstos se enlistan por peso, en orden descendente, es decir, el primer ingrediente es lo más abundante en el producto, lo mismo con el segundo y así sucesivamente. Si un producto que quieres comprar "sin azúcar" indica jarabe de maíz en su lista de ingredientes como primer o segundo ingrediente, claramente el contenido de azúcares en el empaque es alto. Procura reconocer los primeros dos ingredientes de lo que consumas, y que sean naturales, o mejor aún, consume alimentos sin lista de ingredientes.

# Capítulo 4

# Hábito 2: alimentos para el cuerpo

La Real Academia Española define un alimento (del latín, *alimentum*) como "cada una de las sustancias que un ser vivo toma o recibe para su nutrición", de tal manera que sólo hay un tipo de alimento, el que nutre. Es así que alimentarnos significa llenarnos de la nutrición que le permita a nuestro organismo funcionar y subsistir con calidad, y durante el mayor tiempo posible. Nada más y nada menos.

La doctora Barbara Hendel, autora del libro *Water and Salt*, comenta que un alimento es básicamente un código de información para nuestro cuerpo. Tú sabes qué le dices sobre enfermarse o curarse, sobre nutrirse o no.[1] Si le das comida chatarra y sin calidad, le estás enviando un mensaje dañino, pues los alimentos saludables son el combustible que realmente requiere el organismo, es decir, lo que puede procesar y digerir. Por tal motivo, la clave para que nuestro cuerpo goce de salud y bienestar es darle un buen combustible relativo a su diseño original, tenerlo en movimiento y darle el mantenimiento que se merece.

Todo lo que incluyo en este programa de hábitos parte de una premisa central: estar en equilibrio. No se trata de pretender ser perfectos, sino de querer ser mejores. Estar en equilibrio significa estar bien, así como vivir y estar saludables se refiere a estar llenos de vitalidad. Todo esto es posible mediante una alimentación alcalina y antiinflamatoria, baja en grasas, limitada en proteína animal y llena de verduras y frutas. Al introducir esta variedad de alimentos, tu cuerpo comienza a tener nuevos antojos, lo que convertirá ciertos hábitos del programa en los nuevos hábitos de tu vida cotidiana.

---

**¿POR QUÉ EL PROGRAMA NO ES ENTERAMENTE VEGETARIANO O VEGANO?**

Principalmente porque yo no lo soy. Si bien estoy a favor de un mínimo consumo de proteína animal (5% del total), te recuerdo que el programa está enfocado a que cambies de hábitos, no a convertirte a un estilo de alimentación que yo considere ideal. Cambiar lo que actualmente haces, incluir nuevos hábitos en tu vida diaria, estar atento a las respuestas de tu organismo ante tal o cual alimento, incluir más alimentos frescos, tomar agua y hacer ejercicio naturalmente te llevarán de la mano hacia tu tipo de alimentación ideal, a la medida.

Considero que ser vegetariano, crudista, vegano o paleo, por ejemplo, ocurre en etapas más avanzadas, así que no te preocupes ahora preguntándote si será necesario que dejes tus costillitas. Si quieres, puedes comenzar con la iniciativa "Lunes sin carne" (véase el recuadro de la página 139) y partir de ahí. El cambio es para todos, y la dirección que tomes en él ya será independiente y muy personal, pues la construyes tú conforme avanzas en este camino.

---

## Agua natural

Tomar agua natural no es opcional. Muchas veces escuchamos "No me gusta el agua" o "Casi no tomo porque me hace sentir lleno", pero repito, tomar agua *no es opcional*, es una necesidad para desempeñar correctamente todas nuestras funciones. Sabemos que nuestro cuerpo está compuesto en su mayoría de agua (80%, para ser precisos), por lo que nuestra prioridad número uno debería ser integrarla en la alimentación diaria. Este líquido preciado representa 75% de la

| GUÍA GENERAL DEL REQUERIMIENTO DIARIO DE AGUA | |
| --- | --- |
| Edad | Necesidad de agua (ml/día)* |
| 0-6 meses | 100-190 ml/kg/día (a partir de la leche materna) |
| 6 meses-1 año | 800-1 000 |
| 1-2 años | 1 100-1 200 |
| 2-3 años | 1 300 |
| 4-8 años | 1 600 |
| 9-13 años (niños) | 2 100 |
| 9-13 años (niñas) | 1 900 |
| 14 años en adelante (hombres) | 2 500 |
| 14 años en adelante (mujeres) | 2 000 |

* Considera que son muchos los factores que influyen en este tipo de estimados, como el ejercicio cotidiano, el clima y la alimentación diaria, entre muchos otros, así que la necesidad puede variar.

composición de tu cerebro, 83% de tu sangre, 79% de tu corazón, 82% de tus riñones, 68% de tu hígado, 80% de tus músculos y 22% de tus huesos,[2] así que imagínate lo que sucede cuando no tomas agua regularmente. Exacto, muchas funciones de tu organismo no se pueden llevar a cabo como deberían y ahí comienzan los problemas.

El agua es vida: es esencial para nuestra salud cardiaca al prevenir las obstrucciones arteriales; para el funcionamiento correcto del cerebro y mantenernos alerta; para producir melatonina (la hormona reguladora del sueño) y serotonina (el neurotransmisor que controla los estados emocionales y el apetito); para equilibrar el funcionamiento del sistema linfático; para mejorar la oxigenación, la formación ósea, la digestión y la función inmunológica; para proveer energía a las células; para ayudar en la eliminación de toxinas y en la absorción de nutrientes, así como para hidratar el órgano más grande del cuerpo, la piel, entre muchas otras funciones.[3] ¿Te das cuenta de que no es opcional —y de que no te hará subir de peso— tomar agua de manera regular?

Incluso, muchas veces ni siquiera tienes hambre realmente o un antojo como tal, sino sed, así que no esperes a sentirla, pues es la señal más clara de que estás deshidratado. Mejor ve y toma un vaso de agua en este momento. Por la misma razón, es importante evitar todas las bebidas que deshidratan: café, refrescos, tés con cafeína y bebidas alcohólicas, porque eliminan de tu cuerpo más líquido del que agregan. Entonces, si tu cuerpo es 80% agua, no necesitamos muchas explicaciones para determinar que beber porciones adecuadas de este líquido es vital para mantenernos saludables. Básicamente, somos una bolsa de agua que camina.

## Alimentos orgánicos

El Environmental Working Group (EWG) y el Departamento de Agricultura de Estados Unidos certifican como "orgánico" un alimento producido sin químicos sintéticos, fertilizantes, pesticidas, libre de organismos genéticamente modificados y con procesos libres de radiación.[4] En resumen, algo orgánico significa que está libre de químicos y lleno de nutrientes. Uno puede pensar que una verdura convencional se lava y listo, ya se eliminaron los pesticidas, pero no es tan fácil. En la mayoría de los casos, esos tóxicos se absorben, forman en última instancia parte del alimento y, al consumirlo, los químicos penetran en nuestras células y en nuestro torrente sanguíneo.

A pesar de esto, claramente es mejor consumir verduras no orgánicas que no consumir ninguna por esta idea. Sin embargo, el día que te sea posible (cada vez están más disponibles y a mejor precio), consume verduras y frutas orgánicas. Por lo pronto, si deseas empezar esa transición desde ahora, hay algunas frutas y verduras que el EWG reconoce como "las más sucias", por lo que es mejor consumirlas de cosecha orgánica. De cualquier manera, quiero aclarar que lo dejo a tu consideración, pues lo principal ahora es que cambies de hábitos, no que compliques ni encarezcas tu alimentación.

Las frutas y verduras más sucias por el alto uso de pesticidas en su cultivo son:[5]

* Durazno.
* Manzana.
* Pimiento morrón.
* Apio.
* Nectarina.
* Fresa.
* Cereza.
* Col rizada (también conocida como *kale*).
* Lechuga.
* Uva.
* Zanahoria.
* Pera.

Por otro lado, de acuerdo con el mismo grupo, las verduras y frutas más limpias bajo el mismo criterio son:

* Cebolla.
* Aguacate.
* Elote amarillo.
* Piña.
* Mango.
* Espárrago.
* Chícharo.
* Kiwi.
* Col blanca.
* Berenjena.
* Papaya.
* Sandía.
* Brócoli.
* Jitomate.
* Camote.

| REFERENCIAS GENERALES DE ALIMENTOS | |
| --- | --- |
| Especias Condimentos Sazonadores vegetales | • Libres de glutamato monosódico<br>• Libres de saborizantes artificiales<br>• Libres de conservadores<br>• Sin sal industrial, sal yodada o sodio<br>• Frescos: cilantro, perejil, albahaca... |

| REFERENCIAS GENERALES DE ALIMENTOS | |
|---|---|
| | • Secos: chile, orégano, tomillo, romero, comino, pimienta de Cayena, paprika, cúrcuma, levadura nutricional |
| Sal de mar | • Sin procesar<br>• No industrial<br>• Recuerda que la sal de mar y la sal de grano no son lo mismo |
| Aceite de coco | • Virgen<br>• No refinado<br>• Orgánico certificado |
| Aceite de oliva | • Extra virgen<br>• Primera extracción en frío (especificado en la etiqueta)<br>• Botella de vidrio oscura (verde o café)<br>• Usar a temperaturas bajas, preferentemente en frío (ensaladas, cremas o botanas) |
| Ghee Mantequilla clarificada | • Mantequillas purificadas<br>• Usar en altas temperaturas<br>• Opción para intolerantes a la lactosa |
| Crema de coco | • Se conoce como crema o mantequilla<br>• Orgánica certificada<br>• En los ingredientes debe decir sólo crema de coco orgánica |
| Crema de cacahuate y almendra | • Idealmente, hechas en casa<br>• No debe tener más ingredientes que el cacahuate o la almendra, y endulzante natural |
| Cacao | • Idealmente orgánico certificado<br>• Mínimo 70%<br>• Se puede consumir en polvo o en granillo |
| Soya | • Que sea fermentada<br>• De preferencia buscar productos *natto*, *miso* y *tempeh* |

| REFERENCIAS GENERALES DE ALIMENTOS | |
| --- | --- |
| Soya (*cont.*) | • Consumir con moderación |
| Salsa de soya y tamari | • Libre de glutamato monosódico<br>• Baja en sodio<br>• Orgánicas certificadas y libres de OMG |
| Endulzantes | • Consumir con moderación<br>• No usar azúcar morena o refinada<br>• Evitar el jarabe de maple, el jarabe de maíz, el néctar de agave y los edulcorantes artificiales<br>• Utiliza dátiles, azúcar mascabado (no es lo mismo que la morena), miel de abeja (busca orgánica o natural), miel de maple (no es lo mismo que el jarabe), piloncillo granulado o azúcar de coco |
| Proteína animal (preferentemente carnes blancas) | • Pollo, huevo, pavo: de granja o libre pastoreo<br>• Pescado: salvajes, de granja<br>• Sin hormonas<br>• Sin antibióticos<br>• Sin OMG<br>• De proveedores locales |
| Lácteos | • De animales de libre pastoreo<br>• Sin pasteurizar<br>• Sin hormonas<br>• Sin antibióticos<br>• Sin OMG<br>• Se sugiere sustituir por leches vegetales (arroz, avena, almendra…) y quesos de oveja, de cabra o vegetales (almendra, nuez de la India) |
| Harinas de grano entero | • No refinadas<br>• De grano entero<br>• 100% integrales |

| REFERENCIAS GENERALES DE ALIMENTOS | |
|---|---|
| Harinas de grano entero (cont.) . | • Asegúrate de que en la lista de ingredientes diga harina de grano entero o 100% integral; si no, seguramente es refinada |
| Harina de maíz nixtamalizado | • Evita las marcas muy comerciales<br>• En los ingredientes debe de decir: agua, maíz nixtamalizado, cal y sal (de preferencia, sal de mar) |

## Alimentos crudos

El alimento crudo es un alimento vivo, es el que no ha pasado por ningún proceso, ya sea hervido, asado, horneado o blanqueado, es decir, se encuentra en su estado original y contiene todas sus enzimas naturales, la fuerza vital de los alimentos. Aquí se incluyen las frutas crudas, las verduras crudas, los granos germinados y las semillas. Todos requerimos alimentos crudos diariamente para promover una buena digestión. La principal característica de una persona con salud pobre es que en su alimentación no cuenta con un porcentaje suficiente y adecuado de alimentos crudos. Como hemos visto, la dieta estándar moderna carece en su mayoría de ellos, pues ahora uno se conforma con comer papas a la francesa como ración de verdura y un pedazo de lechuga dentro de una hamburguesa de comida rápida como parte de la ensalada, cuando los alimentos crudos deberían representar al menos la mitad de nuestra alimentación.

Para vivir, necesitamos minerales, vitaminas, clorofila, fitonutrientes, fibra, oxígeno y enzimas, las principales cualidades de los alimentos crudos. Como explica David Wolfe en su libro *Eating for Beauty*, 95% de las actividades que realiza nuestro cuerpo se llevan a cabo por medio de los minerales, pues nuestra bioquímica depende directamente de ellos: cada célula contiene miles de enzimas, pero cada una se activa sólo cuando se encuentra presente la cantidad suficiente de minerales, obtenidos por medio de una alimentación equilibrada.[6]

Es más, el principal factor que determina qué alimento es alcalino y cuál no es su contenido de minerales. Como mencioné antes, necesitamos un equilibrio entre alcalinidad y acidez para estar saludables, así que debemos consumir alimentos que nos provean minerales alcalinos, como calcio, magnesio, hierro, potasio, sodio y manganeso, así como alimentos ricos en fósforo, cloro, yodo y nitrógeno principalmente.

Entonces, una vez que consumimos los minerales indispensables para nuestro organismo, entran en escena las otras protagonistas de nuestra salud, responsables de conservarnos jóvenes y sanos: las enzimas. Se componen de aminoácidos, y nuestro organismo las segrega para ayudar a catalizar reacciones químicas específicas en las células de cualquier ser viviente, ya sean animales o plantas. Son las estrellas de la digestión, pero también son necesarias para la integridad de todas las células y para todos los procesos fisiológicos de tu increíble cuerpo. Por eso dije necesarias, no opcionales. Las necesitamos para generar energía, absorber oxígeno, desechar desperdicios tóxicos, obtener nutrientes, reducir la inflamación, combatir infecciones, curar heridas, regular el colesterol y los triglicéridos, dirigir la orquesta hormonal y retrasar el proceso de envejecimiento, entre otros.[7]

Hay tres tipos de enzimas: las digestivas, las metabólicas y las de los alimentos. Las digestivas ayudan a descomponer el alimento para que pueda absorberse de manera efectiva; las metabólicas hacen posible cada reacción química de tus trillones de células, construyen tu sangre, tejidos y órganos, y reparan, regeneran y depuran el organismo (claramente son muy importantes), mientras que las de los alimentos son las que consumes en su estado crudo y realizan funciones relativas tanto a la digestión como al metabolismo.

El páncreas produce la mayoría de las enzimas digestivas y metabólicas, pero si consumimos muchos alimentos crudos, menos necesitamos producir, así que las enzimas que no se utilizan en la digestión porque los alimentos las incluyen, estarán disponibles para otros procesos fisiológicos importantes. Esto adquiere una importancia mayor conforme envejecemos porque la producción de enzimas disminuye considerablemente con el paso de los años; así que, como si tuviéramos una cuenta de banco de enzimas, es mejor hacer depósitos que generen rendimientos, que hacer retiros y retiros constantemente.

Asimismo, nuestras células necesitan oxígeno y un ambiente alcalino. Para lograr esto, necesitamos que un gran porcentaje de nuestra alimentación esté conformado por verduras y frutas, preferentemente crudas. No se trata de volvernos vegetarianos de un día para otro, sólo debemos asegurarnos de que en cada comida del día haya suficientes verduras en su forma cruda, una buena manera de mantener el equilibrio.

Para garantizar un ambiente alcalino, las hojas verdes son la mejor opción, pues están llenas de clorofila, la reina de la alcalinidad. La clorofila, que les da su maravilloso color verde a las plantas, es también lo que les permite absorber la luz del sol y convertirla en energía. Su estructura molecular es muy similar a la de nuestra sangre; la única diferencia con ellas es que mientras el átomo principal de la hemoglobina es el hierro (que transporta el oxígeno), en las plantas es el magnesio. La clorofila es un gran constructor de sangre, así que nos ayuda literalmente a depurar y curar la sangre de nuestro cuerpo, aumenta la producción de glóbulos rojos y mejora su habilidad para transportar oxígeno por todo el cuerpo, mejora el sistema inmunológico y la circulación, tiene cualidades antiinflamatorias y ayuda en todas las funciones básicas.

Entonces, ¿todo debe ser crudo? Yo sugiero hacer toda la mañana cruda, comer una ensalada a la hora de la comida, o que por lo menos la tercera parte de tu platillo principal sea alimento crudo, y lo mismo en la noche. Si no estás acostumbrado, podrá parecerte mucho al principio, pero recuerda que la comida viva te hace sentir vivo. Y por eso considero que los jugos de verduras son una gran herramienta para asegurar este consumo crudo al día: al beber los jugos verdes que te recomiendo en mi programa obtendrás todos los beneficios de una alimentación natural y saludable.

## Frutas y verduras

De todos los grupos de alimentos, las frutas tienen el más alto contenido de agua, están llenas de vitaminas, minerales, aminoácidos y ácidos grasos, y se digieren rápidamente en el sistema sin dejar residuos tóxicos, por lo que nos infunden energía que puede utilizarse en ese momento. Es por ello que me encanta usarlas como colación y las considero la verdadera "comida rápida". Sin embargo, la clave para obtener su máximo beneficio está en cuándo comerlas.

En general, como colación, te recomiendo que comas fruta de preferencia en la mañana o a media tarde, pero no en la noche, y en cuanto a combinarla con otros alimentos, si comes fruta después de la comida —como reza la falsa creencia de que es un postre saludable—, lo único que estarás provocando realmente es una mala digestión. La fruta se descompone tan rápidamente que estará fuera de tu estómago 20 o 30 minutos después de comerla; si se queda durante más tiempo, mientras digieres, por ejemplo, el arroz o el pollo —la proteína animal es lo que más tiempo tarda en digerirse—, la fruta se fermentará dentro de tu cuerpo, ocasionando que te caiga mal toda la comida.

Debemos comer fruta con el estómago vacío y no mezclarla más que con hojas verdes o verduras no almidonadas (nada de papa, elote y camote). Se puede combinar con unas cuantas nueces —lo que mitigará el impacto glucémico también, es decir, la variación en la cantidad de azúcar en la sangre que el cuerpo puede procesar sin problemas—, pero nada más. Es por esto que los licuados verdes que recomiendo tienen ciertas especificaciones en su preparación, con lo que evitamos complicar la digestión.

Las verduras también están colmadas de propiedades nutricionales, y tampoco es opcional consumirlas: más bien es indispensable. Expuse arriba la magnífica fuente de minerales que son, pero también lo son de fibra, agua (aunque no tanta como la fruta), vitaminas y antioxidantes. Aunado a esto, se pueden cocinar de muchas formas, son accesibles y hay una gran variedad durante todo el año. Simplemente, son la base de cualquier alimentación saludable.

La OMS y la Organización de las Naciones Unidas para la Alimentación y la Agricultura (FAO) recomiendan una ingesta de 400 gramos de verduras al día, exceptuando los tubérculos. Esta última instancia dice que no consumir suficientes frutas y verduras frescas es uno de los 10 factores principales de riesgo de mortandad a nivel mundial, y calcula que esta deficiencia causa aproximadamente 19% de los casos de cáncer gastrointestinal, 31% de cardiopatías y 11% de accidentes vasculares cerebrales.[8]

En la actualidad, uno de los problemas más grandes que enfrentamos por una mala alimentación es la inflamación interna y silenciosa, que puede ser el origen de una vasta gama de enfermedades: cáncer, diabetes, síndrome del intestino irritable, asma, Alzheimer y enfermedades autoinmunes, entre otras.[9] La inflamación es un mecanismo natural de defensa que se activa, entre muchas otras razones, cuando abusas de alimentos inflamatorios. Pero si no hay descanso, si no dejas de comer esos alimentos, más vulnerable quedas y, como consecuencia, la inflamación se vuelve crónica. Alejandro Junger lo describe de esta manera: antes de que aparezca una enfermedad crónica se produce una inflamación sistémica, pero antes de esa inflamación hay una disfunción intestinal.[10]

Aun cuando la inflamación afecta a diferentes partes del cuerpo, casi siempre se origina en el intestino. ¿Cómo comienza la inflamación? Con lo que comes. ¿Quiénes la promueven? En especial el azúcar, las harinas refinadas, las grasas trans, los aceites parcialmente hidrogenados, el abuso de lácteos y bebidas alcohólicas, las carnes rojas y los aditivos químicos en los alimentos altamente procesados.

Es importante detener la inflamación, y las verduras están entre los alimentos más antiinflamatorios, junto con las frutas y los alimentos con un alto contenido de omega-3. Ninguna dieta en el mundo ha dicho ni indicará jamás: "Deja de comer verduras", pues las necesitas para una vida de calidad.

## El dilema... ¿Jugo o licuado?

Ninguno es mejor, simplemente son diferentes, y se pueden combinar en el mismo día; de hecho, ambos se incluyen dentro de mi programa como parte de una mañana ligera. La diferencia radica en su preparación, es decir, si se hacen en licuadora o en extractor de jugos, porque uno conserva la fibra y el otro no.

La licuadora no separa la fibra del líquido, por lo cual suele tener una consistencia un poco más densa. Una de sus grandes ventajas es que los ingredientes quedan de cierto modo "premasticados" y esto facilita su digestión y asimilación. Por supuesto, hablo de los licuados no industriales, de los que se hacen con ingredientes naturales, sin pasteurizar.

Los jugos, por su parte, se hacen en extractor, lo que implica que se separe total o parcialmente la fibra (depende del tipo de electrodoméstico que tengas), permitiendo que los nutrientes se absorban de manera rápida y directa, descanse la digestión y esa energía se utilice en otros procesos vitales del organismo. La jugoterapia, como se conoce en el medio de salud y bienestar, se ha utilizado desde hace mucho tiempo como una poderosa y efectiva herramienta para consumir la cantidad ideal de alimentos frescos (frutas y verduras principalmente) en la dieta diaria, y así erradicar diversas enfermedades pues, como postula el doctor Max Gerson, creador de una de las terapias naturales más eficaces, las enfermedades crónicas se deben en su mayoría a deficiencias de nutrientes y altos niveles de toxicidad.[11]

| FUNDAMENTOS DE LA JUGOTERAPIA | | |
|---|---|---|
| Alto contenido de nutrientes | Descanso para la digestión | Nutrición profunda y energía destinada para la autocuración |
| Vitaminas, minerales y enzimas | Bajo costo energético (casi nulo) | |

Ahora, si bien los jugos tienen mala fama, igual que los licuados, y lo primero que piensa una persona al ver un jugo es que tiene "mucha azúcar", yo no me refiero a los industriales ni a los de concentrados. Considera que los jugos y licuados que yo propongo y consumo están diseñados precisamente para que el azúcar no sea un problema.

*Recomendaciones para preparar licuados*

Un licuado suena como una excelente opción, pero también hay ciertas consideraciones que debes tomar en cuenta para que aporte máximos beneficios a tu salud, y no al contrario.

La fruta es un alimento magnífico, pero contiene fructosa (el azúcar natural de las frutas) y en exceso no es buena. Aunado a esto, hay frutas que no combinan bien entre sí. Si te das cuenta, de manera natural, no todas las frutas se dan en todas partes ni en todas las estaciones del año; esto te servirá como indicador para no mezclar algo que ni la propia naturaleza combina.

Hoy en día encontramos mango todo el año y coco hasta en ciudades donde hace mucho frío. Las frutas se comercializan a grandes distancias para que las tengas siempre a tu disposición pero, como la naturaleza no opera de la misma manera, te comparto algunas recomendaciones para preparar un buen licuado sin problemas:

- **Prepáralo con pocos ingredientes.** Si agregas muchos y en grandes cantidades, puede provocarte gases, inflamación e incluso estreñimiento por exceso de fibra, así que simplifica tus licuados para digerirlos mejor.

- **No más de una fruta en tipo y cantidad.** Para que no te compliques intentando seguir una tabla especial que te indique qué fruta es ácida o semiácida, cuáles son las neutrales y las dulces, o cuáles se pueden combinar y cuáles no, te recomiendo que sólo agregues una fruta por licuado. Puede ser un plátano o una manzana, menos de una taza de fresas, moras o mango, pero nunca todas juntas. Recuerda que no todas las frutas se digieren igual, y además esto ayudará a que reduzcas la cantidad de fructosa.

- **Endulza poco.** La fruta es dulce, así que no debes necesitar mucho endulzante. Lo ideal es reeducar nuestro paladar para que no necesite endulzar excesivamente un alimento con tal de disfrutar su sabor. Puedes utilizar stevia real (no la comercial con aditivos), dátiles, miel de abeja, miel de maple, azúcar de coco o un poco de azúcar mascabado, pero recuerda que entre menos utilices, mejor.

- **No olvides incluir hojas verdes u otras verduras.** De preferencia, agrega col rizada, lechuga, nopales y espinacas baby, pues mitigan el impacto glucémico. Puedes utilizar cualquier verdura que quieras; todas proveen alcalinización, fibra, vitaminas, minerales y todos los beneficios de la clorofila.

- **Mastícalo.** No porque lo sientas suave y más líquido pases por alto este punto. Se debe masticar —igual que el jugo— porque así activas la digestión y segregas la enzima requerida (tialina o amilasa) para digerir los carbohidratos. Esto es para digerir correctamente y evitar inflamación, indigestión y gases.

- **Enjuaga la licuadora de inmediato.** Te recomiendo esto para evitar que te parezca cansado preparar tus licuados, pues si la fibra se pega, es difícil lavarla.

• Puedes preparar más del licuado que vas a consumir y congelarlo en un recipiente para hielos. De esta manera, cuando quieras consumirlo, puedes agregarlo a la licuadora con un poco de
leche vegetal (véase la página 339) o agua, y listo. También es
una gran opción para hacer paletas de hielo deliciosas y saludables.

---

**BENEFICIOS DE TOMAR LICUADOS**

• Mejora el proceso de evacuación, siempre y cuando el sistema
digestivo no esté comprometido.
• Tiene un alto contenido de fibra.
• Es un alimento premasticado, lo que facilita su digestión y asi-
milación.
• Ayuda a equilibrar tu pH porque tiene un alto contenido de
alimentos alcalinos.
• Sustituyen una comida completa, idealmente el desayuno, tan-
to en nutrición como en saciedad.
• Los puedes transportar.
• Refrigerado dura más tiempo que un jugo.

---

*Recomendaciones para preparar jugos*

Por una parte tenemos los jugos de verduras y por otra los de frutas.
Básicamente, su diferencia radica en las proporciones de contenido
de cada uno de estos grupos de alimentos. Para elegir, lo que debe
imperar es el bajo contenido de fructosa, más que el tipo de ingredientes. ¿Por qué hacer hincapié en la fructosa? Como dice el doctor
Robert Lustig, profesor de pediatría en la división de endocrinología
de la Universidad de California, cada célula del cuerpo, incluyendo
nuestro cerebro, utiliza glucosa. Por lo tanto, la mayor parte de ella
se usa de manera inmediata después de consumirla. Mientras que con
la fructosa sucede lo contrario, pues se convierte en ácidos grasos,
LDL (lipoproteínas de baja densidad, comúnmente conocidas como
colesterol malo) y triglicéridos.[12]

Así que no, no queremos excesos de fructosa, y menos líquida —sin fibra—, ya que promueve el almacenamiento de grasa, la resistencia a la insulina y el síndrome metabólico, todo esto pasando por alto la larga lista de enfermedades crónicas que pueden derivarse de su consumo. Si de por sí la fructosa (en jarabe de maíz, néctar de agave, jugo de frutas o granulado) no es el tipo de azúcar indicado, lo es menos en su forma líquida y en tan alta concentración. Considera que al hacer jugo de naranja es muy probable que utilicemos más de seis en un solo vaso (considerando que sólo te tomes uno). No te podrías comer seis naranjas completas en un ratito, ¿o sí?

Los jugos en el programa son de verduras, no de frutas. Pueden llevar una pieza de fruta, pero lo ideal es que no tengan. Sin embargo, para que puedas adaptarte más rápido a esta forma de alimentación si no estás acostumbrado, en la primera fase del programa incluyo jugos con una fruta.

Ésta es una fórmula muy básica para armar tus propios jugos de verduras en casa:

1. **Escoge una base líquida.** Por ejemplo, pepino, apio, chayote, lechuga o jícama. Todas contienen suficiente agua y buen sabor para diluir los siguientes ingredientes.

2. **Escoge dos o tres verduras diferentes.** El cuerpo necesita una gran cantidad de nutrientes, así que aquí es donde entra tu creatividad para preparar jugos variados todos los días. Puedes incluir sobre todo verduras que no consumas regularmente, por ejemplo, pimiento morrón de cualquier color, calabacita, rábano, col morada o blanca, betabel, zanahoria, chiles jalapeños, hinojo, brócoli, coliflor…

3. **Escoge hojas verdes variadas.** Tienes una gran variedad, desde las hojas de los tubérculos, como el betabel y la zanahoria, hasta las más conocidas, como el cilantro, el perejil y todo tipo de lechugas.

## LAS HOJAS DE BETABEL

Son la parte más nutritiva de la planta, incluso más que el bulbo. Contienen nutrientes importantes, como proteínas, fósforo, zinc, fibra, calcio, hierro, magnesio, potasio, cobre, manganeso y vitaminas A, C y B$_6$, y ayudan en la prevención de osteoporosis, úlceras y condiciones hepáticas, además de tener propiedades antiinflamatorias y fortalecer el sistema inmunológico. ¡Ya no las tires![13]

4. **Agrega limón para dar sabor y que se conserve mejor.** Además de ser un conservador natural, siempre ayuda a mitigar el sabor de alguna verdura muy fuerte.

5. **Agrega hielo.** Caliente no sabe nada bien, y aunque a veces sale un poco fresco porque los ingredientes estuvieron en refrigeración, agregar un par de hielos al vaso hará que lo disfrutes mucho más. Aunado a esto, ayuda a conservarlo, pues la temperatura es un punto clave para que no se mueran las enzimas.

6. **Agrega un ingrediente extra (opcional).** Esto depende de lo que tengas a la mano, pero siempre será un buen aliado algo como ajo, moringa, cúrcuma, jengibre, paprika, chía, linaza, extracto de sábila, etcétera.

## LAS PROPIEDADES DEL CHILE

La capsaicina es la sustancia activa del chile, un compuesto químico que le da su característica picante y presenta propiedades antiinflamatorias, analgésicas, anestésicas, anticarcinógenas y termogénicas (incrementa moderadamente el gasto energético por la elevación de la temperatura corporal, es decir que al enchilarte ayudas a estimular tu metabolismo y a disolver la grasa almacenada). Además, el chile ayuda en la prevención de enfermedades cardiovasculares, ya que fortalece los vasos sanguíneos de forma natural y disminuye los niveles de colesterol. Contiene agua, fibra, proteína, azufre, calcio, hierro, magnesio, potasio, sodio, yodo y vitaminas A, B$_1$, B$_2$ y B$_6$, por lo que no sólo sabe delicioso, sino que conlleva múltiples beneficios para tu salud.[14]

Además, al momento de prepararlos, ten en cuenta las siguientes recomendaciones:

- **Tómalo en ayunas o con el estómago vacío.** El jugo llega a tu torrente sanguíneo aproximadamente 15 o 20 minutos después de tomarlo, proveyéndote de todos sus beneficios, así que no lo acompañes con comida; espera mínimo 30 minutos antes de comer para que los alimentos no interfieran en el proceso de asimilación.
- **Desinfecta.** Si bien no quieres bacterias en tus alimentos, tampoco quieres el cloro de los desinfectantes comerciales, pues aunque las concentraciones sean bajas, es tóxico para tu organismo. Antes de desinfectar, lava con abundante agua y jabón. Después desinfecta con una de las siguientes opciones: *1)* vierte una cucharada de agua oxigenada por cada litro de agua, remoja durante 10 minutos y después enjuaga con agua purificada, o *2)* mezcla un litro de agua con dos cucharadas de jugo de limón, dos cucharadas de bicarbonato de sodio y una taza de vinagre, remoja durante 10 minutos y después enjuaga con agua purificada.
- **Cuando los prepares, coloca una bolsa en el depósito de bagazo de tu extractor de jugos.** Al terminar de hacer tu jugo, sólo retira la bolsa con el residuo y listo. Algo menos que lavar. Y enjuaga las navajas y las partes del extractor de inmediato para evitar que la fibra se pegue y sea más difícil limpiarlo.

## *Preguntas frecuentes de la jugoterapia*

■ **¿Debo pelar las verduras antes de meterlas al extractor?**
Recuerda que te las vas a comer hechas jugo, pero te las vas a comer de todas formas, así que sigue la regla de meterlas al extractor como si las estuvieras consumiendo enteras. Si normalmente pelas un chayote, entonces pélalo. Si no acostumbras pelar la calabacita, entonces

no la peles. Considera también que si no son orgánicos, siempre será mejor introducirlos pelados para evitar consumir cera y pesticidas.

---

**¿HOJAS VERDES CRUDAS O COCIDAS?**

El ácido oxálico (u oxalatos) está presente, en grandes cantidades, en espárragos, zarzamoras, frambuesas, moras, uvas, mandarinas, kiwi, cerveza oscura, té negro, bebidas de soya, tofu y en algunas hojas verdes, como es el caso de la ahora satanizada espinaca. Este ácido tiene un efecto negativo sobre la absorción del calcio, por lo que muchas personas temen consumir las verduras de hoja verde crudas o sin blanquear (meter en agua hirviendo durante un minuto y cortar la cocción con agua fría).

Sin embargo, te propongo que antes de eliminar a las pobres espinacas de tu lista de compras por su ácido oxálico, comiences por eliminar primero la cafeína y los refrescos, que también lo contienen, y en cantidades mayores. Stanley Davidson, en su libro *Human Nutrition and Dietetics*, postula que el efecto del ácido oxálico de los alimentos naturales sobre el calcio es insignificante realmente. De la misma forma, el doctor Gabriel Cousens, en su libro *Conscious Eating*, afirma que al examinar el sedimento de oxalatos encontrados en la orina de cientos de personas, el oxalato de alimentos naturales no representó realmente un problema mientras su sistema digestivo trabajara correctamente, metabolizando las grasas.[15] Sin embargo, sigue siendo un tema muy controvertido e inconcluso, por lo que la recomendación, además de eliminar los alimentos procesados, es variar siempre los ingredientes, sobre todo las hojas verdes.

---

■ **¿Pueden tomar jugos de verduras los niños?**

Claro, son frutas y verduras nada más. Sólo recuerda que no equivalen a una comida completa ni sustituyen un desayuno.

■ **¿Pueden tomar jugos de verduras personas con algún padecimiento?**

En cualquier caso es necesario consultar con tu médico si se puede incluir el jugo en el tratamiento, pero estoy segura de que no te dirá que no lo tomes. En primer lugar, comenta con tu profesional de la salud que los jugos que propongo son de verduras y contienen máximo una fruta, así que no existe riesgo para personas con sobrepeso o problemas relacionados con el consumo de azúcar. En segundo lugar, explícale que son naturales, no industriales y libres de aditivos, conservadores y químicos, así que su consumo diario no es sólo recomendado, sino seguro.

### ■ ¿Qué hacer con el bagazo o residuo?

Lo primero que yo hago es pasarlo una vez más (incluso dos) por el extractor; te sorprenderá que sale jugo aún, que a veces puede ser hasta medio vaso más, sobre todo en el extractor de prensado en frío y en el triturador. También puedes agregar esa fibra a un licuado, o usarla de composta, mezclada con tierra.

### ■ ¿Cualquier jugo del supermercado puede ser buena opción?

Definitivamente, no. Los jugos industrializados tienen conservadores, están pasteurizados a altas temperaturas, se hacen con concentrados y tienen malas combinaciones o bases de pura fruta, que tampoco son recomendables.

### ■ ¿Por qué tomar jugos sin fibra?

Hacer jugos ayuda a digerirlos rápidamente. En pocos minutos, nuestro organismo recibe los beneficios de enzimas, vitaminas y minerales. Nuestro organismo tiene una asombrosa capacidad de autocuración, pero tenemos que darle oportunidad y recursos. ¿Cómo? Debemos nutrirlo, limitar los ingredientes tóxicos y dejarlo trabajar, lo que también implica un descanso digestivo, el cual proveemos con los jugos mientras lo nutrimos celularmente.

### ■ ¿La fibra es mala?

No, para nada. No la estamos eliminando de tu alimentación del día ni de tu vida. Simplemente no estará presente en un vaso de jugo, igual que si tomaras un vaso de agua. La fibra no representa nutrición como tal, pero sí es esencial para una correcta función intestinal y eliminación, por lo que en mi programa es parte fundamental para que evacues mínimo una vez al día.

■ **¿Cuál es el mejor extractor de jugos?**

El que puedas comprar. La guía de abajo sirve para que tú decidas cuál adquirir de acuerdo con tu presupuesto, tiempo disponible y sobre todo si será un hábito o simplemente vas a probar. Podemos agrupar los extractores en tres categorías, diferenciadas por el tipo de proceso que utilizan para llevar a cabo la extracción del jugo. Antes de decidirte por alguno en particular, es importante que te hagas las siguientes preguntas: ¿cuánto tiempo te gustaría invertir en preparar tus jugos? ¿Qué tan importante es para ti extraer la mayor cantidad y calidad de nutrientes? ¿Con cuánta frecuencia planeas hacer tus jugos? ¿Cuánto estás dispuesto a invertir en un extractor? Ahora sí, decide:

• **Centrífugos.** Son los más rápidos y los más comunes del mercado, disponibles en una gran variedad de precios. Tienen la menor cantidad de piezas, lo cual facilita su lavado. Se introducen las frutas y verduras enteras o en trozo, según sea el caso, las navajas las despedazan y llegan a una canastilla para que, mediante un proceso de centrifugado, se extraiga el jugo. Con este método se conserva bien el jugo hasta por 12 horas en refrigeración. Cuentan con un compartimento externo (que es lo ideal para no estar limpiando a cada rato y deteniendo el proceso, como sucede con los extractores que no lo tienen). Considera que el jugo se oxida más rápido si se hace por centrifugado, y la extracción varía según el modelo: algunos extraen poco jugo, por lo que se gasta más en verduras. Si piensas comprar uno de éstos, considera la potencia (entre 800 y 1000 watts es ideal), que tenga la boca ancha para no picar tanto los alimentos y que tenga depósito de bagazo externo.

- **Trituradores o masticadores.** Como su nombre lo indica, trituran las frutas y verduras, haciéndolas pasar por un espiral que prensa y extrae el jugo. El bagazo se extrae continuamente a un contenedor externo. Con este método se conserva excelentemente el jugo hasta dos o tres días en refrigeración. Funcionan como un molino, por lo que también se puede preparar crema de almendra o cacahuate, licuados, nieves, leches vegetales y comida para bebé. Tienen una mayor cantidad de componentes, por lo que es difícil ensamblarlos; sin embargo, son más fáciles de lavar. Generalmente tienen tubos de alimentación más angostos, así que es necesario picar mucho la fruta o verdura. Son más caros que los centrífugos, pero extraen una mayor cantidad de jugo.
- **Prensado en frío.** Este proceso consta de dos etapas, primero se muelen los ingredientes y luego pasan por una prensa donde se extrae el jugo. Este método de extracción libera una mayor cantidad de enzimas, vitaminas y minerales de la pulpa, haciendo el jugo extremadamente rico en nutrientes. Con este método, la conservación del jugo es óptima, hasta cuatro días en refrigeración. Son costosos y un poco complicados de manejar, pero si compras jugos envasados, te recomiendo que sean obtenidos mediante prensado en frío.

## Almacena jugos y licuados

Lo ideal es tomarte el jugo fresco y recién preparado, pero si no tienes tiempo de prepararlo el mismo día, no te preocupes, puedes hacerlo una noche antes. Para evitar la pérdida de nutrientes por oxidación, evita el calor, la luz y el aire. Guárdalo en un recipiente oscuro, lleno completamente, cerrado y en refrigeración.

Si bien soy adepta de los jugos de verduras y los considero una nueva "leche", no todos son iguales. No hay nada más refrescante,

## BENEFICIOS DE TOMAR JUGOS DE VERDURAS

- Se recomienda su consumo diario como un excelente complemento vitamínico y mineral.
- El jugo de verduras es apto para personas con problemas relacionados con el consumo de azúcar, aunque esto no significa que no debas consultarlo con tu médico.
- Los jugos de verduras ayudan a eliminar el exceso de grasa porque desintoxican.
- La jugoterapia es una poderosa y efectiva herramienta para consumir más alimentos frescos (verduras principalmente) en tu dieta diaria.
- Si padeces colitis y estreñimiento regular, los jugos son una gran opción frente a los licuados por su poca o nula cantidad de fibra. No pretendo decir que no se debe consumir fibra, sino que en estos casos debe ser moderada. La gastritis y la colitis suponen una inflamación, la cual puede agravarse al consumir demasiada fibra porque es posible que produzca gases, distensión abdominal y estreñimiento. Lo ideal es consumirla poco a poco para ver si los síntomas mejoran y beber mucha agua.
- Te ayudarán a prevenir, retrasar y revertir el envejecimiento celular.
- Reducen la inflamación interna.
- Limpian y depuran el organismo diariamente.
- Reducen tu apetito al aumentar tu nutrición.
- Oxigenan tu sangre, lo que mejora tu salud cardiaca.
- Mejoran la calidad de tu piel al hidratarte.
- Son una inyección de energía.

delicioso e hidratante que un rico jugo de verduras recién hecho en casa, y siempre será mi primera opción por encima de cualquiera, porque es mejor fresco. Sin embargo, siendo honestos, el éxito de la industria alimentaria es que te facilita obtener lo que quieres —aunque ya vimos que es a costa de tu salud—, y ahora también vas por el supermercado y encuentras muchas opciones de jugos listos para llevar. Si bien no todos son malos, considera los siguientes consejos,

> **¿POR QUÉ NO RECOMIENDO LAS BEBIDAS PASTEURIZADAS A ALTAS TEMPERATURAS?**
>
> La pasteurización tradicional (existe ya la pasteurización en frío) es un proceso que consiste en matar los microorganismos patógenos de un líquido por medio de calor. Existen varios métodos, pero todos implican calentarlo a altas temperaturas durante cierto tiempo y luego enfriarlo.[16] En cualquier caso, la pasteurización afecta la calidad de la bebida, pues los micronutrientes (vitaminas, minerales, enzimas...) son sensibles a la temperatura, así que terminas bebiendo algo que ya perdió sus beneficios, que no te nutre.

que yo misma aplico cuando me valgo de la practicidad, para que sepas qué estás comprando:

* No consumas ningún jugo que sea de frutas. Puede contener una pieza o media, pero sinceramente, al probar uno industrial y ver lo dulce que es, de inmediato queda claro que su base es fruta. Mejor compra jugos de verduras para que en cambio comas las frutas enteras o en licuados.
* No consumas jugos de concentrados porque básicamente son verduras y frutas calentadas a altísimas temperaturas para que quede un tipo de jarabe al que luego agregan agua. En el proceso, las frutas y verduras pierden nutrientes y sabor, y por eso agregan saborizantes artificiales. ¿Para qué hacerlos entonces? Porque los concentrados tienen más vida de anaquel, es decir, suman beneficios para la empresa, pero no para tu salud.
* No consumas jugos con conservadores, azúcares añadidos ni endulzantes artificiales.
* No consumas jugos pasteurizados ni calentados de alguna manera; bebe jugos crudos. La pasteurización tradicional —a altas temperaturas— se usa como medio de seguridad alimentaria porque destruye bacterias, virus y cualquier tipo de microorganismo que atente contra nuestra salud. Sin embargo,

como sucede con los antibióticos, no sólo se lleva lo malo, sino también lo bueno, por lo que te estás tomando algo sin nutrientes. Justamente por eso los ves adicionados con vitaminas, pero jamás se asemejarán al conjunto de vitaminas, minerales y enzimas naturales de un jugo de verdad. Si buscas vitaminas sintéticas, existen pastillas también.

• Lo ideal es consumir un jugo como si lo hicieras en tu casa, al momento. Hoy en día, sólo el proceso de alta presión en frío puede hacer posible comprar un jugo de verduras con seguridad alimentaria y frescura, aun del anaquel. ¿Cómo funciona? Después de que los jugos han sido embotellados, pasan por esta máquina que, mediante altas presiones en frío, destruye los patógenos mientras conserva todas las vitaminas, los minerales y las enzimas. En la mayoría de los países de Europa y en Estados Unidos ya se comercializan con el sello "HPP Protected" (protegido por HPP, High Pressure Process) para darles seguridad a sus consumidores.[17]

## Cocina saludable

*Desintoxica tu alacena y tu refrigerador*

Puede que abastecer tu alacena con nuevos ingredientes sea algo complicado y difícil al principio, pero puedes crear tu alacena saludable poco a poco. En la siguiente tabla te comparto algunos consejos para facilitar esta transición:

| REMPLAZOS | |
| --- | --- |
| Producto | Alimento |
| Aceite de canola y de soya | Aceite de coco |
| Salsa de soya comercial | Salsa tamari o salsa de soya orgánica |

| REMPLAZOS | |
|---|---|
| Producto | Alimento |
| Sazonador vegetal con glutamato monosódico | Sazonador vegetal orgánico, libre de glutamato monosódico y sal yodada |
| Sal yodada o sal de mesa | Sal de mar |
| Aderezos comerciales | Aderezos caseros |
| Arroz blanco refinado | Arroz integral |
| Harina de trigo refinada | Harina de almendra, de coco o de avena |
| Edulcorantes o endulzantes artificiales | Endulzantes naturales, como miel de abeja, dátiles o piloncillo |
| Margarina | Ghee y mantequilla clarificada |
| Papa blanca | Camote amarillo |

Si no tienes tiempo de cocinar en la semana, toma unas horas el sábado o el domingo para tener listos ciertos ingredientes que te ayuden a hacer más práctica tu comida de la semana. Cocina arroz integral, quinoa, frijoles o lentejas, por ejemplo, y consérvalos congelados o simplemente refrigerados. Puedes cocinar más de lo que vas a consumir y guardarlo en pequeñas porciones para que descongeles únicamente lo que vas a utilizar. Para congelar una preparación, además de dejarla enfriar totalmente, es importante que la dividas en porciones para que no tengas que descongelar todo y luego volver a congelar una parte. Eso es lo que ya no se vale porque puede echarse a perder. Y para descongelar, lo ideal es pasar la porción del congelador al refrigerador una noche antes, de modo que el cambio de temperatura sea gradual.

Cuando llegues del supermercado, guarda tus frutas y verduras ya desinfectadas para ahorrarte ese tiempo al momento de preparar y que sólo tengas que cortar y servir. Para preparar tus licuados, las

## LA PIEL SE NUTRE Y MEJORA POR DENTRO

¿Quieres que tu piel se vea hidratada, joven, limpia y saludable? Necesitas nutrirla por dentro, no por fuera. Las cremas son un refuerzo —siempre y cuando sean naturales y no intoxiquen más la piel— de lo que tú le das a tu cuerpo.

¿Quieres nutrir tu piel por dentro?

- Toma agua natural y consume alimentos que tengan un alto porcentaje de agua (frutas y verduras básicamente).
- Evita la cafeína en cualquiera de sus presentaciones (tés, cafés o refrescos). Sólo deshidratan, provocan coloraciones en la piel, irritaciones y arrugas en ciertos casos.
- Duerme siete u ocho horas diarias.
- Consume una dieta líquida una vez a la semana.
- Exfolia tu piel regularmente con productos no químicos. Puedes utilizar por las noches, una vez a la semana, el jugo de ½ limón, mezclado con una cucharada de azúcar mascabado y ½ cucharadita de aceite de coco, y aplicarlo con un masaje suave sobre la piel. También puedes utilizar una cucharada de bicarbonato de sodio mezclado con una cucharada de agua. Ambas preparaciones sirven para cualquier tipo de piel y pueden aplicarse en todo el cuerpo.
- Evita el uso de químicos en cremas y maquillajes. Ya existen marcas naturales que, además de no hacer pruebas en animales, no usan tampoco ingredientes tóxicos, que te hacen lucir bien hoy pero que te lo cobran en un par de años.
- Limita el consumo de productos altamente procesados que te intoxican, lo cual también se nota en la piel.

La piel absorbe todo lo que le aplicas: cremas, lociones, tratamientos, tónicos, parches; es más, 60% de lo que te untas termina en tu torrente sanguíneo, así que no existe tal cosa como el "uso tópico". La mayor parte de lo que aplicas en tu piel literalmente te lo comes. ¿Te sentirías seguro comiendo tu crema de cuerpo, tu desodorante, tu perfume? Entonces no utilices productos llenos de químicos.

frutas y verduras se pueden congelar ya picadas en bolsas de plástico, y las hojas verdes en bolsas de tela; así tendrás siempre opciones a la mano. La congelación retrasa el deterioro de los alimentos y prolonga su seguridad al evitar que los microorganismos se desarrollen y a reducir la actividad enzimática que ocasiona que se echen a perder. Sin embargo, no dejes los alimentos en congelación durante más de dos meses porque se pueden quemar.

Lo ideal es que un alimento congelado se vea cualitativamente en perfecto estado, así que si notas que están aunque sea un poco "quemados" por el frío, es decir, blancuzcos o con una coloración más oscura de lo normal, con escarcha, apachurrados o deshidratados, entonces no tiene caso consumirlos.

Para los jugos de verduras, a diferencia de los licuados, todo debe estar fresco o refrigerado; no se recomienda usar ingredientes congelados porque tendrías que dejarlos descongelar antes de meterlos al extractor, se deshidratarían y su calidad ya no sería la misma.

Ten a la mano hierbas, especias y condimentos para sazonar como se hacía antes de que aparecieran los famosos cubitos con glutamato monosódico. Para darle sabor a las comidas no tienes que usar sazonadores o consomés con aditivos, usa hierbas frescas, como cilantro, perejil y albahaca, o secas, como orégano, tomillo y romero. Si lo prefieres, puedes utilizar sazonador vegetal, pero asegúrate de que sea libre de glutamato monosódico (y revisa la lista de ingredientes para asegurarte de que todos sean naturales).

## Ten superalimentos a la mano

Este término se utiliza para denominar alimentos con un gran contenido de nutrientes y que superan por mucho las cualidades nutricionales de otros. Su consumo regular conlleva muchísimos beneficios para la salud, entre ellos, prevenir y reducir la inflamación del organismo, mejorar la digestión y regular el metabolismo, además de que

## HARINA DE MAÍZ NIXTAMALIZADO

Tengo una pasión por la comida mexicana, el maíz y todo lo relacionado con él. Me encanta cocinar en mi casa tamales, gorditas, tacos, flautas, atole, tostadas, tlacoyos... de todo, porque no sólo contienen muchos nutrientes, sino que apoyamos la economía local.

En este caso, la recomendación es asegurarte de utilizar masa de nixtamal o tortillas de maíz nixtamalizado para que el grano esté entero y sea bueno para tu organismo. Revisa los ingredientes, sólo deben ser agua, maíz nixtamalizado, cal y sal de mar.

Desafortunadamente, las marcas más comerciales no hacen uso del proceso de nixtamalizado y termina siendo harina refinada, sólo que de maíz en lugar de trigo, así que busca productos realmente nixtamalizados en tu tortillería y en tiendas orgánicas y naturistas.

contienen grandes propiedades anticarcinógenas. Las listas varían, pero entre los más populares se encuentran:

- Moras (fresas, frambuesas, zarzamoras, moras azules y arándanos).
- Cacao.
- Camu camu.
- Maca.
- Derivados de la abeja (miel, jalea real, propóleo).
- Espirulina.
- Aloe vera o sábila.
- Semillas de cáñamo (también conocidas como semillas de *hemp*).
- Coco y sus derivados.
- Pasto de trigo (también conocido como *wheat grass*).
- Chía.
- Moringa.
- Cúrcuma.

Lo increíble es que en México encontramos varios de ellos, por lo que su precio es razonable, así como su calidad. Puedes encontrar algunos ya en supermercados comunes y otros en tiendas naturistas o tiendas especializadas en superalimentos.

## CAMU CAMU

El camu camu es un arbusto nativo de la amazonia, cuyo fruto contiene una concentración excepcional de vitamina C: entre 3 000 y 6 000 miligramos de ácido ascórbico por cada 100 gramos de pulpa, es decir, entre 57 y 114 veces más que la naranja.[18] Es un gran antioxidante y una fuente de energía natural, por lo que se usa generalmente como complemento alimenticio para combatir infecciones virales, gripe, resfriados y algunos problemas oculares, además de apoyar el tratamiento del asma, la fatiga crónica, la depresión, los problemas de encías, la osteoartritis y algunos padecimientos de la piel.[19]

### Utiliza sal de mar

La sal de mar es compatible y adecuada para el funcionamiento de nuestro organismo, y no sólo es benéfica para nosotros, sino necesaria, mientras que la sal procesada, industrial o popularmente conocida como "de mesa", acarrea con su consumo varios problemas de salud. La sal refinada y adicionada con agentes químicos perjudica gravemente nuestra salud, y la encontramos en todos lados: en la mayoría de las alacenas, en los alimentos altamente procesados y enlatados, en la comida de restaurantes, la comida chatarra e incluso en postres y dulces, donde uno nunca pensaría encontrarla.

Existen varias diferencias entre una sal y otra, pero la principal es que una se obtiene de manera natural y la otra de manera industrial, y como sucede con todo proceso industrializado, supone una pérdida de nutrientes que luego se adicionan junto con otros elementos dañinos, como compuestos de aluminio. Con este proceso le decimos adiós a todas las valiosas sales del magnesio y a otros microminerales. Para remplazar el yodo natural que se pierde, por ejemplo, agregan yoduro de potasio en altas cantidades, lo que la vuelve dañina; esto además modifica el color de la sal, por lo que agregan un agente blanqueador que tampoco es bueno para la salud.

La sal de mar es pura y su consumo es seguro. Es necesario aclarar que no toda la sal de grano que encuentras es sal de mar. La sal de mar es un ingrediente único y puede presentarse en grano de diferentes colores y tipos, como gris, céltica, rosa del Himalaya, etcétera. Ahora bien, no porque sea benéfica debe consumirse en exceso. En pequeñas cantidades tiene muchos beneficios, como apoyar la absorción de nutrientes, prevenir calambres musculares y osteoporosis, actuar como agente antiestrés, ayudar a los riñones en la eliminación de toxinas a través de la orina y regular el sueño, entre otros. Elige entonces la sal de mar correcta y utilízala con moderación.

## ¿Cafeína?

Varios años antes de tener a mi primer hijo, mi día comenzaba —como el de muchas personas— con un café, bien cargado por cierto, acompañado con leche de soya industrial, que lo último que tenía en sus ingredientes era soya, y cuatro sobrecitos de edulcorante artificial. Por supuesto, yo pensaba que era una buena y deliciosa forma de comenzar el día. Si bien existe un gran debate en torno a la cafeína, yo decidí dejarla. Me manchaba los dientes, me deshidrataba y se notaba en mi piel —obviamente eso en el exterior, pero sucedía igualmente por dentro—, me daba energía que luego me cobraba haciéndome necesitar otro más, y la verdad es que si algo te provoca síndrome de abstinencia cuando lo dejas de tomar no puede ser bueno para la salud. La comida real no puede provocar dependencia. La cafeína es altamente acidificante y es un estimulante del sistema nervioso, es decir, no te provee energía como un alimento: te estimula, te somete a un proceso de estrés autoimpuesto, como si no tuviéramos suficiente en la actualidad.

Si te gusta realmente el café, tómalo, pero si nada más te gusta el efecto que tiene, entonces duerme mejor, cámbialo por un shot de jengibre y come saludablemente, así no lo necesitarás. En cuanto a la ingesta de café, te recomiendo lo siguiente:

- Intenta no beber más de una taza, y por la mañana.
- Que sea orgánico para eliminar todos los químicos y pesticidas que contiene su versión comercial.
- No tomes descafeinado comercial porque su proceso es a base de químicos. En dado caso, rebaja el café normal con leche vegetal.
- No lo bebas en ayunas; lejos de ser laxante, te provoca evacuar porque irrita la mucosa gástrica.
- Tómalo sin sustitutos de leche o cremas en polvo, que a veces ni lácteos contienen.
- Para que no interfiera con tu descanso nocturno, tómalo antes de mediodía.
- No utilices edulcorantes artificiales ni azúcar refinada. Puedes endulzarlo con un poco de miel de abeja cruda.

## Endulzantes naturales recomendados

Ten presente que su consumo debe ser moderado. Si estás buscando un tipo de endulzante que no impacte tus niveles de azúcar y puedas comer libremente, sin límites y sin efectos en tu salud y tu peso, te tengo la mala noticia de que no existe. Todos los endulzantes se deben consumir en pocas cantidades y cuando se cuenta con una buena salud.

Lo mejor es reeducar tu sentido del gusto para que no requiera excesos de dulce o azúcar. Al dejar de consumir alimentos procesados, eventualmente recobrarás el gusto por lo natural; tal vez no me creas ahora, pero evalúalo cuando termines el programa disciplinadamente. Ahora, si necesitas consumir un endulzante natural, elige entre éstos:

- **Piloncillo.** Puede ser granulado o rallado. Es un endulzante calórico natural, rico y accesible, que contiene minerales y vitaminas. También puedes hacer miel de piloncillo: troza el cono y mézclalo con ⅓ de agua, caliéntalo a fuego medio hasta que se disuelva y almacena la miel en un frasco cerrado.
- **Azúcar mascabado.** De textura húmeda y grumosa, proviene de la caña igual que el azúcar refinada, pero de una forma más pura, así que conserva sus propiedades. No pretendo decir que el azúcar mascabado es mejor que la refinada, simplemente la refinada es peor porque eleva tus niveles de azúcar rápidamente. También considera que no es lo mismo azúcar morena que mascabado; la mayoría de las veces, a la morena sólo se le agrega melaza o algún colorante, pero sigue siendo azúcar refinada.
- **Miel de abeja.** Es el endulzante más antiguo y está lleno de vitaminas, enzimas, minerales y aminoácidos. Desafortunadamente, la mayoría de la miel que se consigue en un supermercado es procesada, lo que significa que no contiene sus propiedades nutricionales y puede contener aditivos para que no cristalice. Lo ideal es consumirla de productores locales, orgánicos, naturales y de fuentes confiables.
- **Dátiles.** Contienen folatos, calcio y hierro, además de un delicioso sabor. Son una excelente opción para endulzar.

## Grasas saludables: aceite de coco, aceite de oliva y ghee

¿Qué tienen de malo el coco y sus derivados? La fama. En mi casa consumimos coco entero, agua de coco, coco deshidratado para los cereales caseros, leche de coco hecha con crema o pulpa de coco, coco con chile y el temido aceite de coco. Soy costeña y el coco es lo mío. Pero no te comparto sólo mi gusto. Un artículo en el *Philippine Journal of Cardiology* menciona que la grasa presente en el coco puede ayudar a reducir los niveles de colesterol malo en la sangre y aumentar los niveles del colesterol bueno.[20] El coco es uno de los alimentos con mayor densidad nutricional del planeta, pues contiene casi todos los nutrientes esenciales que los seres humanos necesitamos.

El agua de coco es una gran fuente de nutrientes, incluso comparada con la leche materna. De hecho, en Hawái se desteta a los bebés con agua de coco.[21] Tiene un alto poder desintoxicante y además ayuda a los riñones en la eliminación de sustancias tóxicas. Lo ideal es consumirla directo del fruto si se puede encontrar así, pero si no, consume agua de coco procesada en frío (sello HPP Protected), cuyo único ingrediente sea en efecto agua de coco natural. No recomiendo marcas comerciales que partan de concentrados, tengan saborizantes, conservadores o endulzantes, ni que estén fortificadas, pasteurizadas o ultrapasteurizadas. Si no es agua de coco natural, carecerá de sus beneficios, entre los que se encuentran:[22]

- Previene problemas cardiacos.
- Reduce los niveles de presión alta.
- Retrasa el envejecimiento celular.
- Combate los radicales libres, previniendo el cáncer.
- Es altamente hidratante.
- Fortalece el sistema inmunológico.
- Elimina toxinas.
- Nutre el sistema óseo.
- Es particularmente ideal para mujeres embarazadas, niños y lactantes.
- Mejora la digestión.
- Protege contra la degeneración oxidativa.

Además del agua, su aceite también es muy nutritivo e ideal para cocinar a altas temperaturas. Las grasas se pueden categorizar como ácidos grasos de cadena corta, mediana o larga, dependiendo de las moléculas de carbono que contengan; entre más larga sea la cadena, mayor será la carga del cuerpo para degradar las grasas. La recomendación es consumir grasas cuyo contenido de ácidos grasos sea de cadena corta o mediana porque pueden utilizarse como energía inmediatamente y no se almacenan como grasa. El aceite de coco está compuesto por 92% de grasa saturada, pero dos terceras partes son ácidos grasos de cadena mediana, entre los que destaca particularmente el ácido láurico, el cual contiene propiedades antifúngicas y antimicrobianas.

Asimismo, el aceite de coco está libre de grasas trans y es muy fácil de digerir, además de que sus grasas saturadas son las menos vulnerables a la oxidación y al daño ocasionado por luz y altas temperaturas.[23] Ten un consumo moderado y busca que sea orgánico certificado, igual que la crema o mantequilla de coco —si no, pueden estar refinados y no representan beneficios para la salud.

Por otra parte, tenemos el aceite de oliva, que es básicamente el líquido extraído de las aceitunas. Los métodos más populares son con solventes químicos, por centrifugado y por prensado, y este último es el que buscamos, pues no contiene químicos tóxicos ni se ha calentado, demeritando su contenido nutricional. Entre sus beneficios de consumo encontramos la reducción en el riesgo de enfermedades del corazón, la disminución de los niveles de glucosa, la mineralización del organismo y el control de la presión arterial (enfermedades que generalmente son atribuidas al consumo de aceites de semilla, tales como el de cártamo, girasol y soya).

Todos estos beneficios se logran cuando realmente consumimos el aceite de oliva extra virgen y no el comercial. Entonces, ¿cómo saber si realmente consumes la clase de aceite que crees estar comprando? Asegúrate de que sea extra virgen de primera extracción en frío y que esté envasado en botella de vidrio oscura, no transparente.

En la etiqueta debe especificarse el método de extracción. Si no cumple con esto, entonces lo mejor será optar por otro tipo de aceite.

Consúmelo regularmente, aunque con moderación, y procura no cocinarlo a altas temperaturas, sobre todo si no es orgánico, pues los químicos con que se extrae reaccionan con el calor extremo. Sin embargo, aun si es orgánico, el aceite se vuelve rancio con el calor porque se oxida y libera radicales libres, culpables del envejecimiento celular. Si lo calientas a bajas temperaturas no te hará daño, como sucede de cualquier forma con los aceites tradicionales (de maíz, canola, soya, etc.), pero es mejor si no lo calientas, pues tiene un mayor aporte nutricional en crudo. Te nutrirá realmente si lo utilizas en ensaladas, entradas, salsas, aderezos, cremas o colaciones.

El ghee es un tipo de mantequilla clarificada, libre de lactosa (el azúcar de la leche) y caseína (la proteína de la leche), con un alto contenido de vitaminas A y D, y ácido linoleico, el cual retrasa la progresión de algunos tipos de cáncer, reduce la inflamación y tiene propiedades antivirales. El ghee es bueno para personas con desórdenes estomacales, como úlceras, colitis y enfermedad de Crohn,[24] además de ser una opción excelente si no te gusta el sabor del aceite de coco. Sin embargo, si no tienes problemas con la lactosa, puedes utilizar mantequilla clarificada regular; sólo asegúrate de que sea orgánica, de animales de libre pastoreo.

En un consumo moderado, las grasas del ghee ayudan en la absorción de vitaminas solubles y minerales de otros alimentos, fortaleciendo el sistema inmunológico; estimulan la secreción de enzimas digestivas; benefician la nutrición de todos los tejidos y del sistema nervioso, y lubrican las articulaciones. Es además una manera saludable de consumir grasa sin aumentar el nivel de colesterol, pues contribuye a la formación de HDL (lipoproteínas de alta densidad, comúnmente conocidas como colesterol bueno), y a diferencia de otros aceites o grasas, puede cocinarse largo tiempo sin formar radicales libres. Se consigue en tiendas orgánicas.[25]

## LO QUE NO SABES SOBRE EL COLESTEROL

- No podríamos funcionar sin colesterol, ya que 90% de él se encuentra en tejidos y células, especialmente en las del cerebro, el sistema nervioso y el hígado.

- Tener altos niveles de colesterol indica que hay una inflamación masiva en el organismo, misma que puede corregirse modificando los hábitos alimenticios. Sin embargo, lo que generalmente se recomienda primero es el uso de medicamentos que contienen estatinas, las cuales pueden reducir las funciones cerebrales e incrementar el riesgo de enfermedad cardiaca, además de que no calman la inflamación original.[26]

- En realidad no existe un colesterol bueno y uno malo, sino un sólo tipo de colesterol que se combina con otras grasas y proteínas para ser transportado por el torrente sanguíneo. Es parte de ti. Las grasas deben ser transportadas a nuestros tejidos y células mediante el uso de proteínas. Las LDL y HDL son formas de proteínas, y están lejos de ser sólo colesterol.

- Las partículas de LDL vienen en muchos tamaños. Las más largas no representan un problema potencial, pero las pequeñas sí porque pueden pasar a través de las paredes arteriales, ocasionando daños e inflamación. Por lo tanto, se podría decir que no todo el colesterol LDL es malo.

- Las partículas de HDL se encargan de llevar el colesterol fuera del organismo (por medio del hígado), mientras que las de LDL se encargan de llevarlo del hígado a las células. Si la relación entre ambos tipos es proporcionada, todo está bien.

- Del colesterol contenido en los alimentos que consumes, sólo 20% impacta en tus niveles de colesterol total, mientras que tu hígado produce el resto. Así que no te preocupes por evitar alimentos altos en colesterol; enfócate en evitar los que promueven que tu hígado lo produzca: lácteos, carbohidratos, harinas refinadas, azúcar, bebidas alcohólicas, carnes rojas.

- Los que también forman parte del conteo de colesterol total son los triglicéridos, ya que los niveles elevados de esta grasa tan peligrosa se relacionan con enfermedad cardiaca y diabetes. ¿Por qué aumentan? Principalmente por consumir muchos granos refinados y azúcares, tener un estilo de vida sedentario y malos hábitos en general, como fumar, tomar alcohol en exceso y padecer sobrepeso u obesidad.[27]

## Soya y sus derivados

La soya es un alimento muy polémico porque se pondera y se condena al mismo tiempo, y en ambos casos con estudios bien fundamentados. Sin embargo, las únicas diferencias seguras que pueden establecerse en su consumo son si los productos son orgánicos, para evitar el riesgo de cultivos transgénicos, y si están fermentados o no, proceso que ayuda a digerir y asimilar los nutrientes de esta leguminosa.

Los productos no fermentados son la leche de soya, la harina de soya, la soya texturizada y el tofu, mientras que los fermentados que proporcionan mejores beneficios son el *tempeh* (pastel de soya fermentada), el *natto* (platillo de soya fermentada con una bacteria específica) y el *miso* (pasta condimentada de soya fermentada), así como los condimentos de salsa de soya y salsa tamari.[28] La diferencia

### ¿POR QUÉ NO RECOMIENDO LA SOYA SIN FERMENTAR?

Consideremos algunos puntos que tal vez desconozcas:[29]

- Consumir soya no fermentada puede causar inflamación por el ácido fítico, la defensa natural de las leguminosas, el cual dificulta la absorción de minerales. Es la razón de que se recomiende remojar las leguminosas antes de consumirlas, pero se elimina mucho más ácido fítico con la fermentación.
- La soya que presume ser la superestrella de los beneficios es la que realmente se consume fermentada y de origen orgánico. De no cumplir con estas dos condiciones, seguramente es transgénica, pues 91% de los cultivos de soya en Estados Unidos que se importan a México están genéticamente modificados para sobrevivir cantidades letales de herbicidas.
- Las isoflavonas (estrógenos contenidos en la soya) no son beneficiosas para el sistema hormonal, contrario a lo que se dice, pero al fermentar la soya se rompen las cadenas de este y otros elementos dañinos.

entre estos últimos radica en que la preparación de la salsa de soya regular suele incluir trigo, mientras que la salsa tamari está libre de gluten.

En cualquier caso es importante que leas las etiquetas y listas de ingredientes de los productos para asegurarte de que no contengan glutamato monosódico —a veces incluido como "saborizante natural" o "proteína vegetal hidrolizada"— ni conservadores, o colorantes y azúcares en el caso de la salsa de soya.

Tampoco se recomienda utilizar estos productos en preparaciones a altas temperaturas porque pierden varios de sus beneficios, entre ellos la estimulación de jugos gástricos para facilitar la digestión.

## Proteína animal

En la actualidad se abusa de la proteína animal, desconociendo que existen otras fuentes de proteína con mayores beneficios. Es común pensar que la proteína animal se debe incluir en tus tres comidas del día (o cinco), ya que si no hay este tipo de alimento en el plato las personas sienten como si no hubieran comido, piensan que van a perder músculo o que se van a descompensar.

Desafortunadamente, todo lo referente a las dietas todavía se evalúa por su efectividad en función de la cantidad de kilos perdidos o ganados a muy corto plazo pero, en mi opinión, hay varios puntos que perdemos de vista al evaluar realmente una alimentación alta en proteína animal:

- El abuso de cualquier alimento o grupo de alimentos es nocivo para la salud, pues requerimos de diversos nutrientes.
- No estamos diseñados biológicamente para consumir grandes cantidades de proteína animal y grasas. Sólo hay que ver a nuestros primos primates para darnos cuenta de que no somos carnívoros por diseño original.

* La carne roja, el pollo y el pescado que se consumen ahora no tienen nada que ver con los que se consumían antes, y las grasas tampoco.

En un artículo titulado "El mito de las dietas altas en proteína", Dean Ornish explica cómo los estudios muestran que el consumo de proteína animal aumenta significativamente la posibilidad de muerte prematura por enfermedades cardiovasculares, diabetes tipo 2 y cáncer, así como el consumo de grasas saturadas duplica el riesgo de padecer Alzheimer. En un estudio publicado en el *Asia Pacific Journal of Clinical Nutrition*, enfocado en los efectos de la dieta alta en proteínas y baja en carbohidratos, los investigadores llegaron a la conclusión de que provocaba complicaciones cardiacas, arritmias, osteoporosis, daño renal y aumento en incidencias de cáncer.[30]

Si eliges comer carne, te sugiero dejarla como una excepción de fin de semana, y procura que sea orgánica certificada o de granjas de libre pastoreo, en el caso del pollo y la res, o salvaje, en el caso de pescados y mariscos. Ten presente que el sufrimiento y el hacinamiento al que los animales se ven sometidos repercute en la calidad nutrimental de la carne por los químicos y antibióticos que les inyectan, así como el tipo de alimentación que reciben.

La proteína animal orgánica es un poco más cara y difícil de conseguir... ¡porque así era antes! Y por eso no formaba parte de la dieta diaria de una persona promedio. Se consumía cuando era temporada y había abastecimiento, nada más. Suena lógico, pero ahora queremos que todo el año haya piña madura, mangos, mandarinas y carne también, y además barata.

La proteína animal es de las más complicadas de digerir. Toma hasta el doble de tiempo que otros grupos de alimentos en pasar por tu tracto digestivo. Mientras más despacio se digiere, más tiempo pasa en tu cuerpo a 36.7° C. Con esto tiene más oportunidad de crear toxicidad. Sencillamente, si quieres estar, verte y sentirte más joven y saludable, con piel hidratada, sin malos olores corporales, con más energía y vivir más tiempo, entonces reduce tu consumo de proteína animal. Recuerda, no tienes que ser vegetariano todos los días, sólo hacer algunos ajustes.

Mi dieta se basa en alimentos reales. Como te decía, conozco veganos chatarra, paleos que consumen carne de animales inyectados con antibióticos y embutidos repletos de nitritos. Son incongruencias. Yo no me coloco una etiqueta porque si un día tengo ganas de comerme un huevo revuelto, lo haré, y no sigo ciertos lineamientos ni me escondo de nadie para hacerlo porque ya dije que soy vegetariana y ahora cómo voy a cambiarle. No. Así no funciona en mi casa ni en mi dieta. Yo sólo como alimentos reales, es decir, sin aditivos, hormonas, químicos tóxicos, sin refinar. También consumo carbohidratos, ¡claro! Mis carbohidratos provienen en su mayoría de verduras, frutas y granos enteros, y si por alguna razón consumo proteína animal, me aseguro de que sea limpia.

Realmente empecé a comer menos proteína animal porque no encontraba fuentes limpias, es decir, si no conseguía pollo orgánico o proveniente de productores que transparentaran sus prácticas, no lo consumía, y obviamente fueron pocas las ocasiones en que lo logré. Lo mismo me pasó con el pescado de captura o salvaje —no de granja—; era tan difícil conseguirlo que comencé a disminuir su consumo. De repente, un día lo volví a consumir y hubo un poco de rechazo, como sé que le ha pasado a muchas personas. Por eso no te pido que dejes todo de inmediato, sólo reduce su consumo. Te llevarás gratas sorpresas al darte cuenta de que no es más que un prejuicio la idea de no poder vivir sin tanta proteína animal. Mi programa no es una dieta más, sino un plan de salud a largo plazo, y mi meta no es que te conviertas al vegetarianismo, sino que tomes decisiones conscientes acerca de los productos de origen animal, en caso de que los consumas o sigas consumiendo. Aprende a cuestionar de dónde viene tu comida; en la actualidad, es una pregunta necesaria.

Mi programa está basado en verduras, frutas, granos enteros, semillas, agua natural y proteína vegetal o poca animal de calidad, y la escala con la que me identifico más para las proporciones es con la de la doctora Gillian McKeith:[31]

| 5% | Carnes blancas |
|-----|-----|
| 10% | Semillas y nueces |
| 20% | Granos enteros |
| 15% | Leguminosas y algas |
| 15% | Frutas |
| 35% | Verduras crudas y cocidas |

Por supuesto que nuestro cuerpo *necesita* proteínas. Las proteínas y su variedad de aminoácidos son los bloques de construcción principales de nuestros músculos, huesos y muchas hormonas. Literalmente no podemos vivir sin ellas. Sin embargo, yo promuevo reducir el consumo de proteína animal y aumentar la ingesta de proteína vegetal. Esta última está muy devaluada y en realidad contiene muchos beneficios y es más accesible.

Mientras más aumenta el consumo de proteína animal, más aumenta la incidencia de enfermedades crónicas. Comerla una vez al día es suficiente porque puede resultar sumamente acidificante para el organismo y requiere de mucha energía para digerirse. El médico y nutricionista Joel Fuhrman hace énfasis en que las altas cantidades de proteína nada más están recomendadas en casos severos de anorexia; de no ser así, no debes romperte la cabeza sacando cuentas y sumas raras de los gramos de proteína que consumes en el día. Él sugiere no pasar de 20 o 35 gramos por día, ya que podría perjudicar nuestra salud.[32] Además, la recomendación general del consumo diario es relativa al peso, aproximadamente 0.8 gramos por cada kilo. Es decir, una mujer promedio debería consumir alrededor de 46 gramos y un hombre alrededor de 56 gramos. Sin embargo, en Estados Unidos, el consumo promedio es entre 100 y 120 gramos por día, y en México tenemos más o menos las mismas cifras.[33] Excede por mucho la cantidad recomendada, y más cuando sabes que una taza de lentejas contiene cerca de 18 gramos de proteína y una taza de frijoles negros cerca de 15 gramos.

Éste es un estimado de los gramos de proteína vegetal en los alimentos más comunes:[34]

| Alimento | Medida | Gramos de proteína |
|---|---|---|
| Amaranto | 1 taza | 9 |
| Arroz integral | 1 taza | 5 |
| Hojuelas de avena | ½ taza | 6 |
| Quinoa | 1 taza | 8 |
| Frijoles negros | 1 taza | 15 |
| Lentejas | 1 taza | 18 |
| Garbanzos | 1 taza | 15 |
| Almendras | 60 gramos | 12 |
| Nueces de la india | 30 gramos | 5 |
| Cacahuates | 30 gramos | 7 |
| Nueces | 30 gramos | 4 |
| Pistaches | 30 gramos | 6 |
| Linaza | 2 cucharadas | 4 |
| Semillas de cáñamo | 2 cucharadas | 7 |
| Semillas de girasol | ½ taza | 15 |
| Ajonjolí | 2 cucharadas | 3 |
| Brócoli | 1 taza | 4 |
| Aguacate | 1 taza | 5 |
| Espinacas cocidas | 1 taza | 5 |

| Alimento | Medida | Gramos de proteína |
|---|---|---|
| Hongos portobello | 1 taza | 5 |
| Chícharos | ½ taza | 4 |
| Dátiles | ½ taza | 2 |
| Coco deshidratado | 60 gramos | 4 |

Las proteínas son cadenas lineales de aminoácidos. Existen 20 aminoácidos diferentes que necesitamos para funcionar correctamente, pero nuestro organismo sólo produce 11 de ellos. Los otros se conocen como aminoácidos esenciales, y debemos consumirlos en nuestros alimentos. Los alimentos que contienen estos nueve aminoácidos que no producimos se conocen como proteínas completas y por eso pareciera que unas proteínas son mejores que otras. La proteína animal es completa porque tiene estos aminoácidos, pero hay que recordar que también contiene grasa saturada, colesterol, hormonas y antibióticos, y a veces está contaminada.

La proteína animal ciertamente es completa, pero también carece de muchos nutrientes que sí posee la proteína vegetal. No tienes que comer de todos los aminoácidos en la misma comida ni en el mismo día. Como vimos, un exceso en su consumo resulta contraproducente para tu salud y puede ocasionarte problemas. Ahora, con la moda de las dietas ricas en proteínas, cualquiera se podría pasar o abusar de su consumo sin darse cuenta, lo que es más dañino para tu salud. Digerir proteína animal crea subproductos en el cuerpo, como purinas, sustancias naturales que, al consumirse en exceso, pueden elevar los valores de ácido úrico, el cual provoca alteraciones en el metabolismo y otros padecimientos, como la gota.[35]

El exceso de proteína también puede sobrecargar el trabajo del hígado y de los riñones. Comer más proteínas de las que tu cuerpo necesita, lejos de ayudarte a mejorar, puede interferir con tus metas de salud ya que puede generar un aumento de peso y grasa corporal, con problemas hepáticos o renales, una pérdida importante de minerales en los huesos y hasta deshidratación.

¿Cuánto comer entonces? Supongamos que tu consumo sea de 40 gramos al día: los huevos contienen alrededor de seis u ocho gramos de proteína por pieza, así que un omelette con dos huevos ya te da cerca de 16 gramos; una taza de frijoles otros 15; ¼ de taza de semillas y frutos secos contiene un promedio de cuatro a ocho gramos; la mayoría de las verduras contienen alrededor de uno o dos gramos de proteína por cada porción de 30 gramos, y el brócoli cocido, por ejemplo, tiene un promedio de cinco a siete gramos por taza. Estarás de acuerdo en que es fácil pasarse de la cantidad, así que mientras reduzcas tu consumo de proteína animal y aumentes tus fuentes vegetales naturales y de calidad, estarás bien.

Otras fuentes excepcionales de proteína vegetal son:

- **Semillas de cáñamo.** Proporcionan 11 gramos por cada tres cucharadas y contienen los 20 aminoácidos. Son fáciles de digerir y tienen un alto contenido de grasas omega-3. Puedes agregarlas a ensaladas, sopas, licuados, aderezos, incluso sobre una pizza vegetariana acompaña bien.
- **Espirulina.** Contiene seis gramos de proteína por cada porción de 10 gramos, y 18 de los aminoácidos necesarios. Tiene un sabor poco agradable, parecido al pescado, así que lo ideal es consumirla en cápsulas, siguiendo las indicaciones del envase.
- **Germinados.** La calidad de la proteína y el contenido de fibra de las leguminosas, los frutos secos, las semillas y los granos mejoran cuando se germinan. Son una gran fuente de proteína vegetal, además de tener un alto contenido de hierro y clorofila. Puedes germinar una gran variedad de alimentos: frijoles, lentejas, cebada, arroz, chícharos, garbanzos, semillas de girasol, semillas de calabaza... Busca distintos sabores en tus germinados y consúmelos crudos, ya sea en ensaladas, sándwiches, licuados o jugos.

- **Chía.** Proporciona cerca de cuatro gramos de proteína por cada tres cucharadas, y es rica en omega-3.[36] Puedes consumirla hidratada, por ejemplo, en licuados y cereales, o seca, en ensaladas y postres.

Entonces, si tenemos otras opciones, ¿para qué pelearte por encontrar fuentes confiables de proteína animal? Las granjas de peces, las prácticas estándar en la industria de la carne, el uso indiscriminado de antibióticos en aves, los granos transgénicos con que los alimentan, los colorantes añadidos y la radiación que reciben en ciertas ocasiones, todo es para que te haga temblar. Tal vez todavía pienses que "eso no importa y mientras no te enteres, todo está bien", pero cuando haces el cambio y comienzas a notar qué bien te sientes, entonces dejas de pensar igual. Es por eso que el programa está diseñado también para que al menos durante siete días —si no es que 14 o 21— no consumas proteína animal y puedas ver cambios en tu salud en general.

Los procesos industriales a los que someten a los animales son abusivos y crueles. Su destino es ser un empaque para vendértelo; eso ya te dice mucho. ¿No puede haber algo de empatía? Viven en hacinamiento, sin moverse en toda su vida; les cortan los cuernos, las colas y las orejas sin anestesia; los procesan de la manera más cruel y vil, y justamente por esto los llenan de antibióticos y medicamentos —que terminas por comerte—. De hecho, la OMS señala precisamente el uso inapropiado de medicamentos en la cría de animales como uno de los factores que aceleran la resistencia bacteriana a los antibióticos. Son bacterias que nosotros también contraemos y para las que ya no existe una protección porque desarrollamos resistencia a los medicamentos usuales.

Incluso desde una perspectiva subjetiva, si todo es energía, ¿imaginas la energía con la que vivió ese animal, el miedo, el estrés, la ansiedad, la desesperación? Pues también te la estás comiendo. No somos sólo materia, y esto impacta definitivamente en tu salud.[37] Si eres amante de los animales, te recomiendo revisar más información

## LUNES SIN CARNE: POR TU SALUD, POR LA DE LOS ANIMALES Y POR LA DEL PLANETA

El "Lunes sin carne" es un movimiento que consiste en no consumir carne ni proteína animal de ningún tipo al menos un día a la semana. Aunque parezca poco el esfuerzo, al volverse un movimiento generalizado, el impacto a nivel global es enorme. Este movimiento se originó durante la Primera Guerra Mundial para optimizar recursos; lo mismo se hizo en la Segunda Guerra Mundial, ya que tuvo mucho éxito. Hace unos 10 años, Sid Lerner reintrodujo este movimiento junto con el Centro para un Futuro Habitable, de la Universidad Johns Hopkins.

Con este movimiento se promueve que un día a la semana, es decir, 52 días al año, nadie consuma carne ni derivados de animal. No se trata de una dieta vegetariana, sino de un solo día en pro de nuestra salud, la de los animales y la del planeta.

Los lunes sin carne ya se practican en 29 países y son apoyados por figuras como Paul McCartney, Al Gore, Oprah Winfrey y el chef Mario Batali para que tome cada vez más fuerza y logremos cambios importantes a nivel global.[38] Inténtalo tú también y descubre los beneficios de reducir tu consumo de proteína animal.

al respecto para que no aportes a su sufrimiento. Se pueden conseguir fuentes sin este tipo de crueldad. Es más barato, ciertamente, cuando los animales están bajo tratamientos en serie, pero barato en el momento, ya que tiene el mismo costo "escondido" de los alimentos altamente procesados:[39] una serie de enfermedades que están directamente relacionadas y que no sólo merman tu salud, sino tu presupuesto. No te preguntes por qué es más caro lo natural, mejor cuestiona por qué es tan barato lo industrializado: por sus procesos e ingredientes baratos. A veces crees que compras *nuggets* de pollo y resulta que son combinaciones de restos de pollo y varias carnes. A veces compras embutidos de pavo que resulta que son pasta de gallina y no tienen ni un pedazo de pavo más que el nombre. A veces compras salmón pero resulta que es una cruza extraña con trucha.

No sabes lo que compras realmente. Te dicen que es de libre pastoreo, pero resulta que la marca tiene algunas gallinas de libre pastoreo y otras no. La verdad es que la publicidad siempre dirá lo que quieres escuchar.

Todo esto sumado a que el alcance de esta industria es desproporcionado. ¿Sabías que el gas metano de las heces del ganado es un contaminante más dañino para la atmósfera que el $CO_2$ y contribuye al calentamiento global? En 2008, el doctor Rajendra Pachauri, presidente del Grupo Intergubernamental de Expertos sobre Cambio Climático, dijo que reducir el consumo de carne es la forma más rápida de disminuir el calentamiento global.[40] Recuerda que reducir tu consumo de proteína animal tendrá un impacto positivo en tu salud, pero también en la de los demás y en el planeta.

## Lácteos

La leche de vaca es muy buena, pero para los becerros, a quienes no se la dan el tiempo suficiente con tal de vendértela a ti. Destetarnos de otro animal es de lo más saludable que podemos hacer por nosotros, en primer lugar porque cada mamífero toma leche de su mamá y de su especie, y en segundo porque se requiere de la enzima lactasa para digerir la leche, la cual dejamos de producir en la infancia. Es decir, el cuerpo sabiamente te desteta porque no deberías seguir tomando leche a los 20 años, y menos de otro animal, que por cierto pesa muchos kilos más que tú y por lo mismo tiene concentraciones altísimas de todo. No porque tenga mucha proteína o mucho calcio, tu cuerpo lo va a aprovechar realmente.

Los lácteos se encuentran entre los ocho alimentos más alergénicos para el ser humano, junto con el gluten, los huevos, las nueces, los cacahuates, el pescado, los mariscos y la soya.[41] Además, los lácteos convencionales —los que no provienen de fuentes orgánicas o de animales de libre pastoreo, que no son libres de antibióticos u hormonas—, igual que la carne de res, están altamente manipulados, así que ya no representan ningún beneficio. La leche de vaca se popularizó porque contiene mucho calcio, sin embargo, estudios como el de Robert Cohen exponen lo innecesario de su consumo al concluir que las cuatro naciones con mayor consumo de lácteos (Dinamarca, Noruega, Holanda y Suecia) son también las cuatro naciones con mayor índice de osteoporosis. Cohen afirma que la causa principal, el malo de la película, es la famosa caseína, la proteína que se produce cuando la leche entra al estómago.[42] El doctor T. Collin Campbell, profesor emérito de bioquímica alimenticia en la Universidad Cornell, concuerda con Cohen en cuanto a la caseína, que además es la principal promotora del cáncer.[43]

Aunado a esto, la leche que encontramos en la tienda ha sido pasteurizada o ultrapasteurizada, procesos que eliminan cualquier bacteria, germen o parásito, para prolongar su vida de anaquel. Esto suena a que es positivo, pero realmente no lo es, ya que elimina también su contenido enzimático, lo que la vuelve difícil de digerir. Lo mismo pasa con la leche deslactosada —recuerda que el problema es la caseína, no la lactosa—, con la descremada y con toda la leche comercial o convencional que te puedas encontrar. Si no hay enzimas, no puedes digerir.

Podrías evitarte alergias, problemas en la piel, asma, inflamación y artritis, entre muchos otros padecimientos, sólo con evitar los lácteos convencionales. Volvemos al tema de la calidad de tus alimentos, y la verdad es que un lácteo cargado de antibióticos y hormonas no puede ser parte de una alimentación ideal. ¿Por qué contienen hormonas la leche y los lácteos en general? Porque se las inyectan a las vacas para que produzcan más leche de la que pueden naturalmente. Ahora bien, ¿la consumes porque quieres cuidar tus huesos? No funciona. Además de que no absorbes el gran contenido de calcio de la leche por la cantidad de fósforo que tiene, los lácteos son altamente ácidos para el cuerpo, por lo que, para neutralizarlos, tu cuerpo libera calcio de sus reservas. Así que no sólo no te ayuda el calcio de la leche de vaca, sino que te roba parte del que ya tienes.

Más que consumir calcio en tabletas o en leche, lo ideal es poder absorberlo realmente de lo que comemos y conservar el que tenemos. Hay dos factores que afectan el calcio que nos queda: la proteína y el sodio. Mientras más proteína y más sodio consumamos, más calcio excretamos por la orina. Es decir, si comes muchos alimentos altamente procesados y mucha carne, tus niveles de calcio peligran. Por otro lado, existen varias fuentes vegetales de calcio para que tengas huesos muy fuertes: ajonjolí, frijoles, quinoa, berros, almendras, semillas de girasol, algas, nopales, dátiles, higos y naranjas, entre otros.

Si buscas una alternativa para tus lácteos, tienes las leches vegetales (véase la sección de recetas). Son de fácil elaboración y muy nutritivas. Por consistencia y versatilidad, sustituyen la leche de vaca en recetas de todo tipo, todos las pueden consumir y los más beneficiados son los niños, las personas intolerantes a la lactosa, con problemas digestivos o de colon irritable, y los veganos. Se obtienen diferentes leches vegetales a partir de semillas licuadas (a excepción de la leche de coco) y poseen mejor sabor, mayor calidad nutricional y ningún efecto negativo. Se digieren más fácilmente, aceleran el proceso digestivo, nos permiten destetarnos de una vez por todas de nuestra segunda madre, la vaca, y evitamos también tanta crueldad en ese rubro industrial.

Dado que existen muchos tipos de leches vegetales —de almendras, avena, coco, semillas de girasol, amaranto, nuez, arroz, entre otras—, los nutrientes que contienen varían. Seguramente te estarás preguntando por la de soya. Como menciona la doctora Kaayla Daniel en su libro *The Whole Soy Story*, a la soya se le han atribuido milagros saludables que distan mucho de la realidad. En su defecto, gran parte de la soya no orgánica es transgénica o genéticamente modificada, procesada y nada recomendable para su consumo regular.[44] Por esto, te recomiendo que mejor pruebes otras leches vegetales, que también te darán muchos beneficios.

De igual manera, si se trata de queso (una de las excepciones que yo aprovecho), debes asegurarte de que provenga de fuentes orgánicas o de animales de libre pastoreo, libres de antibióticos y hormonas. Te recomiendo el de cabra y el de oveja, que son más fáciles de digerir y no representan los mismos problemas que los de vaca. La calidad y la cantidad son la clave en este grupo de alimentos, pero si buscas una opción vegetal, el queso vegano, hecho a base de nuez de la India y levadura nutricional, es un excelente sustituto en muchos platillos.

En cuanto al yogurt y el kéfir, son lo mismo. Cambia su textura, pero salen de la misma vaca, con la misma caseína y a través del mismo proceso de pasteurización. Sí, aun incluyendo el griego, que está de moda. Si decides consumirlos, al menos busca opciones que sean de animales de libre pastoreo.

Nos hacemos ideas de lo que debemos comprar regularmente en el supermercado, pero no nos detenemos a preguntar qué pasaría si nos saliéramos de eso. Nada. Considera que lo ideal sería que tu carrito tuviera, en su mayoría, frutas y verduras. Casi 90% de los productos que ves en los pasillos no existía hace 100 años y entonces tampoco estábamos tan obesos, tan enfermos —tanto adultos como niños—, así que evita los pasillos y le estarás haciendo un gran favor a tu salud y a tu economía.

## Gluten

¿Por qué tiene tan mala fama esta proteína? Principalmente porque los granos y sus derivados —comerciales e industrializados— que contienen gluten y abundan en la actualidad no tienen nada que ver con lo que eran antes. La producción alimentaria moderna, incluida la bioingeniería, ha permitido desarrollar granos que contienen hasta 40 veces más gluten que los que se cultivaban hace unas décadas. Si alguna vez has sentido una obsesión por ciertos panes, donas o pasteles, etc., en primer lugar no eres el único, y en segundo lugar no es sólo por los azúcares añadidos a la harina refinada (la cual se metaboliza igual que el azúcar en tu sangre), sino porque el gluten se descompone en el estómago en una mezcla de polipéptidos que pueden atravesar la barrera hematoencefálica y entrar al cerebro, donde se adhieren a los receptores de morfina para producir una maravillosa sensación de éxtasis.[45]

Además de todo lo anterior, no contamos con la enzima necesaria para digerirlo; somos intolerantes a esta proteína por naturaleza, ya que provoca la inflamación del tracto digestivo. El organismo, al no reconocerla, se dedica a atacarla, por lo que compromete tu sistema inmunológico y es entonces cuando te vuelves "intolerante", por el exceso de consumo. Incluso, es posible que seas intolerante al gluten y ni siquiera lo sepas, pues no sólo se encuentra en el pan, sino en galletas, postres, cereales, pasta y otros productos, como sazonadores, helados, cremas, aderezos, adobos, salsa cátsup, crema para café no láctea, embutidos, mayonesa, malta y pasto de trigo, entre otros.

La intolerancia presenta ciertos síntomas, como dolores de cabeza frecuentes, dolor de espalda, problemas en la piel —como acné

---

### DISTINGUE EL GLUTEN EN TU ALIMENTACIÓN

Entre los cereales, granos y almidones más comunes que contienen gluten se encuentran: bulgur, cebada, centeno, cuscús, espelta, farina, germen de trigo, harina integral, matzá, sémola, trigo, triticale y trigo khorasan o kamut. Por otra parte, entre los más comunes que no contienen gluten se encuentran: amaranto, arroz, calabaza, arrurruz, maíz, mijo, papa, quinoa, sorgo, soya, tapioca, teff y trigo sarraceno.

Sin embargo, además de distinguirlo en ciertos alimentos, es necesario que revises las listas de ingredientes de los productos que consumes, pues muchos son sinónimos de gluten, por ejemplo, almidón modificado, avena sativa, ciclodextrina, color caramelo (extraído de la cebada), complejo amino-péptido, dextrina, extracto de granos fermentados, extracto de levadura, extracto de malta hidrolizada, jarabe de arroz integral, maltodextrina, proteína de soya, proteína vegetal, proteína vegetal hidrolizada, saborizantes naturales y tocoferol.[46]

y psoriasis— y problemas digestivos. De hecho, James Braly y Ron Hoggan, coautores del libro *Dangerous Grains: Why Gluten Cereal Grains May Be Hazardous to your Health*, explican que las intolerancias al gluten no sólo son un factor, sino un detonante de la enfermedad celiaca (la expresión extrema de la intolerancia al gluten) y los padecimientos autoinmunes, neurológicos y psiquiátricos.[47] Una de las razones por las que el gluten afecta nuestro organismo es que todos los cereales integrales y las leguminosas contienen ácido fítico que, como ya te comenté, es un antinutriente que se puede combinar con ciertos minerales —como calcio, magnesio, cobre, hierro y zinc— y bloquear su absorción. Te comparto dos opciones para sacarles el mayor provecho a los granos saludables y que no produzcan indigestión:

- **Remojar:** Sumerge los granos en agua hasta cubrirlos por completo durante una noche, y añade ½ cucharadita de sal de mar. En el caso de los frijoles, es mejor remojarlos durante dos días, cambiando el agua cada día. El agua de remojo siempre se tira (en tus plantas, idealmente). Tampoco te va a pasar nada si algún día comes una porción sin remojar, pero el problema comienza cuando se hace diariamente en cantidades significativas. Así que si pensabas que los frijoles no son para ti porque te producen gases e inflamación, prueba hacer esto y notarás una gran diferencia.
- **Germinar:** Los germinados son básicamente aminoácidos —proteína vegetal— con los beneficios de la clorofila y varias vitaminas y minerales. De hecho, gracias a la reacción bioquímica que se activa en el proceso del germinado, los valores nutricionales de la semilla se multiplican por mucho, y algunos de los nutrientes que antes ni siquiera se encontraban en su estado seco, ahora están presentes y con una excelente calidad y biodisponibilidad. Son de los alimentos más nutritivos y completos que podemos consumir, y lo ideal es hacerlos en casa.

## CÓMO GERMINAR EN CASA

1. Necesitarás 2 cucharadas de leguminosas, granos o semillas secas, por ejemplo, frijoles, arroz o semillas de cáñamo.
2. Colócalos en un frasco de vidrio limpio, cúbrelos con cuatro cucharadas de agua, tapa el envase con una malla o manta de cielo, y guárdalo en un lugar oscuro a temperatura ambiente durante toda la noche.
3. Al día siguiente, enjuágalos en agua fresca, escúrrelos —ya hay frascos para germinar, con colador incluido, o puedes usar la manta— y guárdalos en el mismo frasco tapado (ahora húmedos).
4. Déjalo en el mismo lugar durante dos o tres días, hasta que empiecen a germinar.
5. Cambia el frasco a un lugar donde reciba la luz del sol indirecta, por ejemplo, cerca de una ventana, y déjalo todo un día.
6. Guarda el germinado en el refrigerador, dentro de un envase de vidrio tapado, y agrégalo a tus licuados, jugos, ensaladas y platillos en general, o disfrútalo con limón y chile, como colación.

## Capítulo 5

# Hábito 3: alimentos para el alma

Al principio te comenté que requerimos alimentos para el cuerpo y alimentos para el alma, y que muchas veces la falta de nutrición del alma nos hace tomar malas decisiones sobre los alimentos que nos llevamos a la boca. Cuando estás ansioso, estresado, aburrido o deprimido, sueles compensarlo con otro tipo de alimentos y bebidas. ¿Por qué? Porque buscas algo que te dé consuelo, que produzca en tu cerebro químicos que te den ese bienestar, aunque momentáneo, que naturalmente buscamos en los momentos turbios. La mala noticia es que esos aparentes beneficios instantáneos no te dejan nada bueno a mediano y largo plazos; al contrario, te dejan con sentimientos de culpa, insatisfacciones, desmoralización y muchas promesas de no hacerlo más.

Los alimentos del alma, en cambio, nos nutren realmente y nos hacen sentir satisfechos con otras áreas de nuestra vida que permiten volver constante el bienestar. No se trata de vivir sin situaciones problemáticas, porque eso no es posible, se trata de cambiar la perspectiva que tenemos sobre ellas. Los alimentos del alma no se comen, pero impactan directamente en tu salud y en tu calidad de vida. Siempre se puede ver una misma situación desde diversos enfoques, y al estar en paz y armonía contigo mismo podrás ver más claramente las cosas, de manera que no provoquen en ti una reacción negativa. De hecho, la meta es no reaccionar, simplemente observar y decidir la acción a realizar.

## Distingue qué te hace falta realmente

El deseo de comer compulsivamente, el poco o nulo cuidado que tengas de tu cuerpo, el sobrepeso, la obesidad, los antojos incontrolables y las decisiones poco saludables respecto a tus hábitos a menudo son síntoma de que algo más profundo no está funcionando adecuadamente. Algo en el fondo está "hambriento". Tal vez es hambre de relaciones positivas en tu vida, o hambre de emociones nutritivas, de desarrollo personal —no necesariamente profesional—, de ya no sentirte desmotivado por cosas del pasado que deben quedarse atrás y aún siguen rondando tu cabeza, o incluso de dejar de hablarte a ti mismo de una manera negativa.

Deepak Chopra explica que lo que nos lleva a comer de una forma poco saludable no es el hambre propiamente, sino un vacío emocional que intentamos satisfacer con alimento cuando es nuestra vida la que está vacía —aunque tengas muchas cosas materiales, no habrá cantidad o calidad de alimentos que te alcancen para satisfacer tu vida—.[1] Estos vacíos aumentan cuando nos ponemos a dieta; otra de las razones de que las dietas restrictivas no funcionen y por la que seguir mi programa sin meditar, como puente entre ese pensamiento disfuncional anterior y una nueva reprogramación, sería menos efectivo.

## Meditación

Estoy plenamente convencida de que nuestro objetivo en esta vida debe estar encaminado a ser felices con nosotros mismos y con quienes nos rodean. Lo demás son sólo detalles. En este aspecto, yo utilizo únicamente la meditación como la herramienta básica del cambio;

## ¿POR QUÉ TENEMOS ANTOJOS?

En un principio, como ya mencioné, por la falta de ciertos nutrientes en tu organismo, pero también por una falta de nutrición emocional que intentas suplir con alimento. Como comenta Alejandro Junger, tener hambre y tener un antojo real son cosas muy diferentes; entonces, ¿cómo diferenciarlos?[2]

El hambre real:

- Aparece poco a poco.
- Puede satisfacerse con cualquier alimento, como una manzana, un plátano o nueces.
- No hay urgencia de comer algo con ansiedad.
- Dejas de comer cuando estás satisfecho.
- Te sientes bien cuando terminas de comer, sin culpa.

Antojo o hambre emocional:

- Aparece de repente, sobre todo cuando estás aburrido, estresado o con alguna emoción intensa.
- Necesitas comer exactamente el alimento por el cual tienes antojo, que suele ser chocolate, pan, galletas, refresco o algo similar.
- Sientes que debes comerlo "ahora".
- Sigues comiendo, aun satisfecho.
- Al terminar te sientes indigesto, culpable y no dejas de pensar que no debiste comer.

Son dos hambres muy diferentes. Si logras distinguirlas, será un gran avance hacia el cambio, aun si no haces nada respecto a los antojos. Ya lo dicen, para solucionar un problema, primero necesitas estar consciente de que existe. A partir de ahí, todo comienza a ser más fácil.

es más, si sólo pudiera recomendarte un hábito, elegiría meditar diariamente por encima de todos los que comparto en este libro. No exagero al decir que me cambió la vida por completo, y para mí es una forma natural y sencilla de estar conmigo misma en el presente, con plena conciencia de todo.

Al dedicarle unos minutos al día, incrementarás tu bienestar, notarás una reducción drástica en tus niveles de estrés y tu presión arterial, dormirás mejor, oxigenarás tu organismo, equilibrarás tu sistema nervioso y tendrás una mayor tolerancia que podrás empezar a manifestar en todas las situaciones de tu vida. Es un equilibrio maravilloso entre tu salud física y tu salud mental y emocional.

La nutrición es un concepto integral; no sirve de nada alimentarte de manera natural y estricta si estás "desnutrido" mental, emocional y espiritualmente. También estos aspectos pueden llevarte a un estado de toxicidad interna y jugar en contra de tu salud. Confío en que la meditación te ayudará a tomar decisiones conscientes y lograr los objetivos que señales en todos los aspectos de tu vida, como sucedió en la mía.

Hago tanto hincapié en la importancia de esta sección porque es el pilar del programa, así que por favor no dejes de practicar estas técnicas todos los días. Te aseguro que si las llevas a cabo, en poco tiempo la percepción de tu vida será aún mejor en todos los sentidos. Finalmente, somos también nuestros pensamientos, y esto te ayudará a reprogramarlos en favor de tu salud.

La meditación trascendental, por ejemplo, se ha establecido como uno de los factores capaces de retrasar el proceso natural de envejecimiento, ya que impacta positivamente en tu fisiología (presión arterial, eficiencia cardiovascular, riego sanguíneo al cerebro, recuperación de la homeostasis), tu bioquímica (concentración de colesterol, concentración de hemoglobina), tu coordinación físico-mental (tiempo de respuesta a estímulos, desempeño sensomotriz), tu psicología (susceptibilidad al estrés, apertura y adaptación al cambio, habilidad de aprendizaje, memoria, creatividad, inteligencia) y en tu salud en general (enfermedades cardiovasculares, hipertensión, asma severa, insomnio, depresión, deficiencia del sistema inmunológico, calidad de sueño).[3] Desde el punto de vista de tu bienestar y tu salud, no es un hábito opcional o que te puedas brincar; de hecho, es

## LA CIENCIA DETRÁS DE LA MEDITACIÓN

Un estudio realizado por el Hospital General de Massachusetts, liderado por investigadores de la Universidad de Harvard, determinó que los participantes de un programa de meditación de ocho semanas presentaron cambios en diversas áreas del cerebro relacionadas con la memoria, la empatía y el manejo del estrés.[4]

Ciertamente, la meditación se ha asociado con un sentido de paz y relajación física, sin embargo, las personas que la practicamos también vemos otros beneficios psicológicos y cognitivos. En este estudio, los análisis de las resonancias magnéticas del grupo mostraron un incremento en la densidad de materia gris del hipocampo —parte del cerebro encargada de los procesos de aprendizaje, memoria, autoconsciencia, compasión e introspección—. Por otro lado, la reducción de estrés que se reportó estaba correlacionada con un decremento de la densidad de materia gris en la amígdala cerebral, la cual juega un papel importante en la inducción de estrés y ansiedad. Impresionante, ¿no?

Britta Hölzel, investigadora del Hospital General de Massachusetts y de la Universidad Giessen, en Alemania, comenta lo increíble que es constatar la plasticidad del cerebro y la manera en que podemos tener un papel activo en el cambio de su estructura mediante la meditación, incrementando nuestra calidad de vida. Así que no lo pienses más y ponte a meditar.[5]

el que menos te recomiendo que aplaces, pues influirá muchísimo en todas las fases del programa.

Puedes iniciar con una meditación de cinco o 10 minutos, e incrementarla conforme te sientas cómodo. Es un proceso muy noble que nos permite alimentar nuestra espiritualidad y aumentar nuestra conciencia de una forma práctica, con resultados visibles y palpables —es decir, no sólo de relajación, como pudieras pensar—, lo que sirve para determinarlo como "efectivo" y que realmente se vuelva parte esencial de nuestra vida.

Por supuesto, los alimentos para el alma no sólo se resumen a las formas de meditación; van desde tu desarrollo personal y tus relaciones personales positivas y satisfactorias hasta la pasión por todo lo que haces en el día a día, lo que compartes, la forma como ayudas a los demás naturalmente y todos los sentimientos que desarrollan nuestra parte más sutil y etérea, y que impactan de manera directa nuestra salud.

"Somos lo que comemos", claro que sí, pero yo lo diría de esta manera: "Somos lo que pensamos, sentimos y comemos", ya que sin nuestra parte espiritual, nuestra autoaceptación incondicional y el respeto por los demás, entre muchas otras cosas, no podríamos aspirar a una salud y un bienestar completos. Como dijo Teilhard de Chardin, "somos seres espirituales teniendo una experiencia humana" y no al revés, como a veces pareciera.[6]

## Meditación para principiantes

Ya te convencí, ¿y ahora? Ésta es una meditación muy básica con la que puedes comenzar:

1. Busca un lugar tranquilo y en silencio.
2. Siéntate cómodamente, con los ojos cerrados.
3. Inhala profundamente y repite en tu mente: "Inhalo".
4. Exhala profundamente y repite en tu mente: "Exhalo".
5. Repite esto durante cinco o 10 minutos.

Al ir avanzando, intenta otras meditaciones un poco más complejas, por ejemplo:

1. Siéntate cómodamente en silencio, donde no vayan a molestarte, y cierra los ojos.
2. Concéntrate en tu respiración durante uno o dos minutos. Sólo inhala y exhala.
3. Ahora inhala lentamente por la nariz, diciendo en tu mente: "So".

4. Exhala lentamente por la nariz, diciendo en tu mente: "Hum", aspirando el sonido.

5. Deja que tu respiración fluya tranquilamente. Repite en tu mente "so" y "hum" con cada inhalación y exhalación.

6. Cada vez que tu atención se dirija hacia otros pensamientos, sonidos que percibas alrededor o sensaciones en tu cuerpo, concéntrate nuevamente en tu respiración, repitiendo "so-hum". Es normal que pienses en más cosas, pero la clave es regresar a ese punto consciente de inhalación y exhalación.

7. Continúa durante cinco o 10 minutos con una actitud natural y espontánea.

8. Abre tus ojos, agradece el proceso y retoma tu actividad diaria.

Para meditar es importante que estés cómodo. No necesitas posiciones raras o difíciles que te hagan pensar más en que se te está durmiendo un pie o que te duele el coxis. La única condición es que no estés acostado, pero puedes sentarte en una silla, bien recargado, con las manos sobre los muslos y las palmas hacia arriba, con los pies firmes en el suelo. Recuerda que en un principio lo importante es practicar la meditación e incluirla como hábito en tu vida, no sufrir en el proceso. Poco a poco podrás avanzar en complejidad.

Trata de mantenerte aislado durante este tiempo. Todos tenemos derecho a unos minutos. Apaga tu celular y silencia el teléfono. Nada va a pasar si no revisas tu correo o tus mensajes durante cinco minutos. Si hay mucho ruido o distracciones externas en donde estés, intenta escuchar música relajante con audífonos mientras meditas. Créeme, con las distracciones internas que tendrás será suficiente para mantenerte entretenido.

Cuando estés ya cómodo, sin distracciones y con los ojos cerrados, observa tu respiración. Sí, obsérvala; me refiero a tomar conciencia de algo que siempre estás haciendo y que casi nunca percibes, a menos que te falte el aire o haya malos olores. Es un proceso tan sutil, que casi no recibe nuestra atención, por lo que es un buen punto de partida para observar. No respires con fuerza. No quieras darle un ritmo específico. Sólo percibe cómo entra el aire por tus fosas nasales, pasa por tus pulmones, éstos aumentan de tamaño, y después de llevar oxígeno a todas partes, sale de ti. Observa esto durante esos primeros dos minutos. Así de fácil. Realmente lo "difícil" de meditar es volverlo un hábito y no juzgar su práctica.

Mi programa te ayudará a crear el hábito de la meditación. Dale tiempo; después de unos días empezarás a notar los cambios. No te sientas mal si después de la primera sesión de cinco minutos no sales totalmente renovado —aunque no digo que no pueda pasar—. Pero considera que tampoco serás la persona más saludable sólo por tomar el primer jugo. Todo requiere tiempo y paciencia.

## No juzgues tus resultados

Es lo primero que sucede, todos los que comenzamos a meditar decimos en algún momento: "Esto no va a servir, pensé mucho en otras cosas". Nunca falta que repases tu lista de pendientes tres veces durante esos cinco minutos. Pero tranquilo, pensar es normal porque estás vivo. No vas a dejar de pensar totalmente, así que no lo esperes. Lo importante durante la meditación es que te des cuenta de que efectivamente estás pensando en otra cosa que no sea inhalar y exhalar; así podrás devolver tu atención al proceso y seguir. De eso se trata. Estás educando a tu mente, diciéndole: "Tienes 23 horas y 55 minutos para pensar en todo lo demás; sólo cinco minutos para esto y punto". Tú decides qué piensas, no tu mente. Tu mente es un instrumento, una herramienta. No permitas que esa herramienta se apodere de ti.

Lo mejor que puedes hacer después de meditar es no juzgar los resultados y no esperar nada. El desapego es tu mejor opción. Es un proceso: observa tu diálogo mental e intenta hacer un espacio entre pensamiento y pensamiento. No esperes entrar en trance —no digo que para algunas personas no sea posible, pero no al principio—, sólo relájate. Puedes experimentar muchas sensaciones en ese lapso, y todas están bien; puedes esperar que suceda lo siguiente:

- **Tener sueño.** Si basta que te relajes cinco minutos para tener sueño, sólo hay una explicación: necesitas más descanso en general, para tu cuerpo y para tu mente.
- **Sentirte desesperado.** Puedes sentir que estás perdiendo el tiempo porque tienes muchas cosas que hacer, y hasta te recrimines estar ahí sentado, sin hacer "nada".
- **Pensar demasiado.** Esto es cuestión de práctica. Desanimarte con las primeras semanas sería igual que desanimarte por comenzar a correr y no terminar tu primer maratón un mes después. Meditar también es ejercicio, sólo que espiritual, y requiere de tiempo, entrenamiento y dedicación. Su efectividad dependerá realmente de tu disciplina.
- **Considerar dejarlo.** No lo hagas, y no porque yo lo diga. La meditación es una práctica milenaria que han realizado y realizan millones de personas en el mundo. Es más, si conoces personas sumamente exitosas en todos aspectos, puedo asegurarte que tienen algo en común: meditan.

Ahora sí, sin pretextos, comienza a meditar entre cinco y 10 minutos al día, y verás cómo mejora tu vida en todos aspectos. No sólo es un hábito del programa, es un factor importante para su éxito. Incluso si eres de los afortunados que no tienen retos difíciles en su vida y son sumamente positivos, imagínate que tu vida será aún mejor de lo que ya es.

## Evita las emociones tóxicas

Las emociones también acidifican el organismo y pueden crear toxicidad. Son iguales o más corrosivas y dañinas que los alimentos ácidos porque cuesta más trabajo desecharlas. La mayoría de las veces se convierten en energía estancada, uno de los principales problemas de salud que existen: cuando uno se siente estresado, preocupado, ansioso y ofuscado, tiende a tomar malas decisiones que derivan en una cadena de la cual es más complicado salir.

La emoción surge cuando se encuentran mente y cuerpo; es la reacción del cuerpo a lo que tu mente dice, sea verdad, mentira o exageración. Si estás en una situación amenazante, digamos que se meten a tu casa a robar, tendrás miedo —una emoción— y tu cuerpo operará como debe en esa circunstancia, listo para la lucha o la huida. Pero tal vez no está pasando, simplemente escuchaste ruidos inusuales y pensaste: "Alguien se metió en la casa". Tu cuerpo tiene la misma reacción de miedo por algo que posiblemente esté pasando o no. No importa si fue real, lo que importa es que tu cuerpo responde de igual manera a todo lo que la mente dice. Justificada o no, tuviste esa emoción, miedo.

Ahora, ¿qué pasa en el cuerpo cuando este tipo de emociones suceden todo el tiempo por cosas irreales? Tu cuerpo responde negativamente a situaciones imaginarias, y las emociones acumuladas innecesariamente se vuelven tóxicas. Lo importante entonces es saber cómo detenerlas, y aquí es donde entran la meditación en primer lugar, y tu control en segundo, dándote cuenta de que tu mente puede inventar muchas cosas, pero no necesariamente le tienes que creer. No eres tu mente. Tu mente es un instrumento para pensar, pero si tú controlas ese instrumento, ¿por qué vas a pensar mentiras y cosas que te hacen daño? ¿Por qué no pensar en otra cosa?

Cada vez que lleguen estos pensamientos negativos, sácalos de tu mente como reacciones condicionadas que no necesitas. Seguramente regresarán en otro momento, pero puedes alejarlos mil veces hasta que tengan menos fuerza y eventualmente desaparezcan. Es cuestión de ser consciente de lo que piensas, en lugar de dejarte arrastrar por el rumbo que tu mente decida.

Debes tener pensamientos positivos, y no sólo eso, debes acompañarlos de acciones positivas para que realmente funcionen. Es una verdadera liberación dejar de sentirte esclavo de tus pensamientos y ponerle un alto al ruido mental que hace tanto pensamiento a la vez.

## No te estreses

El estrés es la enfermedad de moda y se considera la causa de todos los padecimientos actuales que no tienen un fundamento fisiológico. De acuerdo con la American Heart Association, de Estados Unidos, el organismo responde ante situaciones difíciles, como el estrés, liberando adrenalina y cortisol, lo que provoca que se aceleren la respiración, el ritmo cardiaco y, por ende, aumente la presión arterial.[7] También tu sistema inmunológico se suprime temporalmente, te desequilibras hormonalmente —por eso es necesario que las mujeres se relajen si quieren embarazarse—, aumentan tus niveles de colesterol y de azúcar en la sangre, y almacenas grasa. Cuando el estrés es constante o crónico, se vuelve muy peligroso para la salud.

De acuerdo con un nuevo estudio de la Universidad de California, en Berkeley, pasar demasiado tiempo bajo estrés genera cambios a largo plazo en el cerebro, y no para bien. De hecho, estas modificaciones pueden explicar por qué las personas que sufren de estrés crónico son propensas a tener problemas mentales, como trastornos de ansiedad y alteraciones del estado de ánimo.[8] A largo plazo, el estrés provoca un desgaste severo del cuerpo. Tú no quieres eso. Meditar y mejorar tu alimentación, así como dormir lo suficiente, hará que tu organismo pueda hacer frente a los cambios y las situaciones problemáticas de la vida.

Relájate, nada está bajo control, aunque pienses que sí, y la mejor forma de aceptarlo es sólo preguntándote: "¿Qué es lo peor que puede pasar?" Acepta cada momento y confía en que todo sucede por algo bueno, que va a mejorar. No te preocupes, ocúpate.

## Más cantos y menos lamentos

Deja de quejarte y comienza a agradecer todo lo que tienes. ¿Sabías que ser agradecido en términos generales conlleva muchos beneficios para tu salud? El agradecimiento es de los mejores sentimientos que podemos tener y atrae un sinfín de emociones positivas. No se trata únicamente de andar dando gracias a todas las personas por cualquier cosa —que también lo incluye—, sino de un auténtico y genuino estado de agradecimiento permanente por todo lo que se tiene en la vida.

Damos por hecho muchas cosas y pensamos que así deben ser o que las "merecemos" por alguna razón, pero la realidad es que todos podemos estar en el lugar de cualquier otra persona menos —o más— afortunada desde el punto de vista físico. Sin embargo, el agradecimiento se cultiva y puede sentirse realmente cuando uno se da cuenta de que tenemos infinitas cosas por las que estar profundamente satisfechos, contentos y en aceptación total. Todos tenemos la facilidad de cultivar este estado natural de agradecimiento, ya sea con una lista mental —o escrita— antes de dormir o de meditar, o simplemente haciendo una revisión de nuestra vida actual. Por ejemplo, si estás leyendo este libro, ya te encuentras dentro de un porcentaje muy pequeño de personas que tienen acceso a la lectura, al estudio, cierto poder adquisitivo y nivel cultural. Eso es más que suficiente para estar agradecido.

Desarrollar una actitud de agradecimiento constante y dejar a un lado las quejas que fomentan lo contrario es la mejor forma de mejorar tu nivel de satisfacción con tu propia vida. Las quejas —aun las silenciosas— no sirven de nada, sólo generan energía negativa y te sitúan en una posición de víctima en la que puedes estancarte fácilmente, hasta que decidas ser autor de tu propio cambio, ya no un resultado de lo que pasa fuera de ti. Cuando una "queja" va sin emoción negativa implícita y con una finalidad constructiva, entonces tiene sentido, pero yo hablo de la queja repetitiva, la que no produce un cambio y con negación tácita en su expresión. Mejor repasa tu vida y todo lo bueno que tienes, y toma nota de lo que sucede cuando el agradecimiento es parte de tu vida diaria.

Éstas son sólo seis conclusiones de estudios realizados por distintos institutos sobre el impacto de ser agradecido:[9]

- Las personas agradecidas reportan mejor salud y son más propensas a cuidar sus hábitos. Esto contribuye a su calidad de vida y longevidad.
- Ser agradecido aumenta el nivel de felicidad y reduce los niveles de depresión en general. La gratitud como emoción positiva reduce el impacto de las emociones tóxicas, como la envidia, el resentimiento, el arrepentimiento o la culpa.
- Las personas agradecidas presentan más empatía y menos comportamientos agresivos. Quienes tienen sentimientos de gratitud experimentan una mayor sensibilidad ante la retroalimentación negativa o crítica, y muchas menos ganas de tomar venganza por algún mal comentario o comportamiento de otros.
- Las personas agradecidas duermen mejor, durante más tiempo y con mejor calidad que quienes no lo hacen.
- El agradecimiento mejora la autoestima. Las personas agradecidas tienden a compararse mucho menos con los demás, se sienten satisfechas y contentas, así que lejos de sentir resentimiento, experimentan una felicidad compartida por quienes tienen logros también.
- Cuando agradeces lo bueno en tu vida, atraes más cosas positivas.

## Capítulo 6

# Hábito 4: estamos diseñados para movernos, haz ejercicio para vivir

Estamos diseñados para estar en movimiento constante; es más, la principal función del cerebro es coordinar movimientos con el fin de interactuar con el medio ambiente. El sedentarismo que en la actualidad demandan los trabajos de oficina, los traslados largos de un lugar a otro, todas esas horas que pasamos sentados, no benefician en nada a nuestros músculos y al cuerpo en general. Y si a esto le sumamos las horas que pasamos frente a la televisión —con la debida justificación de descansar para desestresarnos—, estamos lejos del propósito de nuestro diseño original. Un coche está diseñado para moverse, y de hecho, cuando no se mueve en muchos meses o años, presenta problemas; ahora imagínate lo que pasa con tu cuerpo, que es una máquina todavía más compleja y sofisticada, diseñada para el movimiento. No es que el ejercicio sea bueno para la salud, es que es *necesario* para la vida.

Todos sabemos o hemos escuchado que el ejercicio tiene múltiples beneficios, como mejorar la circulación y la oxigenación, incrementar el tono muscular y la resistencia física, mejorar el bienestar mental en general (por la liberación de endorfinas) y muchos otros, pero el concepto preponderante en realidad es "movimiento", el cual incluye cualquier tipo de ejercicio y muchas más actividades que nuestro cuerpo es capaz de realizar y necesita para un funcionamiento correcto.

## Predisposición genética para la actividad física

La actividad física no puede regirse por fines puramente estéticos, sino por el hecho de ser una función básica, parte de nuestro diseño. A lo largo de la historia, el movimiento siempre estuvo presente como elemento principal de la actividad humana: nuestros antepasados vivieron en constante movimiento dado su estilo de vida, que entonces era una constante labor de supervivencia diversificada en cacería, recolección de comida, construcción y mantenimiento de refugios, y en escapar continuamente de otros depredadores, principalmente. En otras palabras, en ese tiempo, la actividad física tampoco era opcional.

Generación tras generación, el ser humano fue evolucionando y adaptándose a su entorno y su estilo de vida hasta llegar a nosotros, la nueva generación de una especie que prácticamente vive sentada y sin movimiento durante la mayor parte del día. Las comodidades de la vida moderna han cambiado drásticamente la manera en que vivimos y en que nos movemos: han provocado la desconexión física y mental de nuestras capacidades motoras.

La mayoría de nosotros, a menos que hagamos un esfuerzo consciente por ser físicamente activos, casi no realizamos ejercicio alguno en nuestras actividades cotidianas. Incluso las ocupaciones que en algún momento involucraron esfuerzo físico han sido remplazadas por algún tipo de tecnología que requiere el mínimo esfuerzo. Esto se traduce en hábitos de vida sedentarios que entran en conflicto con las necesidades de nuestro cuerpo, que sigue esperando ese movimiento necesario.

El cuerpo humano es capaz de realizar modificaciones realmente asombrosas en sí mismo: cuando es sometido a algún tipo de esfuerzo de distinto grado o duración, tratará de superar la tensión adaptándose específicamente a la demanda impuesta. A este fenómeno se le conoce como principio de la adaptación específica a la demanda impuesta, lo que explica por qué el cuerpo de un maratonista es delgado, mientras que un corredor de 100 metros es corpulento, ya que la demanda de cada uno es distinta y, por ende, el desarrollo de su cuerpo es diferente. De igual manera, el cuerpo humano también es capaz de adaptarse a no realizar ningún movimiento o a no estar sometido a ningún tipo de demanda física, sólo que su manera de hacerlo es atrofiándose, volviéndose cada vez menos apto para moverse en condiciones normales. Los avances tecnológicos que han hecho nuestra vida más fácil y cómoda nos están debilitando irremediablemente.

## No es por imagen, es por salud

Según la OMS, la inactividad física es la cuarta causa de muerte en adultos en el mundo y es responsable de 9% de las muertes prematuras.[1] Hay muchos estudios al respecto, y todos concluyen lo mismo: estar sentados o inactivos durante un periodo prolongado impacta de manera significativa la función cardiovascular y metabólica. David Dunstan, por ejemplo, investigador del Baker IDI Heart & Diabetes Institute, en Melbourne, Australia, determinó que la falta de contracción muscular causada por estar sentado disminuye el flujo de sangre a lo largo del cuerpo, lo que reduce considerablemente la eficiencia de los procesos. Peor aún: permanecer sentado durante una hora deteriora hasta 50% del flujo sanguíneo de la arteria femoral.[2]

Al realizar un esfuerzo físico, una serie de mecanismos moleculares a nivel celular desencadenan una cascada de actividades que impactan el funcionamiento de nuestro cuerpo. Por ejemplo, los huesos requieren de movimiento o del esfuerzo de cargar para aumentar su densidad y su resistencia; por otro lado, nuestro aparato circulatorio depende tanto del buen estado del corazón como del movimiento que le demos a nuestro cuerpo, pues la estimulación mecánica que generan los músculos al moverse permite que los capilares se relajen y se abran, dejando pasar el flujo sanguíneo de las arterias hasta los capilares, llevando así oxígeno y nutrientes a todas las células de nuestro cuerpo.[3] En conclusión, la falta de movimiento crea problemas porque las células y los tejidos responden a los estímulos del entorno, y al no haber tales se deterioran. De cierta manera, también los estímulos son "nutrición" para nuestro cuerpo.

## ¿Cuál es el mejor ejercicio para ti?

La única respuesta para esta pregunta es el que más te guste. No busques el ejercicio que más queme grasa o el que esté de moda. Ésos los vas a terminar dejando porque no puedes hacer todos los días algo que no te gusta. Al menos no cuando tienes muchas más opciones igual de efectivas. Practica el ejercicio que realmente te guste, que te motive a hacerlo, ése es el mejor. Tampoco tienes que dedicarle tres horas y todo el  equipo de un gimnasio, con 15 o 20 minutos es suficiente para tener grandes beneficios. Cuando uno quiere, se hace el tiempo y la ocasión; recuerda que el ejercicio no es opcional, por lo que te invito a que encuentres el que más te guste para que se vuelva un hábito que puedas disfrutar.

El ejercicio y el movimiento apoyan también las funciones de oxigenación del cuerpo y la liberación de toxinas, además de generar una sensación de bienestar y salud, pues nuestros principales órganos vitales tienen un ritmo propio que requiere de estímulo. Al comenzar con este hábito necesario para tu salud, considera las siguientes recomendaciones:

* **Empieza a tu paso.** Cada quien sabe el grado de actividad física que realiza y soporta.
* **Siempre establece metas y objetivos de acuerdo con tu estado físico actual.** Esto te permitirá seguir mejorando.

- Realiza actividades en grupo o con otra persona. La motivación de otros te puede ayudar a seguir adelante y no desertar.
- Establece un horario fijo para tu ejercicio, acorde a tu estilo de vida. A la mayoría de la gente le funciona mejor hacer ejercicio por la mañana, porque al final del día se interponen otros compromisos.
- Si no tienes tiempo, no pretendas dedicarle mucho. Con que hagas ejercicio cinco veces a la semana durante 15 minutos lograrás grandes beneficios.
- Realiza ejercicios naturales y en entornos naturales. Puedes practicar una gran variedad de actividades al aire libre, como escalar, caminar, saltar la cuerda, cargar objetos, brincar.
- Nunca te desanimes si interrumpes tu entrenamiento. Ten presente que siempre puedes empezar de nuevo.

## EJERCICIO DE ALTA INTENSIDAD: NO NECESITAS MÁS DE 20 MINUTOS AL DÍA

¿No tienes tiempo para hacer ejercicio o ir a un gimnasio? ¿El ejercicio no es una opción para ti porque tienes hijos, un trabajo demandante o cualquier otra razón? No te preocupes, existen muchas rutinas de ejercicio de alta intensidad que puedes descargar y realizar en donde quieras. Sólo necesitas 15 o 20 minutos al día.

Las rutinas de ejercicio de alta intensidad básicamente mejoran la capacidad y la funcionalidad de nuestro cuerpo. Estos ejercicios involucran movimientos naturales, durante 12 o 15 minutos, pero con intensidad y rapidez, lo que ha comprobado ser más efectivo para quemar grasa porque incrementa la tasa metabólica de descanso y fortalece los huesos, entre otros beneficios.[4]

Brincar en trampolín es también un tipo de ejercicio con muchos beneficios, entre ellos que promueve la desintoxicación del sistema linfático. Ya se comercializa una versión pequeña, así que puedes hacer este divertido ejercicio de bajo impacto desde la comodidad de tu casa.

## BENEFICIOS DE HACER EJERCICIO EN AYUNAS

Practicar ejercicio por la mañana es un excelente hábito que repercute en tu salud, no una mera recomendación para empatar tiempos libres en tu día, aunque en este aspecto, el hecho de que sea temprano sí te ayuda a asegurar que lo hagas diario, antes de que algún contratiempo se cruce y te impida llevarlo a cabo un día, que luego se convierta en dos y termines olvidando el hábito por completo, por no disfrutar de sus beneficios.

Hacer ejercicio temprano tiene que ver con que sea en ayunas. Si tienes un estado de salud bueno y realizas ejercicio regularmente sin que sea extenuante (es decir, si no tienes algún padecimiento crónico ni eres atleta de alto rendimiento), hacer ejercicio sin alimento hará que tenga un mayor impacto tanto en tu trabajo muscular como en tus niveles de glucosa e insulina si llevas una dieta basada en grasas y no en azúcares, al grado de prevenir el aumento de peso y la resistencia a la insulina.[5]

Los procesos que realiza nuestro cuerpo para quemar grasa se controlan con el sistema nervioso simpático, el cual se activa con el ejercicio y con la falta de alimentos. Por ello, la combinación de ambos maximiza el impacto en la descomposición de la grasa y el glucógeno para producir energía. Si haces ejercicio regular moderadamente intenso, significa que estás utilizando glucógeno y grasa que fueron almacenados en tus músculos, hígado y células grasas. Normalmente, el cuerpo tiene suficiente combustible almacenado para hacer una o dos horas de ejercicio intenso, o entre tres y cuatro a una intensidad moderada. Así que si llevas una buena alimentación, tu cuerpo no sufrirá por hacer ejercicio en ayunas.[6]

Sin embargo, no olvides la bioindividualidad. Es cierto que algunas personas tienen dificultades para hacer ejercicio sin comer porque son sensibles a los cambios en sus niveles de azúcar en la sangre. Esto puede provocarles náuseas, mareos e incluso desmayos. Debes aprender a escuchar a tu cuerpo y usar tu sentido común para determinar si es para ti o no, pero prueba. Si definitivamente lo tuyo no es el ejercicio en ayunas, intenta beber un jugo de verduras o un licuado de proteína vegana (puede ser de semillas de cáñamo), 20 o 30 minutos antes, y ve cómo te sientes.

- **Mantente activo durante tus tareas cotidianas.** Usa las escaleras en lugar del elevador, levántate de tu escritorio y estira las piernas al menos una vez cada hora, estaciónate más lejos y camina un poco más.

Recuerda entonces que el propósito es movernos, mantener a nuestro cuerpo en buenas condiciones y sentirnos mucho mejor con nosotros mismos. Siempre es un buen momento para comenzar.

## La fórmula para una buena salud

En la alimentación incluyo tanto alimentos para el alma como para el cuerpo, pero notarás que lo más importante indudablemente es la alimentación del cuerpo. No por hacer ejercicio puedes comer lo que sea. Claramente el ejercicio nos ayuda para muchas cosas, incluyendo quemar grasa, y uno de sus múltiples beneficios al practicarlo de manera regular es que el peso se puede mantener estable o reducirse (según sea el caso), pero no consideres que hacer ejercicio (mucho o poco) significa que puedas comer cualquier cosa y tener malos hábitos en general.

En el peso no se distinguen la inflamación, las enfermedades autoinmunes, los desórdenes hormonales o la infertilidad temporal. Por eso el ejercicio no está relacionado sólo con él. Sin una buena alimentación, el ejercicio puede resultar hasta contraproducente, y sin dormir, el cuerpo se estresa, lo que desata a su vez una mala alimentación y nada de energía para hacer ejercicio. Es un perfecto círculo vicioso. Por tanto, cuida primero tu alimentación. El ejercicio ayuda muchísimo, claro, pero un abdomen plano y un cuerpo delgado no se hacen en el gimnasio, sino en la cocina, con los alimentos que preparamos.

### ¿Es necesario pesarse?

Algunas personas recomiendan pesarse diario, cada semana o cada 15 días; otras prefieren no hacerlo en absoluto. En mi opinión, si no tienes un problema serio de obesidad que necesites estar regulando cotidianamente por indicación médica, pesarte no tiene un efecto positivo. Creo que no se vale que algo externo tenga el poder de determinar tu día al grado de hacerte sentir bien o mal, y menos si se trata de un aparatito cuya función básica es relacionar nuestro cuerpo con la gravedad. Podrá sonar trillado, pero pesarte influye en todo tu día, en tus emociones, tus decisiones, el enfoque que le das a tu estilo de vida saludable e incluso en tu felicidad.

Nuestra actitud no debería ser tan "manipulable" y menos por algo que es relativo. Yo prescindo totalmente de una báscula por las siguientes razones:

- No pesamos lo mismo a lo largo del día. En la mañana y en la noche tenemos aproximadamente uno o dos kilos de diferencia, pues ingerimos alimentos y líquidos que eliminamos de varias maneras.
- Por la mañana pesamos menos que al acostarnos porque mientras dormimos el cuerpo sigue eliminando agua, sobre todo a través de la sudoración y la respiración.
- Además, por la mañana tienes entre ocho y 10 horas sin haber comido ni bebido algo, así que el peso será menor.
- Si has comenzado a hacer ejercicio, seguramente pesas más porque los músculos reciben estímulos.
- Si acabas de hacer ejercicio y te subes a la báscula, tu peso variará en función del ejercicio que realizaste. Si fue de pesas o fuerza, será mayor. Si fue de resistencia o cardiovascular intenso, entonces pesarás menos por los líquidos que perdiste a través del sudor.
- Si una noche antes cenaste algo que contenía sodio o glutamato monosódico (aunque tal vez no lo supieras), vas a retener líquido al día siguiente, igual que si ingeriste bebidas alcohólicas o, peor aún, bebidas preparadas con insumos industriales, como jugo de tomate industrial, sustituto de jugo de limón y sal de mesa.

- Es más, si te pesas antes y después de evacuar, tu peso no será el mismo.

Entonces, ¿cómo podrías darle tanta importancia? Tu báscula no debería determinar la actitud que tendrás en el día. La salud no se mide en kilos ni se mide con una báscula, tampoco tu disciplina ni tus hábitos nuevos, ya no digamos tu belleza o humor. Sólo es una referencia que no indica realmente mucho, pues ¿de qué te serviría pesar menos si no te ves saludable? ¿De qué sirve que la báscula te arroje el número que quieres si no tienes energía? Y entonces, ¿cómo medimos la salud? Con ausencia de enfermedad y luminosidad en la piel, con un sentimiento general de bienestar, respeto y responsabilidad con uno mismo. Sin embargo, si realmente te quieres pesar y es totalmente imperativo, entonces:

- Hazlo a primera hora de la mañana, en ayunas (incluso de líquidos), después de orinar y evacuar.
- Hazlo en la misma báscula, siempre.
- Si lo vas a hacer mensualmente, asegúrate de que sea en el mismo día de cada mes. Para las mujeres es importante sobre todo que no sea en un día de su ciclo menstrual.
- De preferencia que sea en ropa interior.
- Que no sea después de hacer ejercicio.

Si no te pesas, sentirte increíblemente ligero y bien será tu indicador. ¿Qué mejor referencia queremos? Poco a poco verás que tu ropa te queda mejor, comenzarás a notar cambios en tu estado de ánimo, en tu energía y dinamismo; tu cambio de hábitos te premiará con buenos resultados. Ocúpate de comer saludable, medita, haz ejercicio y duerme bien, y el peso no será un tema en tu vida. No busques perder peso, busca estar saludable. Cuando cambies de objetivo, cambiarás los resultados.

## Capítulo 7

# Hábito 5: respeta y apoya los procesos naturales de tu cuerpo

El concepto de desintoxicación que está tan de moda hoy en día ha desvirtuado en cierta manera su significado original. La desintoxicación no es una forma rápida de perder peso, sino una práctica milenaria para el cuerpo y para el alma que se realiza con el objetivo de eliminar lo que el organismo no necesita. Pero más allá de ser una práctica inducida, es un proceso completamente natural que nuestro organismo realiza a diario mientras estamos dormidos. Es la razón de que amanezcamos con mal aliento, orina concentrada e hinchazón, mismos que se eliminan durante la mañana.

El refuerzo de este proceso se necesita cuando introduces más toxinas al organismo de las que puede liberar. El cuerpo hace maravillas con lo que le das y trata por encima de todo de mantener un equilibrio. Pero cada vez se la ponemos más difícil, además de que lo que era fácil en la niñez se vuelve difícil en la adultez y se mezcla con otras complicaciones de salud. Seguramente recuerdas que en tu adolescencia comías "piedras" como si nada, mientras que ahora tu lista de "no lo como porque me cae mal" es muy larga.

Cada vez dormimos menos, no le damos al cuerpo horas suficientes para realizar sus procesos nocturnos y tenemos un sueño de menor calidad; asimismo, cada vez dejamos descansar menos a la digestión, no sólo por pensar que un ayuno es un gran pecado, sino por comer todo el tiempo alimentos poco nutritivos. La digestión y el sueño reparador son los grandes componentes de la salud y hemos descuidado ambos con malos hábitos en nuestra vida diaria.

## La digestión

Aunque no estés consciente del proceso diario de depuración natural, tus células también generan residuos durante el día, cuando realizan sus funciones, los cuales se liberan en el sistema circulatorio y después son capturados por otras células que los neutralizan y los vuelven solubles en agua. Dejan de ser tóxicos y se pueden eliminar de forma segura por medio del sudor, la orina, el dióxido de carbono, la materia fecal, etcétera. De no ser así, estos desechos se acumularían hasta volverse sumamente tóxicos y no podríamos seguir viviendo. Por lo tanto, nuestro organismo vive depurándose constantemente para mantenernos saludables.

La digestión es el principal proceso de obtención de nutrientes y culmina en una depuración. Es un proceso que comienza en la boca y termina con la evacuación después de un largo camino; entre más efectivo y eficiente sea éste, mejor será tu salud. Lo mencioné en capítulos anteriores: todo padecimiento comienza con una mala digestión. Prácticamente vivimos entre dos funciones que hacen posible nuestra vida: digerir lo que sirve y desechar lo que no sirve.

La salud depende de cómo digerimos los alimentos tanto para el cuerpo —comida, agua y oxígeno— como para el alma —situaciones, experiencias, emociones y pensamientos—. Este proceso vital es el que más energía requiere y será siempre una prioridad. Piensa en la energía como un presupuesto y considera que ésta se destinará, de entre todas las áreas que la necesiten, a las más vitales. Entonces, mientras que la digestión es uno de los procesos más fundamentales

## VINAGRE DE MANZANA

Por su alto contenido de minerales y potasio, tiene muchos beneficios para la salud, entre ellos mejorar la digestión, ya que promueve el crecimiento de bacterias benéficas, la pérdida de grasa y la depuración del organismo, así como una reducción de los niveles de glucosa y colesterol en la sangre, y presión arterial elevada. Tiene también propiedades antisépticas.

Puedes agregarlo a ensaladas y aderezos, o tomarlo diariamente antes de dormir. Incluso puedes tomarlo como digestivo tradicional: una cucharada en una taza de agua, 20 minutos antes de comer.

Consideraciones para tomarlo:

* Debe ser crudo, con la madre, sin filtrar (se ve un tipo de sedimento) y de preferencia orgánico. El vinagre de manzana pasteurizado no cuenta con estas propiedades.
* No consumirlo más de dos veces al día. Con una vez al día es suficiente.
* No se debe consumir solo ni directo, siempre diluido, porque puede causar quemaduras e irritación en la garganta.

de nuestro organismo, la desintoxicación ocupa un lugar intermedio en nuestra lista de prioridades. Esto quiere decir que el cuerpo primero digiere y después continúa depurando, lo cual es perfectamente normal mientras el cuerpo esté saludable y la alimentación sea adecuada, natural.

Sin embargo, con tantos aditivos, toxinas y contaminantes que ingerimos por todas partes —ambiente, casa, alimentos, bebidas, artículos de limpieza, aromatizantes—, le añadimos al organismo el impacto de una sobrecarga tóxica, por lo que evidentemente tenemos un gran saldo en contra respecto a la desintoxicación. Ésta es la razón por la que dejar descansar tu digestión con una dieta líquida dos o tres veces al mes, respetar el ayuno nocturno y llevar una mañana ligera sean tan importantes en mi programa.

# Dieta líquida de **1** día

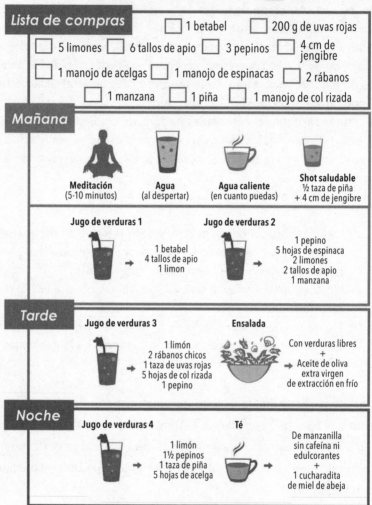

**Lista de compras**

- [ ] 1 betabel
- [ ] 200 g de uvas rojas
- [ ] 5 limones
- [ ] 6 tallos de apio
- [ ] 3 pepinos
- [ ] 4 cm de jengibre
- [ ] 1 manojo de acelgas
- [ ] 1 manojo de espinacas
- [ ] 2 rábanos
- [ ] 1 manzana
- [ ] 1 piña
- [ ] 1 manojo de col rizada

**Mañana**

**Meditación**
(5-10 minutos)

**Agua**
(al despertar)

**Agua caliente**
(en cuanto puedas)

**Shot saludable**
½ taza de piña
+ 4 cm de jengibre

**Jugo de verduras 1**

1 betabel
4 tallos de apio
1 limon

**Jugo de verduras 2**

1 pepino
5 hojas de espinaca
2 limones
2 tallos de apio
1 manzana

**Tarde**

**Jugo de verduras 3**

1 limón
2 rábanos chicos
1 taza de uvas rojas
5 hojas de col rizada
1 pepino

**Ensalada**

Con verduras libres
+
Aceite de oliva
extra virgen
de extracción en frío

**Noche**

**Jugo de verduras 4**

1 limón
1½ pepinos
1 taza de piña
5 hojas de acelga

**Té**

De manzanilla
sin cafeína ni
edulcorantes
+
1 cucharadita
de miel de abeja

La magnífica máquina que es tu cuerpo tiene que priorizar. Ella seguirá digiriendo y gastando energía para lograrlo, mientras que la desintoxicación marcha más lentamente, haciendo lo que puede con lo que le das. Esta desintoxicación intermitente hace que las toxinas no eliminadas entren en el torrente sanguíneo y lleguen a ciertos tejidos; otras se quedan retenidas donde se encuentren y provocan irritación, por lo que las células las recubren de mucosidad o grasa para aminorar el daño, mientras esperan ser eliminadas. Cuando por fin se da luz verde al proceso de desintoxicación, todas las toxinas finalmente son liberadas al sistema circulatorio. Pero, ¿cuál es esa luz verde? Cuando la digestión, la absorción y la asimilación de los alimentos ya terminó.

Los programas de desintoxicación provocan que esta luz verde se active de una manera más intensa y rápida de la normal, sobre todo al reducir la carga total del proceso digestivo. Sin embargo, la liberación y eliminación de toxinas son dos pasos diferentes que no se dan simultáneamente, pues toman tiempo. No todos los programas de desintoxicación son iguales porque una cosa es liberar las toxinas de donde se encuentran estancadas dentro de tu organismo en lo que se comienza a desintoxicar y otra muy distinta es eliminarlas completamente de tu cuerpo.

De hecho, es peor liberarlas de su lugar y dejarlas circulando que tenerlas atrapadas. Al ser liberadas, tanto las toxinas como la mucosidad deben ser expulsadas rápidamente, por lo que es importante tomar complementos de fibra al realizar un programa de desintoxicación para asegurarte de evacuar al menos una vez al día. Además de esto, toma días desintoxicarse realmente, por lo que un proceso de tres o cuatro días no es suficiente y puede dejar toxinas en tu organismo.

Mi programa es un plan de salud a largo plazo que incluye una fase de desintoxicación intensa, pero no es sólo para depurar, sino para comprometerte a no meter más toxinas en tu organismo. Este programa no es la fórmula fácil para que puedas comer en exceso alimentos procesados durante unas semanas y luego limpiarte. Eso suena más a un nuevo desorden alimenticio, y aunado a que sería dañino para la salud, tarde o temprano perdería su efectividad. No tendrás los resultados que estás buscando si no sigues apegadamente las tres fases, incluyendo el mantenimiento.

---

**NO COMAS DISTRAÍDO**

Evita enfocar tu atención en otras cosas que no sean tus alimentos (el celular, los libros, la computadora, la televisión) porque tiendes a comer de más. En 20 minutos le llega el mensaje a tu cerebro de que ya estás satisfecho, por lo que si comes de más en ese tiempo, quedarás lleno, con sus merecidas consecuencias:

* Mala digestión.
* Almacenamiento de grasa.
* Toxicidad en el organismo.
* Inflamación.

---

## El ayuno: descanso digestivo

Realizar un ayuno por las noches y tener una alimentación ligera en las mañanas son las mejores herramientas para promover una depuración idónea. Le darás un descanso a la digestión desde que cenas ligero, poco, temprano y tienes un buen descanso. ¿No te suena a que por fin descansará tu sistema digestivo? Pues sí, lo hará, lo que beneficiará tu nivel de energía para que el organismo pueda desintoxicarse —que buena falta le hace— y comiences un nuevo día listo para recibir nutrientes poco a poco.

Muchos profesionales de la salud consideran pésimo practicar el ayuno, pero en realidad tiene innumerables beneficios. De acuerdo con un estudio realizado por los investigadores del Instituto del Corazón, del Centro Médico Intermountain, en Utah, Estados Unidos, el ayuno reduce el riesgo de enfermedad cardiaca y diabetes, además de promover cambios positivos importantes en los niveles de colesterol.[1] El ayuno es un tiempo de eliminación o limpieza interna, pues el organismo indica que no es momento de introducir comida, sino de eliminar las sustancias de desecho y los residuos tóxicos acumulados con el tiempo.

No es una moda o una nueva tendencia en la salud, es lo más natural que existe. Sólo observa a un animal o incluso a un niño, ambos con instinto joven, intacto. Cuando se sienten mal o enfermos porque algo les cayó mal, ¿qué hacen? Dejan de comer. El animal descansa, toma agua y come pasto, y los niños pierden el apetito porque lo importante en ese momento no es la ingesta de nutrientes, sino la capacidad de desintoxicación y autocuración del organismo. El ayuno es un momento de eliminación, renovación y regeneración, es también parte de un proceso sano y natural. El ayuno facilita el descanso general y completo de los órganos vitales, por lo que les da a los órganos de eliminación una oportunidad para ponerse al día en su trabajo y permite que las células, los tejidos y los órganos se rejuvenezcan.

Por supuesto, hay de ayunos a ayunos, pero quién dijo que debíamos comer tres, cinco o siete veces al día, ¿te lo has preguntado? Estamos diseñados para tener periodos de alimentación y periodos de ayuno. Así es el diseño de tu cuerpo, y el ayuno que yo propongo es muy suave, ligero y sobre todo seguro. Lo único que se necesita es que cenes temprano (comer tu último bocado no más allá de las 8:00 p.m.), sin proteína animal (tarda más tiempo en digerirse) y una porción pequeña para que te quedes con un poco de hambre. Después puedes tomar agua o té sin cafeína hasta que te duermas —es sólo ayuno de sólidos—, y ya descansado comienzas el día también con líquidos hasta llegar a tu desayuno, lo que inicia un nuevo ciclo de digestión alrededor de las 10:00 a.m.

Lo más importante después de esta gran ventana de ayuno es no comer de más porque resulta contraproducente. Imagina que liberas el tráfico de las calles más transitadas para mejorar el flujo de los vehículos, pero a la hora que lo reinicias permites el paso a más coches de los que deberías y entonces todos se quedan atorados otra vez. Así no funciona el ayuno, pues en realidad es parte de una alimentación equilibrada, y si no puedes evitar comer mucho después, entonces es mejor que no lo hagas. Inténtalo y apóyate bebiendo algo más que agua o té, como el licuado verde que te recomiendo, hasta que no te cueste trabajo.

## OTROS APOYOS PARA LA DESINTOXICACIÓN

*Hidroterapias de colon*

La condición para realizar un procedimiento como éste es que te asegures de hacerlo con médicos certificados. No puedes ir con cualquier persona, pues podría ser peligroso tanto por el proceso mismo como por la higiene necesaria.

En el procedimiento, una máquina introduce agua de manera muy suave y paulatina —por presión o gravedad— dentro de tu colon. Es un tanto molesto pero no es algo que debas hacer a menudo. Se trata de un procedimiento médico —otra razón para no esperar que parezca un masaje— aliado con una buena alimentación, y se recomienda una o dos veces por año, dependiendo de tus hábitos y de tu estado de salud actual. No todas las personas son candidatas, otra razón por la que debes buscar asesoría médica para realizarlo.

No es parte del programa y queda sólo a tu criterio como una recomendación. Lo incluyo entre estas opciones porque soy una de las personas a las que les ha dado excelentes resultados al combinarlo con buenos hábitos.

*Dieta líquida de un día*

En el mantenimiento del programa te recomiendo hacer la dieta líquida de un día, misma que puedes implementar los lunes o martes de cada semana, o cada 15 días, para dejar descansar a tu proceso digestivo.

*Cepillado de la piel en seco*

La piel es el órgano excretor más grande del cuerpo, y cepillarla es un complemento perfecto para el cambio de hábitos porque acelera la eliminación de toxinas, mejora la circulación, ayuda a la regeneración celular y mejora mucho la calidad de la piel: estará más firme y lisa, además de que desaparecerán manchas y algunas estrías.

Hazlo en las mañanas, antes de bañarte, o incluso antes de hacer ejercicio (ésa es mi rutina). Si tienes oportunidad, hazlo también antes de dormir, pero mínimo una vez al día.

El cepillado debe ir siempre en dirección al corazón para apoyar el drenaje linfático, con movimientos largos o cortos (a tu gusto), y hazlo con un cepillo de cerdas naturales, no de plástico.

(Continúa)

*Limpia tu lengua antes de cepillar tus dientes*
Un limpiador de lengua es un gran auxiliar en los procesos de desintoxicación porque depuras tu boca de bacterias al retirar la capa blanquecina que se ve. No es lo mismo que limpiar la lengua con tu mismo cepillo de dientes porque es posible que sólo liberes las bacterias y se queden en la boca. Si no tienes un limpiador de lengua puedes utilizar el mango de una cuchara como si fuera espátula para sacar el residuo sin liberarlo dentro de la boca.

Una lengua de color rosa, con una muy ligera capa blanquecina habla de una lengua y un organismo saludables.

*Ducha fría al final de tu baño*
Este contraste térmico ayuda en los procesos de desintoxicación y mejora tu circulación y tonificación muscular; notarás inmediatamente cambios en tu piel y en tu energía. Sólo quédate bajo la regadera fría durante unos segundos al terminar tu baño.

*Masajes de drenaje linfático*
Básicamente, sirven para acelerar el drenaje de residuos tóxicos, siempre y cuando estén acompañados de una alimentación natural y saludable. El sistema linfático es el encargado de eliminar los desechos celulares. Cientos de miles de túbulos linfáticos recogen residuos de nuestros tejidos y los transportan a la sangre para eliminarlos, proceso que se llama drenaje linfático. Los masajes ayudan a la eliminación de estos residuos mediante presiones suaves, lentas y repetitivas, que favorecen la circulación de la linfa, desinflaman y eliminan líquidos orgánicos retenidos.[2] Puedes preguntar en clínicas de masajes, pero te recomiendo que siempre busques profesionales con experiencia.

*Agrega un diente de ajo a tu shot*
El ajo ayuda a eliminar líquidos retenidos y toxinas; es un gran depurador en general. Puedes agregarlo a tu shot en las mañanas. (Si te preocupa el olor, no dura tanto como crees.) También puedes comer ½ cucharadita de ajo machacado con jugo de limón.

## Desintoxicación natural

En nuestro cuerpo tenemos cinco principales vías de eliminación: el colon, que elimina desechos y toxinas por medio de las heces; los riñones, los filtros de líquido de nuestro organismo; la piel, que elimina toxinas por medio de la sudoración; el hígado, que filtra material tóxico para neutralizarlo y llevarlo al sistema circulatorio, y los pulmones, que nos ayudan a eliminar toxinas mediante el dióxido de carbono y los gases exhalados. Pero aun teniendo tantos órganos excretores, si el colon se encuentra sucio, las demás vías se congestionan y comienzan a presentar problemas.

Limpiar esta vía es primordial, por eso los hábitos que te recomiendo se enfocan particularmente en mejorar tu digestión y desintoxicarte. Al renovar tu salud intestinal con el programa, también se limpia tu piel, cambian los olores de tu cuerpo y te sientes mucho mejor, pues descongestiona el tráfico pesado de toxinas que tengas. Si bien nuestro organismo vive en un estado de desintoxicación natural constante, debemos apoyarlo. Vivimos actualmente en un mundo donde respiramos, comemos, bebemos y nos untamos químicos tóxicos, por lo que resulta imposible que el cuerpo se ponga al día con este proceso, además de que no sirve de nada si nosotros le metemos más y más toxinas de las que puede liberar.

La eliminación intestinal o las evacuaciones son necesarias, pues las toxinas que no se eliminan forman una placa espesa que se adhiere a nuestra pared intestinal, volviendo el proceso excretor todavía más difícil y permitiendo malamente que las toxinas se reabsorban por las mismas paredes intestinales. Muchas personas consideran normal, incluso saludable, tener una sola evacuación al día, pero lo ideal sería evacuar el mismo número de veces que comemos en el día. De no ser así, entonces acumulamos la materia fecal, impedimos la absorción de nutrientes a través de las paredes intestinales y limitamos el espacio disponible en el colon, agregando problemas de estreñimiento y hemorroides a toda la situación.[3] Evacuar adecuadamente es uno de los primeros puntos que se corrigen al agregar alimentos naturales en nuestra dieta diaria.

No nos gusta mucho hablar de este tema, puede ser incómodo, pero es la clave para nuestra salud. Una evacuación saludable debe tener un color claro, salir fácilmente y tener un olor moderado, que no te haga salir huyendo. La eliminación es vital para tener un organismo en equilibrio, así que pon especial atención a este proceso. Debemos eliminar toxinas de origen interno y externo, así que si tienes problemas para evacuar, es un problema muy serio.

Ya estamos en el entendido de que es necesario evacuar al menos una vez al día, pero ¿qué hacer si estás estreñido? Más allá de los beneficios que notarás con el programa, si las hidroterapias de colon no son una opción para ti, te recomiendo que evites totalmente los alimentos altamente procesados, en especial las harinas refinadas, que son las principales causantes del estreñimiento generalizado de hoy. De nada sirven los remedios o fibras que tomes si sigues consumiendo lo que se sigue quedando atorado. Considera que una mala alimentación y la falta de movimiento forman una línea directa hacia los problemas de estreñimiento, así que consume alimentos naturales y bebe mucha agua.

Si lo consideras necesario, puedes también ayudarte con algunos remedios, pero *naturales*. Prueba alguno de éstos, considerando que van escalonados en cuanto a la severidad del estreñimiento:

1. Remoja dos cucharadas de chía en medio vaso de agua durante cinco minutos y bébelo antes de dormir y en la mañana (30 minutos después del primer jugo de verduras). Si es necesario, tómala también antes de comer.

2. Licua dos cucharadas de chía y dos cucharadas de linaza en medio vaso de agua, déjalo reposar durante cinco minutos y bébelo antes de dormir y por la mañana (30 minutos después del primer jugo de verduras). Si es necesario, tómala también antes de comer.

3. Toma una cucharada de aceite de oliva extra virgen de primera extracción en frío antes de dormir y después del primer jugo de verduras. Te ayudará a lubricar el tracto intestinal.

En conclusión, cuando no evacuas regular y eficientemente, todo se queda en tu colon, así que literalmente estás lleno de materia fecal. No suena bien, no está bien y no te hace bien. Es un paraíso para gérmenes, virus, toxinas, hongos, bacterias y parásitos, además de que esa materia fecal debilita tu sistema digestivo —causando gases, inflamación, mala absorción de nutrientes, fallos en el metabolismo y más estreñimiento todavía— y suprime tu sistema inmunológico —desplaza a las bacterias benéficas de la flora intestinal—. Es entonces que las enfermedades comienzan a manifestarse; por ello, no es extraño que las enfermedades autoinmunes sean tan usuales actualmente si el sistema inmunológico está totalmente afectado.

## Probióticos y enzimas digestivas

Tanto los probióticos como las enzimas digestivas mejoran la digestión en general, pero existen varias diferencias importantes entre ellos. Los probióticos son organismos vivos, nativos del intestino humano, que apoyan el buen funcionamiento del tracto digestivo, el cual tiene un papel preponderante en el sistema inmunológico, pues 80% del mismo radica en nuestros intestinos, y es importante apoyar a la flora bacteriana favorable, tan mermada actualmente por el uso indiscriminado de medicamentos y la mala alimentación.

Cada especie de estos organismos se relaciona con funciones específicas, como la absorción de vitaminas, minerales y nutrientes en general, o el alivio de síntomas de intolerancias, entre muchos otros, pero debes tomarlos, idealmente, recomendados por un especialista, pues es necesario tener cuidado cuando se presentan enfermedades autoinmunes o padecimientos intestinales, como estreñimiento y diarrea. No son un tema que se deba tomar a la ligera, como si te suplementaras con una vitamina C, pero puedes ayudarte consumiendo alimentos fermentados, probióticos naturales que sí puedes consumir cotidianamente. Entre ellos se encuentran el kimchi (platillo típico coreano de col fermentada), el chucrut (platillo típico alemán de col fermentada) sin pasteurizar, el kombucha (té fermentado de origen chino) y el vinagre de manzana orgánico.

Por otra parte, las enzimas digestivas descomponen grandes moléculas nutritivas, incluyendo proteínas, carbohidratos y grasas, en moléculas más pequeñas que tu intestino puede entonces absorber.[4] Puedes tomarlas como suplementos en cada comida, pues son una excelente herramienta para mejorar la digestión ya que, como expliqué antes, no digerir bien es una complicación considerable que va más allá de sentirte inflamado y distendido durante un rato, con ganas de desabrocharte un botón y automedicarte con antiácidos efervescentes. Cuando no digieres bien, aunque sea un pedazo pequeño de alimento, se fermenta o se pudre en el tracto digestivo y esto promueve el crecimiento de bacterias no favorables, así como la creación de toxinas y residuos ácidos que después se absorben en el torrente sanguíneo y terminan en varios tejidos blandos.

Es importante hacer algo al respecto antes de que esta situación derive en padecimientos crónicos. Al suplementarte con enzimas digestivas antes de una comida con alimentos cocidos o alta en proteína animal o en grasas, mejoras tu digestión, además de que te aseguras de absorber más nutrientes y minerales, y evitas la inflamación, el estreñimiento y los gases. Puedes conseguirlas en tiendas naturistas, y lo ideal es que sean para ayudarte a digerir carbohidratos, grasas y proteínas. Esto no quiere decir que ya puedes brincarte la gran porción de alimentos crudos de la comida. Las enzimas naturales en las verduras crudas no se sustituyen con nada; tomar complementos enzimáticos es sólo una ayuda que te beneficiará en todos aspectos.

## El sueño reparador

Durante muchos años se han realizado estudios para entender realmente el propósito del sueño reparador y el descanso, y se ha concluido que el sueño está directamente relacionado con nuestra salud. Dormir bien permite la recuperación del organismo en todos sentidos, mejora la memoria, permite el proceso de autocuración natural y reduce la inflamación interna. Esto debiera ser suficiente razón para dormir bien y las horas adecuadas, sin embargo, la mayoría de las personas sufre los efectos negativos de no hacerlo.

Una investigación determinó que la privación del sueño tiene el mismo efecto en el sistema inmunológico que el estrés físico o las enfermedades. De hecho, existen lugares en los que las peores torturas se realizan con la prohibición del sueño. De acuerdo con el doctor Daniel G. Amen, dormir menos de siete horas al día ocasiona que la liberación de hormonas y la regeneración celular no se lleven a cabo adecuadamente, además de interferir en otras funciones, como la asimilación de nutrientes. Y esto sólo es a corto plazo. Entre los efectos a largo plazo se encuentran una disminución de la tolerancia, la alteración del estado de ánimo —incluso se puede caer en depresión—, el almacenamiento de grasa, un aumento en los antojos por cosas dulces, un alto consumo de cafeína que deriva en adicción, una disminución de la capacidad de concentración y de la capacidad para resolver problemas, un aumento en el riesgo de enfermedad cardiaca, daños cerebrales al detener la producción de células nuevas, envejecimiento prematuro al interferir con la producción de la hormona de crecimiento —normalmente liberada por la glándula pituitaria durante el sueño profundo—, aceleración del crecimiento tumoral y muchos otros.[5]

Dejar de dormir tiene severas repercusiones en tu salud, y es por esto que, conforme pasan los años, cada vez toleras menos una desvelada. Un estudio publicado por el doctor Maiken Nedergaard demuestra que el cerebro tiene estados funcionales diferentes cuando duerme y cuando está despierto. De hecho, un descanso realmente reparador parece ser responsable de la limpieza de los subproductos o desechos de la actividad neuronal que acumulamos durante el día. En síntesis, cuando te duermes, tu cerebro limpia la casa, y si no hay sueño, todos esos desechos se estancan, mermando también el funcionamiento neuronal correcto, lo que también puede ocasionar enfermedades neurodegenerativas.[6]

Si bien el sistema linfático es el responsable de la eliminación de los productos de desecho en las células, no incluye al cerebro en su limpieza, porque este gran protagonista de nuestro cuerpo tiene sus propios mecanismos, su propio sistema de eliminación de desechos —llamado glinfático— referente a las células gliales que lo controlan.[7] Cuando duermes, este sistema está 10 veces más activo que durante la vigilia, aunado a que tus células cerebrales reducen su tamaño en casi 60% para crear más espacio entre ellas y promover así una eliminación eficiente de los desechos. Además de esto, el descanso nocturno adecuado libera grandes cantidades de hormonas necesarias para nuestra salud, como la eritropoyetina, la hormona del crecimiento y la melatonina, secretadas en mayores cantidades al dormir entre las 10:00 p.m. y las 6.00 a.m.

Las desveladas no se reponen ni durmiendo todo el día siguiente. Existen ciclos naturales —también llamados circadianos— inalterables que rigen todas las funciones de tu organismo, a favor o en contra tuyo. Por supuesto, hay excepciones que no podemos evitar, desde las personas que trabajan de noche hasta los padres de un recién nacido. El problema es desvelarte por placer, y a veces ni siquiera se trata de un compromiso, sino de un desvelo innecesario por ver la televisión o por no hacer realmente nada importante. Cuida tu sueño: es primordial.

## Insomnio

El insomnio se considera la ausencia de sueño, ya sea por una incapacidad crónica para dormir o para permanecer dormido el tiempo suficiente, o el hecho de despertarse poco después, sin haber dormido las horas suficientes para que el cuerpo se repare.[8] Algunas prácticas que pueden ayudarte a mitigar o eliminar este molesto y preocupante problema del sueño son:

- Medita diario, y en casos extremos también antes de dormir.
- Asegúrate de que el lugar donde duermes esté completamente oscuro o lo más oscuro posible, y a una temperatura templada.
- Aleja de tu cama el despertador y cualquier otro dispositivo electrónico.
- Vete a la cama temprano.
- No cenes pesado y menos justo antes de dormir.
- Evita comer alimentos azucarados o altamente procesados antes de dormir.
- No veas noticias o programas sobre temas preocupantes justo antes de dormir.
- Trata de irte a la cama siempre a la misma hora.
- Toma un baño relajante antes de dormir.
- Evita la cafeína en la medida posible, o al menos no la tomes después de mediodía para que no interfiera con tu sueño nocturno.
- Evita abusar de cualquier medicamento.
- Practica ejercicio regularmente.
- Evita tomar bebidas alcohólicas antes de dormir. Aun cuando provocan somnolencia, también evitan que entres en las etapas de sueño profundo, cuando el cuerpo realiza la mayor parte de sus funciones regenerativas.

Ahora ya tienes todos los elementos de la fórmula de la salud:

$$\text{Salud} = 65\% \text{ alimentación} + 20\% \text{ ejercicio} + 15\% \text{ sueño reparador}$$

TERCERA PARTE

# PROGRAMA HÁBITOS®

# Capítulo 8

# Un programa de salud a largo plazo

Ahora pasamos de lo teórico a lo práctico. En las dos partes anteriores te expuse lo que me llevó a cambiar mis hábitos y la información con sustentos reales con la que comprobé y determiné qué era bueno para mí, qué funcionaba realmente. Yo seguí varios programas de desintoxicación, depuración, liberación y hasta meditación con una alimentación en crudo antes de poder ligar todo ese conocimiento. Yo también hice programas y los dejé; sin embargo, cuando noté que podía mantener esos buenos hábitos y mi cuerpo me recordaba con ciertas molestias lo que estaba haciendo mal, agrupé todo mi proceso de cambio en el siguiente programa.

La información que leíste antes es el fundamento de las distintas fases del programa, por lo que ya habrás entendido que es imperativo seguirlo al pie de la letra, sin brincarte absolutamente nada, aun si no consideras algunas partes muy importantes o relevantes para el cambio. Créeme, todo lo que incluye el programa está diseñado para cumplir con los fundamentos que expliqué sobre lo que sí es saludable y lo que no lo es realmente.

Por supuesto, también incluye el componente de la meditación, el cual será el principal catalizador de tus resultados, pues es lo que en verdad cambiará tu perspectiva sobre la comida, el apetito y los antojos, y te mantendrá relajado y menos ansioso para lograr tu cambio de la manera más tranquila posible. Además, meditar es un requisito para el éxito ya que, como te comenté, el factor emocional es siempre un detonante de los buenos o los malos hábitos.

Éste es un programa de salud a largo plazo que utiliza los alimentos como lo que son: información para reprogramar tu salud, para hacerte sentir con más energía y para obtener todos los beneficios que mencioné anteriormente. En definitiva, los beneficios dependen de tu estado de salud y tus hábitos actuales, de tu disciplina para hacer y seguir el programa y de tu apego al mismo.

Te suplementarás con fibra, ya que evacuar es sumamente importante para liberar toxinas; no es bueno hacer programas con puro jugo, sin nada de fibra, porque liberas las toxinas pero no las eliminas, y como acabamos de ver, eso puede ser más dañino que beneficioso.

¿Te costará trabajo? Cualquier cambio conlleva un tiempo de "crisis" y éste, a su vez, una adaptación, pero recuerda que lo bueno cuesta, y te aseguro que tú lo vales. Es posible que sea difícil, pero las recompensas serán dobles, tanto para tu salud como para tu actitud ante la vida. Sabes que lo puedes lograr.

## Aclaración

Antes de comenzar me gustaría establecer un punto importante: éste no es un programa de desintoxicación como tal, algo provisional, sino una metodología para cambiar de hábitos. El programa de salud es a largo plazo, no es una dieta de unos cuantos días, así que debes estar consciente de que si al terminar regresas a tus hábitos anteriores, obtendrás los mismos resultados que antes. En este programa no hay truco. Los beneficios duran mientras sus promotores están en acción dentro de tu organismo. No hay desplomes de peso ni rebotes, sólo buenos hábitos y malos hábitos, con sus respectivas consecuencias: si tienes buenos hábitos, entonces tendrás buenos resultados; si tienes malos hábitos, tendrás malos resultados.

Cuando ideé este programa fue para que *cambiaras* tus hábitos de vida, no para eliminar lo acumulado en las vacaciones. Se trata de ver resultados de manera constante, pues asumo que tu plan no es sentirte y verte bien sólo para un evento social o durante un fin de semana, sino sentirte feliz y lleno de energía, fuerza y vitalidad para verte saludable y radiante todo el tiempo, para estar en tu peso y mantener relaciones positivas a tu alrededor.

De cierta manera, tus hábitos definen tu vida, lo mismo que tus decisiones y, por ende, tu futuro, así que date la oportunidad de hacer el programa en orden, con las herramientas que te propongo. El programa se divide en tres fases principales, en las cuales paulatinamente incluiremos en tu dieta una variedad de alimentos naturales, seguidas de una cuarta fase, la de mantenimiento. Recuerda que absolutamente todo tiene una razón de ser en el programa y podrás consultar la información referente a cada fase y elemento en los otros apartados del libro.

Dado que es un plan de salud a largo plazo, empezamos con la depuración de tu alacena, tus hábitos de alimentación y tu organismo, limpiándolo de toxinas mediante alimentos naturales, crudos y llenos de vida (enzimas, vitaminas, minerales, fibra…). Supone una desintoxicación, que nada tiene que ver con las desintoxicaciones que están de moda en la actualidad. De hecho, la depuración o desintoxicación no es algo nuevo, es una práctica milenaria. En sistemas tradicionales de medicina, como la india y la china, entre otras, se utilizaban (y se utilizan) sistemas de purificación constantemente. En la actualidad se sabe más sobre ellos porque tenemos una mayor conciencia respecto a las toxinas a las que estamos expuestos; sin embargo, un programa de limpieza y depuración bien llevado y comprobado, más que una moda, debe utilizarse como una herramienta de apoyo para el cambio de hábitos, la salud y el bienestar de la persona. La finalidad de una desintoxicación no debe ser perder peso —aunque ciertamente es una de sus consecuencias positivas—, sino limpiar el organismo, con la firme convicción de no volver a introducir las mismas toxinas.

Cambiar los malos hábitos es necesario, y nunca es demasiado tarde ni demasiado pronto para hacerlo; sin embargo, existen tres excepciones entre quienes pueden realizar el programa: las mujeres embarazadas o lactando, los menores de edad y las personas con condiciones especiales de salud. Menciono esto porque, a pesar de que el plan se apoya en una alimentación natural, tiene una fase de depuración intensiva que no es adecuada en estas circunstancias. De todas formas, por favor, consulta con tu médico antes de iniciar cualquiera de las fases; hazle saber que los cambios son paulatinos y dependen de ti, pero deja que él te indique si todas las fases del programa son ideales para tu caso en particular.

Varios médicos me han contactado para platicar sobre mi programa de hábitos y compartir sus estudios e investigaciones al respecto. Gracias a estos profesionales de la salud, a la apertura que tienen hacia el cambio y a una nueva mentalidad, tendremos cada vez mejores opciones de alimentación, lo que representa la cura de muchos padecimientos, sea cual sea nuestra condición actual de salud.

Mi programa te dará la primera oportunidad de escuchar a tu cuerpo, de notar lo que realmente es sentirte bien y ligero, tener una buena digestión y estar descansado. Después de sentirte así, no te conformarás con menos. Te llevaré de la mano en el proceso de cambio y en el mantenimiento, mientras tú decides los beneficios y los logros que tendrás, así como la velocidad de tu transformación.

## Preguntas frecuentes

■ ¿En qué consiste el programa?

El programa Hábitos® le permite a tu cuerpo regresar a su estado natural de salud a lo largo de 21 días (tres fases de siete días), mediante un proceso de nutrición celular que al mismo tiempo depura y alcaliniza tu organismo, limpia tu tracto digestivo y te provee una gran cantidad de nutrientes naturales, despojándote de los elementos tóxicos que no te permiten vivir de una manera saludable.

Se enfoca en un cambio general de hábitos para que empieces a ver la vida desde una perspectiva saludable. Te sentirás tan bien al terminar el programa que no querrás volver a tu estado de salud anterior. Además, tendrá un impacto extraordinario en cómo te ves, pues está también enfocado en la pérdida de grasa corporal, consecuencia del proceso de cambio, depuración y alimentación natural.

### ■ ¿Puedo hacer sólo una parte del programa?

Dado que las tres fases están diseñadas para hacerse completas y en orden, te recomiendo apegarte al programa para obtener el mejor beneficio; de lo contrario, podría ser más difícil que logres concluirlo. Sin embargo, sí puedes permanecer en la primera o en la segunda fase durante el tiempo que desees.

### ■ Si estoy embarazada o lactando, ¿puedo hacer el programa?

El programa conlleva una desintoxicación y una serie de cambios en tu nutrición celular que *no* son aptos para estas etapas. Te recomiendo mejor seguir el programa de cambio de hábitos para embarazo y lactancia, diseñado especialmente para esos momentos de tu vida (véase la sección de recursos en la página 265).

### ■ Soy atleta o practico ejercicio regularmente. ¿Puedo seguir haciendo ejercicio durante el programa?

En la parte de desintoxicación no se recomienda realizar ejercicio intenso, o al menos los primeros cinco días, ya que te puedes sentir débil o mareado. Sin embargo, si te sientes bien y apto para ello, puedes llevarlo a cabo como tú prefieras.

### ■ Quiero comenzar el programa, pero esta semana salgo de viaje o tengo eventos sociales muy importantes. ¿Qué me recomiendas?

Es preferible que esperes para comenzarlo, pues es fundamental que en la primera semana no estés tan activo socialmente para evitar tentaciones y puedas controlar los alimentos que consumes (idealmente en tu casa).

■ **No me gusta ninguno de los alimentos libres. ¿Qué hago?**
Por lo pronto puedo darte algunas opciones, como sustituir el plátano con manzana o pera, el aguacate con un puño de almendras (previo remojo) o el jitomate por pepino, pero te pido que me envíes un correo electrónico para revisar tu caso en particular y poder darte opciones personalizadas (programa@habitos.mx).

■ **¿Por qué las recetas no indican porciones exactas?**
Considera que la porción ideal de una comida (independientemente del platillo) es el tamaño de un plato extendido estándar. Sólo recuerda que debemos cuidar el proceso digestivo pues, aun cuando la comida sea saludable y natural, si genera indigestión (inflamación, gases, distención abdominal y reflujo) puede producir toxicidad, que es justamente lo que tratamos de erradicar. Por tanto, la regla de oro, más que la porción, es no comer hasta llenarte.

■ **Me gustó mucho el resultado que obtuve. ¿Qué tan seguido puedo repetir la tercera semana de desintoxicación?**
Lo ideal es que sigas el programa de siete días cada cuatro meses. Sin embargo, de preferencia haz un día de dieta líquida a la semana para mejorar tu digestión; te hará sentir más ligero y te dará más energía.

■ **Planeo embarazarme. ¿Puedo llevar a cabo el programa?**
Claro que sí; es más, no sólo puedes hacerlo, sino que te ayudará mucho, pues el estado alcalino del cuerpo que se logra mediante este programa es ideal para la concepción.

■ **No resistí la tentación en un evento social, ¿suspendo el programa?**
Si se da el caso de que no completes un día del programa por cualquier razón, no te desanimes, continúa. La única compensación que

deberás hacer será repetir el día que te faltó al final del programa o al día siguiente. Ánimo, se trata de aprender; no son errores, son aprendizajes.

■ **Trabajo en una oficina y no me alcanza el tiempo para preparar todos los jugos. ¿Qué me recomiendas?**

Si trabajas dentro de un horario regular de oficina, lo ideal es iniciar tu programa en sábado para que puedas adaptarte a la dinámica de preparar los jugos. Además, tendrás tiempo para descansar si te sientes débil o agotado por la desintoxicación. De esta manera, cuando vuelvas a la oficina ya estarás en el tercer día y el viernes siguiente, a punto de terminar, no sentirás temor de asistir a un evento social.

■ **He escuchado que la fruta engorda y veo que hay mucha fruta en el programa. ¿No me hará subir de peso?**

No le tengas miedo a la fruta. Con medida, la fruta es un aliado excelente para perder peso y toxinas. Te nutre y te llena de minerales, vitaminas y fibra, así que haz a un lado esta idea durante el programa y después forma tu propio criterio al respecto.

■ **No he evacuado. ¿Qué hago?**

En general, es necesario evacuar al menos una vez al día, pero es aún más importante mientras realizas el programa para asegurar que estés eliminando toxinas, así que sugiero una suplementación por medio de fibra. Puedes tomar chía; sin embargo, si prefieres algún suplemento comercial, te pido que me envíes un correo electrónico para ayudarte a seleccionar el adecuado (programa@habitos.mx).

■ **Si tengo resistencia a la insulina o diabetes, ¿puedo hacer el programa?**

No ha habido ningún problema al respecto, pero te recomiendo consultar primero con tu médico. Comenta el programa con él, explícale que se trata únicamente de alimentos naturales y que los jugos son de verduras, no de frutas, así que no existe riesgo de consumir un alto contenido de azúcar.

■ **Si tengo gastritis y colitis, ¿puedo tomar el shot de jengibre?**

Te recomiendo que lo omitas mientras se corrige este problema a lo largo del programa. No está contraindicado, pero es preferible que comiences con los jugos. Lo que en definitiva no debes consumir es el vinagre de manzana en ayunas si acaso lo has considerado.

■ **¿Puedo preparar los jugos de verduras en una licuadora o en un procesador de alimentos?**

Para estos jugos de verduras necesitamos separar la fibra de los nutrientes, así llegarán al torrente sanguíneo y te nutrirán rápidamente, por lo que *no* pueden prepararse en licuadora ni en procesadores de alimentos. La jugoterapia tiene un sentido particular que se pierde al incluir la fibra, por lo que te pido que consigas un extractor de jugos y así puedas llevar a cabo el programa de la manera en que se diseñó.

■ **¿Cuántos kilos puedo bajar con el programa?**

El programa está más enfocado a perder grasa, aunque posiblemente se pueda representar también en kilos. Sin embargo, existen varios factores que pueden influir en una pérdida de peso, como la premenstruación, la menstruación, la menopausia, lo que ingeriste una noche antes de pesarte, si consumiste alcohol, etcétera. Por favor, no te peses constantemente, déjalo para el final.

■ **¿Cuánto tiempo dura la crisis curativa?**

El tiempo puede variar dependiendo de los hábitos alimenticios que tuviste antes y, por ende, del grado de toxicidad que tengas. Por lo general, dura entre cuatro y seis días, sin embargo, te pido que si dura algunos días más, no te desanimes, ya que son síntomas pasajeros y después te sentirás mejor que nunca. Para hacerlo más llevadero, te recomiendo beber por lo menos dos litros de agua al día y comer más alimentos libres.

## Beneficios del programa

Desde el momento en que decidas realizar el programa, darás un giro a tu forma de pensar respecto a la alimentación y le darás la prioridad a tu salud, lo que verás reflejado progresivamente a partir del primer día. A todos nos gusta sentirnos bien y no tardarás en darte cuenta de que no quieres volver a tu estado anterior.

Empezarás a alimentarte realmente y eso, aunque parezca muy vago, lo es todo. Tu estado de ánimo, tu descanso por las noches, tu olor corporal, tu apariencia física, tu piel, tu forma de relacionarte con los demás, todo cambiará simplemente porque ahora tienes la energía que realmente requieres para vivir. Si no has hecho un programa similar a éste, puedo asegurarte que estarás mejor nutrido que nunca. Aunado a esto, al remplazar los alimentos que te avejentan, enferman e intoxican por alimentos naturales, llenos de energía vital y micronutrientes (minerales, vitaminas, enzimas…), no sólo te sentirás mejor, sino que lucirás varios años más joven.

Será difícil que vuelvas a perder esa conciencia sobre ti mismo. A veces nos acostumbramos tanto a sentirnos mal o a vivir con ciertos padecimientos que ya nos parecen normales, parte del día a día, pero realmente estamos diseñados para sentirnos increíblemente bien, lo que te llevará a estar más atento a los efectos de ciertos alimentos y bebidas en tu cuerpo.

Aprenderás a preparar alimentos naturales de forma fácil y práctica, y te darás cuenta de que los buenos sabores no tienen por qué estar peleados con la salud. Comer sanamente todos los días te mantendrá desinflamado, alerta, descansado (sobre todo al disminuir o eliminar el consumo de cafeína), libre de la adicción por los productos procesados, y entonces conocerás una nueva versión de ti mismo, la más saludable. Al nutrir tu cuerpo de esta manera, estarás siempre hidratado, aumentará tu nivel de oxigenación, mejorarán tu circulación y tu sistema inmunológico, y esa energía renovada continuará en aumento mientras alimentas también tu alma, en especial por medio de la meditación, lo que te llevará a vivir una vida en plenitud.

## Recomendaciones generales

Si ya tienes muy claro qué es lo que quieres o lo que buscas con este programa, empieza escribiendo tus intenciones para tener presentes tus metas. Si no sabes muy bien hacia dónde puede llevarte esto, no sólo qué quieres, sino qué necesitas, entonces te ofrezco el siguiente consejo: comienza con lo que *no* quieres y después llévalo a su versión positiva. Sé claro y preciso. Detalla todo cuanto quieras y sobre todo asegúrate de que tu meta sea real y de que la sientas real cuando la pienses y la leas. Por ejemplo, si en la lista de lo que no quieres escribiste: "Yo no quiero estar pasado de peso", entonces, en tu lista de lo que sí quieres deberá decir: "Yo estoy en mi peso saludable; me siento y me veo muy bien".

El refuerzo positivo es lo que estamos buscando, así que evita concentrarte en lo que no quieres para que no se presente más en tu vida. Esto le dará fuerza a esa afirmación. Léela diario antes de meditar, no te brinques esta parte. Si no sabes lo que quieres obtener, ¿cómo lo vas a lograr? Es importante dejar de autocriticarte y enfocarte en lo que está mal. Comienza a cambiar de objetivo, verás que te vas a sentir mucho mejor cuando dejes muy claras tus intenciones respecto al programa.

También te ayudará leer toda la información anterior, para poder llevar a cabo el programa de manera correcta y obtener así el mayor beneficio posible. Principalmente debes tener en cuenta lo siguiente:

- **Extractor de jugos.** Es necesario contar con un extractor de jugos, de preferencia con boca ancha (para no tener que picar demasiado los ingredientes) y con suficiente potencia.
- **Agua natural.** Será necesario que consumas al menos dos litros de agua natural al día, ya que además de hidratarte permite la eliminación de toxinas mediante la orina. Lo ideal es orinar una vez cada hora; de no ser así, no estás tomando suficiente agua.
- **Ejercicios de meditación.** La meditación es un paso importante en el día. Te pido que la lleves a cabo como parte del proceso, ya que te ayudará a descansar mejor, a liberar estrés y a dejar ir de manera sutil las emociones que no te benefician —y que todos tendemos a acumular—. Una parte esencial de la salud y del bienestar es la capacidad de liberar los componentes tóxicos del cuerpo, incluidos los emocionales.
- **Ejercicio físico.** El ejercicio dependerá de cómo te sientas para realizarlo. Lo común es que durante este proceso de depuración tu cuerpo se sienta con poca energía por la liberación y eliminación de toxinas, así que descansa durante unos días en caso de necesitarlo. Esta decisión varía de persona a persona; por ejemplo, yo prefiero no hacer ejercicio durante la fase de siete días para consentirme y estar más tranquila, pero si tú lo necesitas, adelante.
- **Suplementos de fibra.** Es sumamente importante evacuar mínimo una vez al día, así que durante una parte del programa tomarás dos cucharaditas de chía en medio vaso de agua antes de la comida (si es necesario, antes de dormir también). Si prefieres la fibra envasada o comercial, será necesario revisar los ingredientes para asegurarte de que no contenga azúcar, endulzantes artificiales ni conservadores. Si gustas, envíame la información por correo electrónico para que te ayude en la selección de una marca (programa@habitos.mx).
- **Alimentos libres.** En el programa encontrarás una lista de alimentos para los momentos en que tengas un antojo o te hayas

quedado con hambre; son una opción para no romper tu avance en el programa con otro tipo de alimentos que no estén incluidos. Si bien no te quiero limitar, pues son en efecto "libres", sólo te pido prudencia en su consumo.

- **Tiempo de descanso.** Especialmente durante el programa tu cuerpo necesita gozar de un sueño reparador en la noche, ya que durante esas horas utiliza tu energía para desintoxicarse, repararse y curarse. Es importante que te vayas a la cama temprano y evites desvelarte por gusto.

- **Alimentos orgánicos.** Si puedes, elige alimentos orgánicos en lugar de los tradicionales.

- **Háztelo fácil.** Incluí una lista de los ingredientes necesarios para preparar tus jugos y shots en cada fase. Lava, desinfecta, pela y pica las verduras y frutas desde un día antes para ahorrarte tiempo en la preparación. En caso de que no tengas mucho tiempo en las mañanas para preparar tu jugo, puedes hacerlo una noche antes y conservarlo idealmente en un termo oscuro, que no deje pasar la luz, en refrigeración. Si no tienes un termo oscuro, guárdalo en el que tengas y sólo cúbrelo con un trapo.

- **Crisis curativa.** Es importante recalcar que una desintoxicación siempre puede provocar síntomas poco agradables y que la mayoría de las personas percibe como un problema. Pero no te preocupes, no quiere decir que algo ande mal ni que te vaya a pasar nada. Tomó mucho tiempo (años, seguramente) para que las toxinas se instalaran en tu organismo, y estamos sacándolas de una manera muy rápida mientras ocupamos su lugar con nutrientes de calidad. Obviamente, esto conlleva ciertos malestares derivados de un esfuerzo temporal, los cuales *no* son una regla (así que tampoco los estés esperando), pues todos reaccionamos de manera diferente desde el principio. La crisis curativa supone dolor de cabeza, náuseas, fatiga, sueño, pesadez, cambios en el aliento, gases, inflamación, irritabilidad y algunas erupciones en la piel, pero recuerda que varía y depende de tu grado de toxicidad, de tu capacidad de desintoxicación, de tus padecimientos previos y por supuesto de la disciplina con que lleves el programa. No dura mucho, por lo que te pido no tomar nada para el dolor de cabeza ni otras molestias, a menos que sea muy necesario, porque la meta es eliminar la mayor cantidad de toxinas, no agregar químicos. Quédate tranquilo y siéntete seguro de que tu cuerpo se está nutriendo profundamente, renovándose para ser una nueva versión de ti mismo.

- **Ayuno nocturno.** La digestión tiene sus tiempos, pero la noche no es uno de ellos. Es mejor consumir una cena pequeña, ligera (libre de proteína animal), con la que puedas quedarte con un poco de hambre, y procurar que termine temprano. Contrario a la creencia común, si cenas temprano y poco, al día siguiente despertarás con más energía y menos apetito. Haz un ayuno nocturno de 10 horas, es decir, que transcurran 10 horas entre tu último alimento del día y el primero del siguiente, y de preferencia empiézalo dos o tres horas antes de dormirte. Si sientes ansiedad al principio, intenta relajarte tomando un té sin cafeína —de preferencia de manzanilla o tila—, con un poco de miel de abeja y leche de avena, o come entre cinco y 10 nueces.

Recuerda que también cuentas con asesoría vía correo electrónico. Por favor, si te surge alguna duda o tienes algún comentario sobre cualquier parte del programa, escríbeme a programa@habitos.mx.

## Fase 1: preparación básica

*Agrega alimentos naturales*

En esta primera etapa incorporarás jugos de verduras en tu dieta y algunos hábitos para que tu cuerpo se adapte paulatinamente a ellos.

Serán siete días en los que empezarás a incluir jugos de verduras y una ensalada en la comida, mientras que tu comida y cena son libres. Por favor sigue las instrucciones para preparar los jugos y shots (tabla 1, página 202), e incorpora en tu rutina los nuevos hábitos para la mañana (cuadro 1, abajo, y descripción general en el capítulo 9, página 225).

CUADRO 1. HÁBITOS PARA MAÑANA, TARDE Y NOCHE EN LA FASE 1

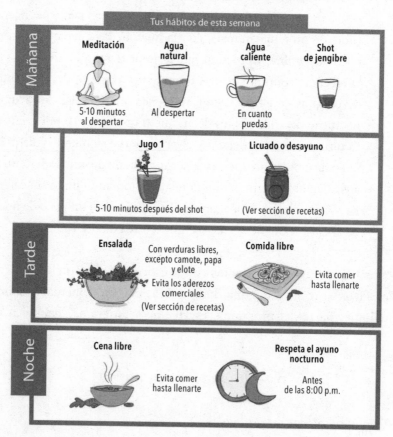

# Preparación básica

Tus hábitos de esta semana

**Mañana**

| Meditación | Agua natural | Agua caliente | Shot de jengibre |
|---|---|---|---|
| 5-10 minutos al despertar | Al despertar | En cuanto puedas | |

| Jugo 1 | Licuado o desayuno |
|---|---|
| 5-10 minutos después del shot | (Ver sección de recetas) |

**Tarde**

Ensalada — Con verduras libres, excepto camote, papa y elote. Evita los aderezos comerciales (Ver sección de recetas)

Comida libre — Evita comer hasta llenarte

**Noche**

Cena libre — Evita comer hasta llenarte

Respeta el ayuno nocturno — Antes de las 8:00 p.m.

*Mañana*

Tus hábitos matutinos empiezan desde el momento en que despiertas, incluso con haber descansado el tiempo suficiente durante la noche. Al despertar:

- Empieza tu día con 5 o 10 minutos de meditación (puedes probar con cinco y aumentar un minuto cada día si te sientes cómodo). Ten a la mano tu lista de intenciones y repásala antes de empezar; te ayudará a mantenerte enfocado.
- Al terminar, bebe un vaso de agua natural al tiempo; puedes dejarlo a un lado de tu cama una noche antes para que sea lo primero que tomes por la mañana. Este hábito hidrata tu organismo y activa el reflejo gastrocólico, el cual provoca que evacues de inmediato al consumir algo con el estómago vacío.
- En cuanto puedas, toma una taza con agua natural caliente, a la misma temperatura en que beberías un té, pero sin agregarle nada. Igual que el hábito anterior, promueve la eliminación de líquidos retenidos y depura el organismo.
- Bebe después el shot de jengibre. Te dará una energía real y estable mientras desinflama tu organismo y mejora tu digestión.
- Debes tomar el jugo de verduras cinco o 10 minutos después del shot.
- Deja pasar al menos 30 minutos después de beber el jugo antes de desayunar. Te recomiendo que prepares alguno de los licuados o platillos sugeridos en la sección de recetas, pero el desayuno es libre en esta fase, así que puedes comer lo que desees.

En la tabla 1 se detallan los jugos y shots que consumirás a lo largo de la semana. La tabla 2 contiene la lista de compras que te servirá como guía para llevar un control de los ingredientes que necesitas.

## TABLA 1. JUGOS Y SHOTS EN LA FASE 1

| | Día 1 | Día 2 | Día 3 | Día 4 |
|---|---|---|---|---|
| **Shot** | **Manzana**<br>3 cm de jengibre<br>+<br>1 manzana | **Naranja**<br>3 cm de jengibre<br>+<br>1 naranja | **Uva**<br>3 cm de jengibre<br>+<br>½ taza de uvas rojas | **Naranja**<br>3 cm de jengibre<br>+<br>1 naranja |
| **Jugo 1** | 1 taza de uvas rojas<br>1 limón<br>½ taza de col rizada<br>1 pepino<br>2 ramas de albahaca | 1 manzana<br>1 limón<br>½ taza de col rizada<br>1 pepino<br>3 tallos de apio | 1 naranja<br>1 limón<br>2 zanahorias<br>3 ramas de albahaca<br>4 tallos de apio<br>½ pepino | 1 taza de uvas rojas<br>1 limón<br>½ taza de col rizada<br>1 pepino<br>2 ramas de albahaca |

| | Día 5 | Día 6 | Día 7 |
|---|---|---|---|
| **Shot** | **Manzana**<br>3 cm de jengibre<br>+<br>1 manzana | **Uva**<br>3 cm de jengibre<br>+<br>½ taza de uvas rojas | **Manzana**<br>3 cm de jengibre<br>+<br>1 manzana |
| **Jugo 1** | 1 manzana<br>1 limón<br>½ taza de col rizada<br>1 pepino<br>3 tallos de apio | 1 naranja<br>1 limón<br>2 zanahorias<br>3 ramas de albahaca<br>4 tallos de apio<br>½ pepino | 1 taza de uvas rojas<br>1 limón<br>½ taza de col rizada<br>1 pepino<br>2 ramas de albahaca |

## TABLA 2. LISTA DE COMPRAS DE LA FASE 1

| Ingrediente | Unidad de medida | Días 1-3 | Días 4-7 | Total |
|---|---|---|---|---|
| Albahaca | ramas | 5 | 7 | 12 |
| Apio | tallos | 7 | 7 | 14 |
| Col rizada | hojas | 4 | 6 | 10 |
| Jengibre | centímetros | 9 | 12 | 21 |
| Limón | piezas | 3 | 4 | 7 |
| Manzana verde | piezas | 2 | 3 | 5 |
| Naranja | piezas | 2 | 2 | 4 |
| Pepino | piezas | 2½ | 3½ | 6 |
| Uva roja | gramos | 300 | 500 | 800 |
| Zanahoria | piezas | 2 | 2 | 4 |

Cuando prepares tus jugos y shots, toma en cuenta las siguientes consideraciones:

- Puedes sustituir la col rizada por espinaca o lechuga.
- Pela el trozo de jengibre para limpiarlo más fácilmente.
- El jengibre, todas las verduras de hoja y las hierbas (espinaca, col, albahaca, etc.) siempre se introducen en el extractor de jugos antes de la fruta u otras verduras con un alto contenido de agua (pepino, apio, manzana, piña, etc.) porque son muy secos.
- Quita la cáscara del pepino, la naranja y el limón.
- El apio y la zanahoria se pueden agregar con todo y hojas, aunque la zanahoria se pela.
- Puedes dejar las semillas de las uvas.
- Todos los ingredientes deben estar crudos, lavados y desinfectados.

*Tarde*

Intenta fijar un horario también para la comida; te ayudará a acostumbrarte a tus nuevos hábitos.

- Come primero una ensalada. Puedes aderezarla con aceite de oliva extra virgen, de preferencia de primera extracción en frío, pimienta y sal de mar. Prepárala con todas las verduras que quieras, excepto papa, camote y elote.
- La comida es libre también; sólo te pido que evites comer hasta llenarte. Come despacio e intenta dejar el tenedor en la mesa entre bocados para que te des tiempo de masticar correctamente, así permitirás que llegue la señal de saciedad al cerebro. Cuando comes muy rápido, le ganas a esta señal y sueles pasarte del límite para tener una buena digestión.

*Noche*

Es importante tener presente tu horario para cenar y respetarlo lo más posible para que no se empalme con tu hora de dormir.

- La cena es libre también durante esta semana. Evita comer hasta llenarte (de preferencia que sea una porción pequeña) y asegúrate de cenar temprano (antes de las 8:00 p.m.) para permitir el ayuno nocturno.

### Nota sobre el ejercicio

Recuerda que durante las tres fases de mi programa hacer ejercicio dependerá de cómo te sientas para realizarlo. Ya que en la fase 1 tu rutina diaria no se modificará radicalmente, es muy probable que tengas la energía suficiente para seguir haciendo ejercicio o para comenzar a practicar el tipo de ejercicio que prefieras. Cambiar de hábitos es un proceso paulatino, así que en lo que concierne al ejercicio, escucha a tu cuerpo y no lo obligues a hacer nada para lo que no está preparado. Si todavía no te sientes listo para empezar a hacer ejercicio, no te preocupes, podrás incorporar este hábito más adelante, cuando tu cuerpo esté listo.

## Fase 2: preparación intermedia

*Evita los ingredientes tóxicos*

Durante esta semana incorporarás una mayor cantidad de alimentos naturales a tu dieta diaria mediante el consumo de dos jugos de verduras; esto preparará a tu cuerpo para la fase de desintoxicación fuerte en la tercera semana. De la misma forma, en la sección de recetas encontrarás platillos para la comida que te ayudarán a depurar tu organismo de ingredientes tóxicos y aditivos a lo largo de la semana; así, poco a poco haremos a un lado lo que tu cuerpo no necesita.

En esta etapa incluyo una lista de alimentos libres que puedes consumir cuando lo consideres necesario; sólo te pido que cuides las cantidades. Estos alimentos quedan bajo tu criterio porque van en función de tu apetito, tu sexo, tu nivel de ansiedad alimentaria y tu actividad física. Aportan una buena cantidad de fibra a tu organismo como apoyo para la evacuación diaria y ayudan a minimizar los antojos por alimentos no saludables. Incluso, cuando sientas algún síntoma de crisis curativa, te recomiendo consumir un alimento libre para mitigarla.

| Alimentos libres de la fase 2 | |
| --- | --- |
| Aguacate | Pepino con limón y sal de mar |
| Jitomate | Jícama con limón y sal de mar |
| Lechuga | Zanahoria con limón y sal de mar |
| Manzana | Plátano |
| Nueces o almendras (sin sal) | Té de manzanilla o tila, con miel de abeja |

En el cuadro 2 se detallan las instrucciones para los hábitos que llevarás a cabo durante esta semana (descripción general en el capítulo 9).

## Mañana

Durante esta segunda semana, tus mañanas serán prácticamente iguales a las de la fase 1. Es momento de continuar con esos buenos hábitos para hacerlos parte de ti:

- Comienza tu día con 5 o 10 minutos de meditación (si no pasaste de cinco minutos de meditación la semana anterior, puedes incrementar un minuto por día en esta segunda fase hasta

CUADRO 2. HÁBITOS PARA MAÑANA, TARDE Y NOCHE EN LA FASE 2

# Preparación intermedia

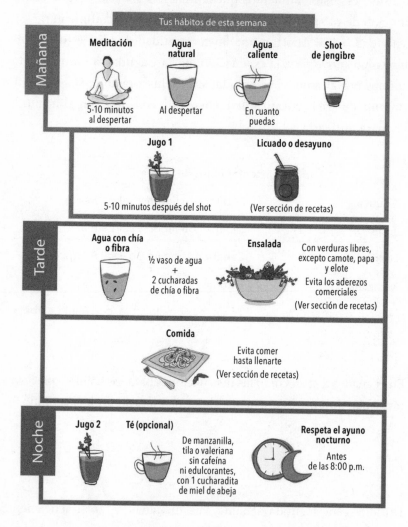

Tus hábitos de esta semana

**Mañana**

**Meditación** — 5-10 minutos al despertar

**Agua natural** — Al despertar

**Agua caliente** — En cuanto puedas

**Shot de jengibre**

**Jugo 1** — 5-10 minutos después del shot

**Licuado o desayuno** — (Ver sección de recetas)

**Tarde**

**Agua con chía o fibra** — ½ vaso de agua + 2 cucharadas de chía o fibra

**Ensalada** — Con verduras libres, excepto camote, papa y elote. Evita los aderezos comerciales. (Ver sección de recetas)

**Comida** — Evita comer hasta llenarte (Ver sección de recetas)

**Noche**

**Jugo 2**

**Té (opcional)** — De manzanilla, tila o valeriana sin cafeína ni edulcorantes, con 1 cucharadita de miel de abeja

**Respeta el ayuno nocturno** — Antes de las 8:00 p.m.

alcanzar los 10 minutos de meditación completa). Recuerda tener a la mano tus intenciones para repasarlas antes de comenzar.

- Al terminar, bebe un vaso de agua natural al tiempo; puedes tenerlo junto a tu cama desde una noche antes. Debe ser lo primero que consumas en el día para hidratar tu organismo y activar el reflejo gastrocólico.

- En cuanto puedas, toma una taza con agua natural caliente, a la misma temperatura en que beberías un té, sin agregar nada. Igual que el hábito anterior, promueve una correcta eliminación de líquidos retenidos y depura el organismo.
- Toma después tu shot de jengibre, el cual te brinda energía al mismo tiempo que desinflama tu organismo.
- Finalmente, bebe tu jugo de verduras entre cinco y 10 minutos después del shot.
- Espera al menos 30 minutos después de tomar el jugo antes de desayunar, incluso si se trata de un licuado.

La tabla 3 incluye los jugos (el primero en la mañana y el segundo en la noche) y los shots que beberás esta semana. Revisa la lista de compras (tabla 4) de esta fase para asegurarte de tener los ingredientes necesarios.

### TABLA 3. JUGOS Y SHOTS EN LA FASE 2

| | Día 1 | Día 2 | Día 3 | Día 4 |
|---|---|---|---|---|
| **Shot** | **Manzana** 3 cm de jengibre + 1 manzana | **Naranja** 3 cm de jengibre + 1 naranja | **Uva** 3 cm de jengibre + ½ taza de uvas rojas | **Naranja** 3 cm de jengibre + 1 naranja |
| **Jugo 1** | ½ betabel 5 tallos de apio 1 limón 1 pepino ½ manzana | 1 naranja 1 limón 1 pepino ½ calabacita 4 tallos de apio | 1 manzana 1 pepino 1 limón 3 ramas de albahaca 5 hojas de lechuga orejona | ½ betabel 5 tallos de apio 1 limón 1 pepino ½ manzana |
| **Jugo 2** | 3 tallos de apio 1 pepino 5 hojas de lechuga orejona 1 limón | 1 pepino 1 limón 2 tomates verdes 1 chayote 2 tallos de apio | 6 hojas de lechuga orejona 2 cm de tallo de brócoli 1 limón ½ taza de col morada 1 pepino | 3 tallos de apio 1 pepino 5 hojas de lechuga orejona 1 limón |

## TABLA 3. JUGOS Y SHOTS EN LA FASE 2

| | Día 5 | Día 6 | Día 7 |
|---|---|---|---|
| **Shot** | **Manzana**<br>3 cm de jengibre<br>+<br>1 manzana | **Uva**<br>3 cm de jengibre<br>+<br>½ taza de uvas rojas | **Manzana**<br>3 cm de jengibre<br>+<br>1 manzana |
| **Jugo 1** | 1 naranja<br>1 limón<br>1 pepino<br>½ calabacital<br>4 tallos de apio | 1 manzana<br>1 pepino<br>1 limón<br>3 ramas de albahaca<br>5 hojas de lechuga orejona | ½ betabel<br>5 tallos de apio<br>1 limón<br>1 pepino<br>½ manzana |
| **Jugo 2** | 1 pepino<br>1 limón<br>2 tomates verdes<br>1 chayote<br>2 tallos de apio | 6 hojas de lechuga orejona<br>2 cm de tallo de brócoli<br>1 limón<br>½ taza de col morada<br>1 pepino | 3 tallos de apio<br>1 pepino<br>5 hojas de lechuga orejona<br>1 limón |

## TABLA 4. LISTA DE COMPRAS DE LA FASE 2

| Ingrediente | Unidad de medida | Días 1-3 | Días 4-7 | Total |
|---|---|---|---|---|
| Albahaca | ramas | 3 | 3 | 6 |
| Apio | tallos | 14 | 22 | 36 |
| Betabel | piezas | ½ | 1 | 1½ |
| Brócoli (tallo) | centímetros | 2 | 2 | 4 |
| Calabacita | piezas | ½ | ½ | 1 |
| Chayote | piezas | 1 | 1 | 2 |
| Col morada | piezas | ¼ | ¼ | ½ |
| Jengibre | centímetros | 9 | 12 | 21 |
| Lechuga orejona | piezas | 1½ | 2 | 3½ |
| Limón | piezas | 6 | 8 | 14 |
| Manzana verde | piezas | 2½ | 4 | 6½ |
| Naranja | piezas | 2 | 2 | 4 |
| Pepino | piezas | 6 | 8 | 14 |
| Tomate verde | piezas | 2 | 2 | 4 |
| Uva roja | gramos | 100 | 100 | 200 |

Cuando prepares tus jugos y shots, toma en cuenta las siguientes consideraciones:

- Puedes sustituir la col rizada por espinaca o lechuga.
- Puedes pelar el jengibre para limpiarlo más fácilmente.
- Utiliza sólo el tallo del brócoli, no los floretes.
- El jengibre, todas las verduras de hoja y las hierbas (espinaca, col, albahaca, etcétera) siempre se introducen en el extractor de jugos antes de la fruta u otras verduras con un alto contenido de agua (pepino, apio, manzana, piña, etcétera) porque son muy secos.
- El pepino, la naranja y el limón deben pelarse.
- Puedes agregar el apio, el betabel y la zanahoria con todo y hojas, pero estos dos últimos deben pelarse.
- Puedes dejar las semillas de las uvas.
- No olvides comprar tus alimentos libres.
- Todos los ingredientes deben estar crudos, lavados y desinfectados.

*Tarde*

A partir de esta semana incluirás un tercer hábito en la tarde:

- Como incentivo para tus movimientos intestinales, toma medio vaso de agua con dos cucharadas de chía o fibra comercial (sin endulzantes ni conservadores) 15 minutos antes de comer.
- Empieza tu comida con una ensalada pequeña. Puedes agregar todas las verduras que quieras, menos elote, papa y camote. Recuerda evitar los aderezos comerciales, mejor utiliza aceite de oliva extra virgen (de preferencia, de primera extracción en frío), pimienta y sal de mar.
- Revisa la sección de recetas para preparar alguno de los platillos sugeridos y evita comer hasta llenarte. Come despacio

y prueba dejar el tenedor en la mesa entre bocados para que mastiques correctamente; tardarás un poco más en comer y la señal de saciedad llegará naturalmente a tu cerebro. Cuando comes muy rápido, le ganas a esta señal, así que es muy fácil pasarte del límite para una correcta digestión.

- Recuerda también que tienes alimentos libres si te da hambre a otra hora.

## Noche

Tus hábitos nocturnos también cambiarán un poco a partir de la segunda semana:

- En lugar de cenar, durante esta semana tomarás el segundo jugo de verduras del día (revisa la tabla 3 en las páginas 207 y 208).
- Si sientes la necesidad de consumir algo más, bebe un té (sin cafeína ni edulcorantes), de preferencia de tila, valeriana o manzanilla, con una cucharadita de miel de abeja natural.
- Tomar fibra por las noches es enteramente opcional (justo antes de acostarte), y sólo en caso de que tengas algún problema para evacuar.

### Nota sobre el ejercicio

Recuerda que durante las tres fases de mi programa hacer ejercicio dependerá de cómo te sientas para realizarlo. En la fase 2 incorporarás más hábitos a tu rutina diaria; sin embargo, es muy probable que también tengas la energía suficiente para seguir haciendo ejercicio o para comenzar a practicar el tipo de ejercicio que prefieras. Cambiar de hábitos es un proceso paulatino, así que en lo que concierne al ejercicio, escucha a tu cuerpo y no lo obligues a hacer nada para lo que no está preparado. Si todavía no te sientes listo para empezar a hacer ejercicio, no te preocupes, podrás incorporar este hábito más adelante, cuando tu cuerpo esté listo.

# Fase 3: programa de siete días

*Desintoxicación y nutrición celular*

Durante esta semana, el programa se enfocará en depurar tu organismo y nutrirlo simultáneamente a nivel celular. Mediante una alimentación basada en jugos de verduras, la mayoría sin fruta, y alimentos naturales, desintoxicarás y alcalinizarás tu cuerpo, limpiarás tu tracto digestivo y te llenarás de una gran cantidad de nutrientes mientras pierdes la grasa acumulada que atrapa las toxinas. En cuanto las elimines, liberarás la grasa que estaba haciendo el trabajo de "esponja" para no dejarlas circular libremente dentro de tu organismo y minimizar el riesgo de que se alojen en lugares importantes, como tus órganos.

Para esta fase también encontrarás una lista de alimentos libres que puedes consumir cuando tengas un antojo o si te quedas con hambre, pero te pido que lo hagas con moderación. El consumo de los alimentos libres es bajo tu criterio y va en función de tu apetito, tu género, tu nivel de ansiedad, la clase de actividad física que realizas y tus necesidades de fibra, pues aportan una buena cantidad para ayudarte con la evacuación diaria que buscamos, así como para minimizar tus antojos por alimentos no saludables. Incluso, cuando tengas algún síntoma de crisis curativa, te recomiendo consumir un alimento libre para mitigarlo.

Por otra parte, así como tienes alimentos libres para escoger, debes evitar otra clase de alimentos y bebidas. Estamos eliminando toxinas de tu organismo, por lo que es necesario que no consumas ninguno de los alimentos prohibidos en esta etapa; no tiene caso eliminar unas toxinas e introducir otras al mismo tiempo porque no se cumplirá el objetivo del programa.

| Alimentos libres de la fase 3 | |
| --- | --- |
| • Aguacate | • Jitomate |
| • Lechuga | • Manzana |
| • Nueces o almendras (sin sal) | • Pepino con limón y sal de mar |
| • Jícama con limón y sal de mar | • Zanahoria con limón y sal de mar |
| • Plátano | • Té de manzanilla o tila, con miel de abeja |
| Alimentos y bebidas a evitar durante la fase 3 | |
| • Aceites refinados de soya, maíz, cártamo y canola | • Alimentos procesados industrialmente |
| • Azúcar refinada y sustitutos | • Aderezos y sazonadores comerciales |
| • Cafeína | • Alcohol |
| • Refrescos | • Nicotina |
| • Embutidos | • Lácteos |
| • Proteína animal | • Sal de mesa |
| • Chicles y dulces | • Harinas refinadas |

En el cuadro 3 se detallan las instrucciones de los hábitos a seguir durante la tercera semana (descripción general en el capítulo 9).

## CUADRO 3. HÁBITOS DE MAÑANA, TARDE Y NOCHE EN LA FASE 3

# Programa de 7 días

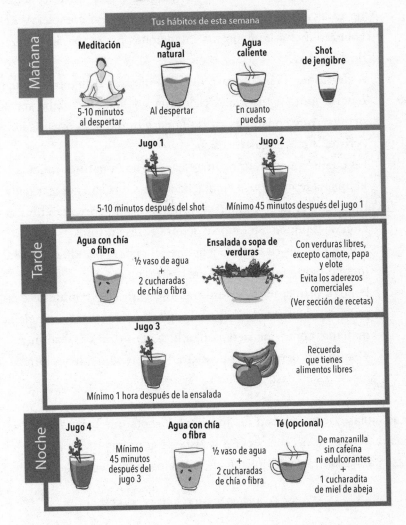

Tus hábitos de esta semana

**Mañana**

Meditación — 5-10 minutos al despertar

Agua natural — Al despertar

Agua caliente — En cuanto puedas

Shot de jengibre

Jugo 1 — 5-10 minutos después del shot

Jugo 2 — Mínimo 45 minutos después del jugo 1

**Tarde**

Agua con chía o fibra — ½ vaso de agua + 2 cucharadas de chía o fibra

Ensalada o sopa de verduras — Con verduras libres, excepto camote, papa y elote. Evita los aderezos comerciales (Ver sección de recetas)

Jugo 3 — Mínimo 1 hora después de la ensalada

Recuerda que tienes alimentos libres

**Noche**

Jugo 4 — Mínimo 45 minutos después del jugo 3

Agua con chía o fibra — ½ vaso de agua + 2 cucharadas de chía o fibra

Té (opcional) — De manzanilla sin cafeína ni edulcorantes + 1 cucharadita de miel de abeja

## Mañana

Tus hábitos matutinos te llevan hacia esta nueva desintoxicación al sustituir el desayuno por un segundo jugo de verduras mientras inicias tu día con los hábitos regulares:

- Comienza tu día con 5 o 10 minutos de meditación (si no pasaste de cinco minutos de meditación en las semanas anteriores, puedes incrementar un minuto por día en esta tercera fase hasta alcanzar los 10 minutos de meditación completa). Recuerda tener a la mano tus intenciones para repasarlas antes de comenzar.
- Al terminar, bebe un vaso de agua natural al tiempo; puedes tenerlo junto a tu cama desde una noche antes. Debe ser lo primero que consumas en el día para hidratar tu organismo y activar el reflejo gastrocólico.
- En cuanto puedas, toma una taza con agua natural caliente, a la misma temperatura en que beberías un té, sin agregar nada. Igual que el hábito anterior, promueve una correcta eliminación de líquidos retenidos y depura el organismo.
- Toma después tu shot de jengibre, el cual te brinda energía al mismo tiempo que desinflama tu organismo.
- Bebe tu primer jugo de verduras entre cinco y 10 minutos después del shot. Puedes beber el segundo en el transcurso de la mañana, conforme sientas hambre, pero deja pasar al menos 45 minutos después del primero. Recuerda que tienes alimentos libres en caso de que sientas hambre.

Las tablas 5 y 6 incluyen los jugos y los shots que beberás esta semana a lo largo del día. Revisa la lista de compras (tabla 7) de esta fase para asegurarte de que tengas todos los ingredientes necesarios.

### TABLA 5. JUGOS Y SHOTS EN LA FASE 3

| | Día 1 | Día 2 | Día 3 | Día 4 |
|---|---|---|---|---|
| **Shot** | **Manzana** <br> 3 cm de jengibre <br> + <br> 1 manzana | **Naranja** <br> 3 cm de jengibre <br> + <br> 1 naranja | **Uva** <br> 3 cm de jengibre <br> + <br> ½ taza de uvas rojas | **Naranja** <br> 3 cm de jengibre <br> + <br> 1 naranja |

## TABLA 5. CONTINUACIÓN

| | Día 1 | Día 2 | Día 3 | Día 4 |
|---|---|---|---|---|
| Jugo 1 | 1 manzana<br>1 pepino<br>1 limón<br>3 ramas de albahaca<br>5 hojas de lechuga<br>orejona | ½ taza de col morada<br>1 naranja<br>3 ramas<br>de hierbabuena<br>1 limón<br>1 pepino | 5 zanahorias<br>1 pepino<br>1 limón<br>½ taza de col rizada | 1 manzana<br>1 pepino<br>1 limón<br>3 ramas de albahaca<br>5 hojas de lechuga<br>orejona |
| Jugo 2 | 1 pepino<br>1 limón<br>2 tomates verdes<br>1 chayote<br>2 tallos de apio | 2 tomates verdes<br>5 tallos de apio<br>1 pepino<br>1 limón | 3 tallos de apio<br>½ taza de col rizada<br>1 pepino<br>1 chayote<br>2 limones | 1 pepino<br>1 limón<br>2 tomates verdes<br>1 chayote<br>2 tallos de apio |
| Jugo 3 | 2 jitomates<br>1 pepino<br>2 limones<br>6 hojas de lechuga<br>orejona<br>2 ramas de cilantro | ½ betabel<br>5 tallos de apio<br>1 limón<br>1 pepino | 6 hojas de lechuga<br>orejona<br>2 limones<br>2 pepinos<br>½ taza de col rizada | 2 jitomates<br>1 pepino<br>2 limones<br>6 hojas de lechuga<br>orejona<br>2 ramas de cilantro |
| Jugo 4 | 1 pepino<br>1 limón<br>2 tomates verdes<br>1 chayote<br>2 tallos de apio | 2 tomates verdes<br>5 tallos de apio<br>1 pepino<br>1 limón | 3 tallos de apio<br>½ taza de col rizada<br>1 pepino<br>1 chayote<br>2 limones | 1 pepino<br>1 limón<br>2 tomates verdes<br>1 chayote<br>2 tallos de apio |

## TABLA 6. CONTINUACIÓN

| | Día 5 | Día 6 | Día 7 |
|---|---|---|---|
| Shot | **Manzana**<br>3 cm de jengibre<br>+<br>1 manzana | **Uva**<br>3 cm de jengibre<br>+<br>½ taza de uvas rojas | **Manzana**<br>3 cm de jengibre<br>+<br>1 manzana |
| Jugo 1 | ½ taza de col morada<br>1 naranja<br>3 ramas de hierbabuena<br>1 limón<br>1 pepino | 5 zanahorias<br>1 pepino<br>1 limón<br>½ taza de col rizada | 1 manzana<br>1 pepino<br>1 limón<br>3 ramas de albahaca<br>5 hojas de lechuga orejona |
| Jugo 2 | 2 tomates verdes<br>5 tallos de apio<br>1 pepino<br>1 limón | 3 tallos de apio<br>½ taza de col rizada<br>1 pepino<br>1 chayote<br>2 limones | 1 pepino<br>1 limón<br>2 tomates verdes<br>1 chayote<br>2 tallos de apio |
| Jugo 3 | ½ betabel<br>5 tallos de apio<br>1 limón<br>1 pepino | 6 hojas de lechuga<br>orejona<br>2 limones<br>2 pepinos<br>½ taza de col rizada | 2 jitomates<br>1 pepino<br>2 limones<br>6 hojas de lechuga<br>orejona<br>2 ramas de cilantro |
| Jugo 4 | 2 tomates verdes<br>5 tallos de apio<br>1 pepino<br>1 limón | 3 tallos de apio<br>½ taza de col rizada<br>1 pepino<br>1 chayote<br>2 limones | 1 pepino<br>1 limón<br>2 tomates verdes<br>1 chayote<br>2 tallos de apio |

TABLA 7. LISTA DE COMPRAS DE LA FASE 3

| Ingrediente | Unidad de medida | Días 1-3 | Días 4-7 | Total |
|---|---|---|---|---|
| Albahaca | ramas | 3 | 6 | 9 |
| Apio | tallos | 25 | 29 | 54 |
| Col rizada | hojas | 8 | 8 | 16 |
| Betabel | piezas | ½ | ½ | 1 |
| Chayote | piezas | 4 | 6 | 10 |
| Cilantro | ramas | 2 | 4 | 6 |
| Col morada | piezas | ¼ | ¼ | ½ |
| Hierbabuena | ramas | 3 | 3 | 6 |
| Jengibre | centímetros | 9 | 12 | 21 |
| Lechuga orejona | piezas | 1½ | 2½ | 4 |
| Limón | piezas | 16 | 21 | 37 |
| Manzana verde | piezas | 2 | 4 | 6 |
| Naranja | piezas | 2 | 2 | 4 |
| Pepino | piezas | 13 | 17 | 30 |
| Jitomate | piezas | 2 | 4 | 6 |
| Tomate verde | piezas | 8 | 12 | 20 |
| Uva roja | gramos | 100 | 100 | 200 |
| Zanahoria | piezas | 5 | 5 | 10 |

Cuando prepares tus jugos y shots, toma en cuenta las siguientes consideraciones:

- Puedes sustituir la col rizada por espinaca o lechuga.
- Puedes pelar el jengibre para limpiarlo más fácilmente.
- Utiliza sólo el tallo del brócoli, no los floretes.
- El jengibre, todas las verduras de hoja y las hierbas (espinaca, col, albahaca, etcétera) siempre se introducen en el extractor de jugos antes de la fruta u otras verduras con un alto contenido

de agua (pepino, apio, manzana, piña, etcétera) porque son muy secos.

- El pepino, la naranja y el limón deben pelarse.
- Puedes agregar el apio, el betabel y la zanahoria con todo y hojas, pero estos dos últimos deben pelarse.
- Puedes dejar las semillas de las uvas.
- No olvides comprar tus alimentos libres.
- Todos los ingredientes deben estar crudos, lavados y desinfectados.

## Tarde

Esta semana seguirás tomando la chía o tu suplemento de fibra, pero añadirás un jugo de verduras después de la comida:

- Como incentivo para tus movimientos intestinales, toma medio vaso de agua con dos cucharadas de chía o fibra comercial (sin endulzantes ni conservadores) 15 minutos antes de comer.
- Come una ensalada o una sopa con las verduras que gustes, menos elote, papa y camote.
- Bebe tu tercer jugo de verduras del día mínimo una hora después de la ensalada.
- Si sientes hambre más adelante, recuerda que tienes alimentos libres.

## Noche

Durante estos siete días, tus noches serán un tanto diferentes:

- Sustituye la cena por el cuarto jugo de verduras. Sólo considera que debes tomarlo mínimo 45 minutos después del tercer jugo, pero si te sientes muy lleno, puedes omitirlo.

- Bebe de nuevo agua con chía o tu suplemento de fibra (sin endulzantes ni conservadores) 15 minutos antes de acostarte.
- Antes de acostarte puedes beber un té (sin cafeína ni edulcorantes) con una cucharadita de miel de abeja natural.

### Nota sobre el ejercicio

Recuerda que durante las tres fases de mi programa hacer ejercicio dependerá de cómo te sientas para realizarlo. Ya que la fase 3 es la más intensiva, recomiendo no hacer ejercicio, pero si tú sientes que tienes la energía suficiente para realizarlo, puedes hacerlo. Lo más importante es escuchar a tu cuerpo y no obligarlo a hacer nada para lo que no está preparado.

¡Muchas felicidades por haber completado el programa! Espero que hayas alcanzado varias si no es que todas tus metas de salud. Los hábitos de toda una vida no se cambian de la noche a la mañana, por lo que debes estar orgulloso de tu avance. Estoy segura de que ya te encuentras en el camino correcto hacia una vida sana.

¿Te gustaron los resultados que notaste? Me alegro porque ahora sigue otra parte importante de este cambio, la fase de mantenimiento, en la que tú debes participar más activamente, aplicando lo que más te gustó y lo que mejor te hizo sentir de los hábitos ya aprendidos.

## Programa de mantenimiento

La semana después de terminar el programa está dividida en tres hábitos diferentes (uno el lunes, otros de martes a viernes y los demás en el fin de semana) que puedes aplicar indistintamente por el resto de tu vida. Será todo un seguimiento a largo plazo para que los buenos hábitos que tienes ahora te den resultados a largo plazo.

*Lunes*

El primer día de la semana consumirás una dieta líquida. Te recomiendo continuar con este hábito más adelante para depurar las toxinas de cualquier excepción que quieras hacer en tu alimentación durante los fines de semana, o si lo prefieres, hazlo cada 15 días.

- Continúa con tus mismos hábitos de todas las mañanas, y 15 minutos después de beber tu shot de jengibre, toma tu primer jugo del día.
- Puedes variar los jugos de verduras, pero recuerda que sólo el primero del día puede contener fruta.
- Más tarde puedes elegir entre beber un segundo jugo de verduras o un licuado, dependiendo de tu apetito y de si tienes ganas de comer algo un poco más sólido. Si quieres tomar el segundo jugo y además el licuado, ya sea como comida o como parte de la mañana, está bien, pero recuerda que debes dejar pasar mínimo 45 minutos entre uno y otro.
- En la tarde, el tercer jugo de verduras es opcional también, pues depende de qué tan satisfecho te sientas. Come una ensalada o una sopa con las verduras que gustes, excepto camote, papa y elote.
- El cuarto jugo suple a la cena. Recuerda no agregar fruta y beberlo mínimo una hora después de que termines tu ensalada.
- En caso de que tengas un antojo durante la noche, bebe un té caliente, libre de cafeína.

# Dieta líquida (lunes)

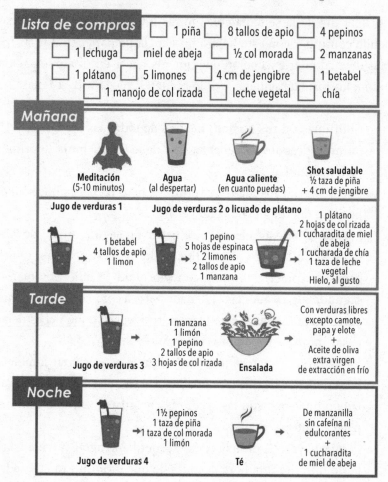

**Lista de compras**

- [ ] 1 piña
- [ ] 8 tallos de apio
- [ ] 4 pepinos
- [ ] 1 lechuga
- [ ] miel de abeja
- [ ] ½ col morada
- [ ] 2 manzanas
- [ ] 1 plátano
- [ ] 5 limones
- [ ] 4 cm de jengibre
- [ ] 1 betabel
- [ ] 1 manojo de col rizada
- [ ] leche vegetal
- [ ] chía

**Mañana**

**Meditación**
(5-10 minutos)

**Agua**
(al despertar)

**Agua caliente**
(en cuanto puedas)

**Shot saludable**
½ taza de piña
+ 4 cm de jengibre

**Jugo de verduras 1**
1 betabel
4 tallos de apio
1 limon

**Jugo de verduras 2 o licuado de plátano**
1 pepino
5 hojas de espinaca
2 limones
2 tallos de apio
1 manzana

1 plátano
2 hojas de col rizada
1 cucharadita de miel de abeja
1 cucharada de chía
1 taza de leche vegetal
Hielo, al gusto

**Tarde**

**Jugo de verduras 3**
1 manzana
1 limón
1 pepino
2 tallos de apio
3 hojas de col rizada

**Ensalada**
Con verduras libres excepto camote, papa y elote
+
Aceite de oliva extra virgen de extracción en frío

**Noche**

**Jugo de verduras 4**
1½ pepinos
1 taza de piña
1 taza de col morada
1 limón

**Té**
De manzanilla sin cafeína ni edulcorantes
+
1 cucharadita de miel de abeja

*Martes a viernes*

Es momento de aplicar a tu vida cotidiana los hábitos que aprendiste durante las últimas tres semanas:

- Meditar sigue siendo un requisito básico para iniciar el día.
- Procura llevar una mañana ligera; incluso si te brincas los demás hábitos, como el agua caliente y el shot de jengibre, con

ello ya mejorarás un tercio de tu día en términos de alimentación.

- En la comida, empieza todavía con una ensalada antes del platillo principal de tu elección. Sólo evita todavía comer camote, papa y elote, y procura no llenarte.
- Cena ligero y temprano, para poder continuar con el ayuno nocturno.

## Mantenimiento (martes a viernes)

### Mañana

| Hábito recomendado | Comentarios |
| --- | --- |
| Al despertar, meditación | 5-10 minutos y puedes aumentar el tiempo paulatinamente. |
| Al despertar, vaso de agua natural | Déjalo a un lado de tu cama antes de dormir. |
| En cuanto puedas, agua caliente | Puede ser con unas gotas de limón. |
| Shot saludable | Puede variar, con vinagre de manzana. |
| Jugo de verduras 1 | El primero del día puede ser con 1 fruta. |
| Desayuno o licuado | Licuado o desayuno sin alimentos procesados. Idealmente, 4 días de licuado. |

### Tarde

| Hábito recomendado | Comentarios |
| --- | --- |
| A la hora que acostumbras comer | De entrada, ensalada con verdura libre, excepto camote, papa y elote. Evita los aderezos comerciales. |
| Comida sin alimentos altamente procesados | No te llenes, come despacio y evita cualquier alimento altamente procesado. |
| Colación sugerida | · Fruta + nueces<br>· Pepino + limón + sal de mar<br>· Té sin cafeína + miel de abeja |

### Noche

| Hábito recomendado | Comentarios |
| --- | --- |
| Cena temprano, sin proteína animal, y no te llenes | Quédate con hambre. |
| Ayuno nocturno | No comas nada a partir de las 8:00 p.m. Puedes consumir té sin cafeína, agua natural y jugo de verduras sin fruta. |

## Sábado y domingo

Al continuar con tus hábitos matutinos como requisito para estar bien cada día, desde los 10 minutos de meditación hasta un jugo de verduras como desayuno, tendrás un escudo protector para las excepciones que hagas durante el día. Para ello, lo principal es estar libre de culpa y de remordimiento. No pasa nada. Recuerda que cambiar de hábitos es un camino, no una meta, y no es recto ni perfecto, al contrario, es un aprendizaje constante.

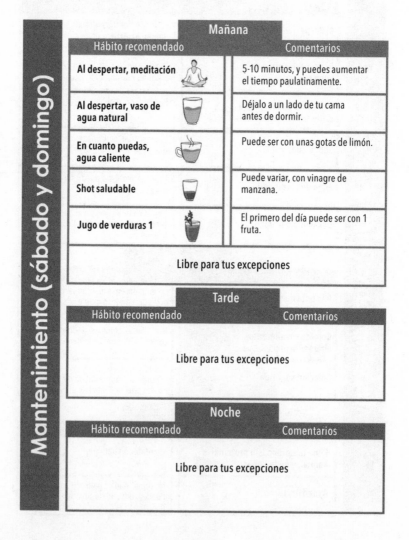

| Mañana | | |
|---|---|---|
| **Hábito recomendado** | | **Comentarios** |
| Al despertar, meditación | | 5-10 minutos, y puedes aumentar el tiempo paulatinamente. |
| Al despertar, vaso de agua natural | | Déjalo a un lado de tu cama antes de dormir. |
| En cuanto puedas, agua caliente | | Puede ser con unas gotas de limón. |
| Shot saludable | | Puede variar, con vinagre de manzana. |
| Jugo de verduras 1 | | El primero del día puede ser con 1 fruta. |
| Libre para tus excepciones | | |

| Tarde | | |
|---|---|---|
| **Hábito recomendado** | | **Comentarios** |
| Libre para tus excepciones | | |

| Noche | | |
|---|---|---|
| **Hábito recomendado** | | **Comentarios** |
| Libre para tus excepciones | | |

Mantenimiento (sábado y domingo)

## Otros objetivos

Después de terminar el programa, ¿quieres enfocarte en seguir perdiendo grasa? Te dejo algunas recomendaciones:

- Sustituye tu cena por un jugo de verduras sin fruta.
- Cuando consumas arroz, quinoa, frijoles, lentejas, etc., hazlo sólo en la comida y asegúrate de que siempre sea una guarnición pequeña.
- Es importante que las verduras siempre predominen en tu plato.
- Escoge una fruta entera por encima de cualquier otra colación. También las verduras sirven como tal (zanahoria, pepino, jícama, calabacita), incluso con limón y sal de mar. Si quieres añadir un poco de picante, agrega paprika o muele chiles secos para hacer tu propio chile en polvo casero, libre de conservadores y glutamato monosódico.
- Cena temprano y no cenes fruta.
- No cenes licuados de fruta y recuerda que cualquier licuado que prepares sólo debe llevar una pieza de fruta.
- La prudencia es la clave. No necesitas medir cantidades, pero recuerda que quedarte con un poco de espacio en el estómago es lo que necesitas para digerir correctamente.
- Toma agua natural constantemente. No debes esperar hasta sentir sed para tomar agua.
- Si te sientes ansioso por alguna razón, toma un té de tila o de valeriana para mitigarla. Puedes endulzarlo con miel de abeja natural.
- Mantente alejado de los alimentos altamente procesados. Recuerda que contienen ingredientes no comestibles y químicos que intoxican, lo que provoca que almacenes grasa.
- Olvídate de todo lo que se diga de dieta, bajo en grasa, libre de azúcar, proteínas comerciales para aumentar músculo, alimentos y bebidas sin calorías, etcétera. Todo esto, lejos de ayudarte

a perder peso, te hará aumentar tus antojos y obviamente ceder ante ellos.

- No abuses de la cafeína, mejor duerme bien para tener energía real que provenga de tu organismo y no de estimulantes.
- No te peses. Entiendo que quieres una referencia, pero ésa no es la indicada, sino tu ropa, tu bienestar, tu energía, la forma como te sientes y te ves. Solemos cometer el error de conservar un número en la cabeza, pensando que ese peso es el ideal, el que nos hará felices o en el que nos veremos increíbles, pero nunca será lo mismo pesar 60 kilos con músculos definidos que 58 kilos con grasa y retención de líquidos. Elimina ese número de tu cabeza y comienza a sentir y ver los resultados, no a pesarlos. No le des a un número el poder de definir tu actitud ante la vida.

Si a pesar de continuar con tus nuevos hábitos y seguir las recomendaciones anteriores, sientes que estás inflamado o que tu digestión no es siempre buena, te pido que me escribas (programa@habitos.mx) para poder evaluar tu caso y apoyarte tal vez con una dieta sencilla de eliminación. Es muy fácil alimentarnos cuando regresamos a lo básico, natural y sano. Date la oportunidad de experimentar este nuevo cambio, no sólo de hábitos, sino de vida, y verás cómo tu peso se mantiene en su sitio correcto, la grasa no regresa, los malestares desaparecen y muchos padecimientos merman.

# Capítulo 9

# Tus nuevos hábitos

La base de tu salud son tus hábitos cotidianos, especialmente los relacionados con alimentación, descanso y actividad física. A lo largo del programa, en el capítulo anterior, se presentó una serie de hábitos para todo tu día, cuya función y validez es importante detallar, pues no sólo ayudarán temporalmente en tu transición hacia una vida más sana o facilitarán tu desintoxicación durante el programa, sino que te aportarán beneficios a largo plazo.

## Una mañana ligera

Existen numerosos estudios con evidencia reciente que señalan al típico desayuno pesado como la comida más nociva del día. Un estudio realizado por el Centro de Investigación de Nutrición Humana, en Inglaterra, concluyó que el desayuno típicamente considerado como equilibrado y completo llevó a importantes efectos negativos en la salud a corto y largo plazos, entre ellos, la inhibición de la quema de grasa durante el día, el aumento del suero triglicérido, la disminución del colesterol bueno y reacciones sobre el índice glucémico.[1] Ante esto, ¿no deberíamos dejar de seguir creyendo en conceptos que no nos han dado soluciones? Y no es tan descabellado alejarnos de

# Hábitos de la *mañana*

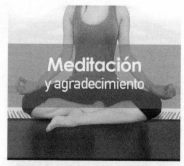

Meditación
y agradecimiento

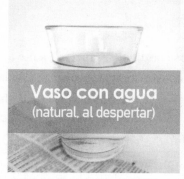

Vaso con agua
(natural, al despertar)

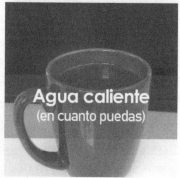

Agua caliente
(en cuanto puedas)

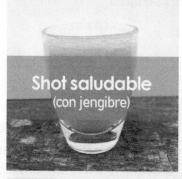

Shot saludable
(con jengibre)

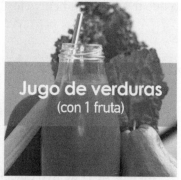

Jugo de verduras
(con 1 fruta)

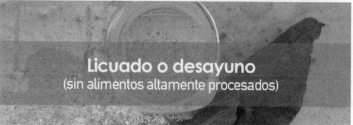

Licuado o desayuno
(sin alimentos altamente procesados)

esta creencia en particular si tomamos en cuenta que el organismo entra en modo de limpieza y depuración durante la noche, y que por la mañana continúa con este mismo proceso, el cual se interrumpe hasta que introduces alimentos y comienza la digestión.

Si tú desayunas ligero, permites que el cuerpo siga depurando toxinas a la par de que conservas gran parte de tu energía. Cuando desayunas pesado, incluso si las combinaciones son buenas y son sólo de alimentos naturales y orgánicos, se interrumpe este proceso para digerir y entonces se acumulan las toxinas que no se hayan eliminado correctamente durante la noche. El único resultado de esto es que te sientes y te ves cansado.

Cuando una mañana ligera sea un hábito en tu vida, verás que los antojos disminuyen, tienes energía de sobra, te ves descansado y mantienes estable tu peso ideal. Si eres de los que piensan que no será suficiente un jugo o un licuado para tener energía y llevar a cabo tus actividades del día, recuerda que al desayunar pesado, la energía que supuestamente te va a dar ese desayuno sólo estará disponible hasta que se absorba por el intestino delgado —eso significa varias horas después— y mientras tanto tendrás que usar más de tu reserva de energía para digerirlo. Irónico, ¿no? Pero como quedamos al principio, no me creas, mejor inténtalo y determina tú mismo lo que es bueno para tu salud. No hay mejor prueba de todo lo que te recomiendo que tu propia experiencia.

Definitivamente, existen excepciones para quienes tienen ciertos requerimientos alimenticios, o si se dan imprevistos y compromisos sociales que puedan modificar tus hábitos matutinos, sólo no dejes de verlos como eso: excepciones. Si no se hacen todos los días, el cuerpo, sin duda alguna, tendrá tolerancia para manejarlas. Es la razón de que en el programa bebas licuados algunos días y otros comas desayunos regulares, pero sin alimentos altamente procesados. Tú mismo notarás poco a poco que no requieres de tanta comida tan temprano conforme te sientas mejor con tus nuevos hábitos. Créeme, yo me sentía muy sana mientras desayunaba cuatro o cinco claras de huevo con pechuga de pavo, queso derretido, un pan que presumía ser integral y un licuado de proteína comercial con leche de vaca convencional. Sí, señor, y ahora me quedan clarísimos todos los problemas hormonales que tenía.

## Un vaso de agua en ayunas

Beber agua al despertar, con el estómago vacío, tiene muchísimos beneficios: reduce la acidez estomacal, promueve la evacuación matutina, protege e hidrata los órganos vitales, disminuye el apetito durante el día, regula tu temperatura y promueve la transportación de nutrientes y oxígeno a las células. Después de hacerlo durante un par de semanas, no podrás vivir sin este hábito, tu cuerpo te lo pedirá solo.

Es más, si un día puedes aumentar a dos vasos de agua en ayunas, sería ideal. Es la conocida terapia japonesa, que consiste en tomar ½ litro de agua en la mañana con el estómago vacío. Diversos estudios han asociado esta práctica con mejoras significativas en diversos padecimientos, como problemas de migrañas, dolor corporal generalizado, problemas cardiovasculares y taquicardias, epilepsia, sobrepeso, asma, problemas renales, enfermedades urinarias, gastritis, diabetes, estreñimiento, problemas hormonales y muchos otros.[2]

Tal vez piensas que son demasiados beneficios por un hábito tan sencillo, pero sí, en esta vida, lo sencillo y simple es realmente lo que nos beneficia, pero nos complicamos tanto, que luego parece muy difícil regresar a lo básico. El agua es el componente principal del cuerpo humano, ¿no crees que pueda traer resultados positivos que le des a tu organismo justamente lo que necesita?

## Bebe agua caliente

El agua caliente se recomienda como algo importante para eliminar los residuos tóxicos de nuestro organismo, junto con otros beneficios, entre ellos eliminar líquidos retenidos, lo que implica una reducción de celulitis y presión arterial elevada; activar el reflejo gastrocólico que nos hace evacuar; descongestionar las vías respiratorias; mejorar la digestión; relajar el sistema nervioso, e impulsar la pérdida de grasa por medio de la depuración del organismo. Mi recomendación es beber una taza de agua caliente sola, pero puedes escoger entre las siguientes variaciones:

- Agua caliente con una rodaja de limón. Puede ser limón verde o amarillo, o el jugo de ½ limón verde.
- Agua con limón y un centímetro de jengibre rallado, sin cáscara y desinfectado.

Estas versiones también pueden tomarse como sustituto de un té después de comer o a media tarde, pero no olvides tomarlo siempre en ayunas. Todas las opciones son buenas, simplemente depende del gusto de cada quien.

## Shot de jengibre

El jengibre es una maravillosa raíz que se ha utilizado como especia durante milenios, especialmente como un calmante digestivo. Es una buena fuente de vitamina C, magnesio, potasio, cobre y manganeso, y está catalogado como medicina herbal para promover la liberación de gases intestinales, aliviar en general el tracto intestinal y como un remedio efectivo para prevenir y aliviar las náuseas. Numerosos estudios han demostrado estas propiedades, así como otras antisépticas, antivirales, expectorantes y calmantes de dolores de osteoartritis y diversos cánceres, incluyendo de ovarios, colorrectal, pulmonar y de seno.[3]

Al comerlo crudo, sin su fibra y directo a nuestro organismo en su forma líquida, representa una verdadera medicina preventiva.

Incluyo este hábito por la mañana porque el consumo de jengibre no es algo que se acostumbre; en caso de que te parezca muy fuerte o por alguna razón no te siente bien las primeras veces, puedes omitirlo y sólo agregar un centímetro a tu jugo de verduras. Así disfrutarás también de los beneficios, pero en menor cantidad mientras tu cuerpo se acostumbra.

---

### DEJA LA CAFEÍNA Y MEJOR TÓMATE UN SHOT DE JENGIBRE

Estamos diseñados para tener la energía suficiente para llevar a cabo nuestras funciones diarias. Si no lo logramos, entonces debemos analizar qué pasa en lugar de aumentar la dosis del estimulante nervioso por excelencia, la cafeína. Reduce tu ingesta actual, sea cual sea, mucha o poca, y comienza tu día con un shot de jengibre que sabe delicioso y tiene miles de beneficios para tu salud. Te dará exactamente lo que buscas en un café: una inyección de energía. Y si tienes una mañana difícil, no te preocupes, puedes prepararlo la noche anterior y conservarlo en refrigeración.

---

## Jugo de verduras con o sin fruta

Idealmente, tomar un jugo de verduras con una fruta es perfecto para comenzar el día, pero si estás buscando perder grasa, tómalo con media fruta o sin fruta. Prueba alternando durante varios días para que notes cómo te sientes y determines lo mejor para tu organismo.

Recuerda que los jugos de verduras te ayudarán a sentirte con más energía, alcalino, con una piel sana, buena circulación y buena digestión, pero ante todo te ayudarán a ser más consciente de tu cuerpo y así ya no le podrás dar cualquier alimento con el que te topes.

Mi recomendación es tomar dos jugos de verduras en el día porque es casi lo mismo que comerte una ensalada enorme diariamente.

Muchas veces es complicado tomar el jugo de la tarde porque las actividades del día no lo permiten, pero puedes beber los dos en la mañana. Si éste es tu caso, haz lo que yo: duplica la cantidad de tu jugo de la mañana. Inténtalo para que decidas si te funciona y se adapta a tu día. (Mientras continúes consumiendo verduras crudas diariamente, puedes tomar sólo un jugo si quieres.)

## Licuado

Lo ideal es continuar tu mañana con un licuado porque sigues dándole al cuerpo alimentos crudos, naturales, llenos de enzimas, vitaminas, minerales, fibra, hidratación y todo lo bueno que esto representa; sin embargo, entiendo perfectamente que hay días en los que no quieres un licuado y tienes ganas de masticar algo sólido. También me pasa, pero te propongo que al menos tres o cuatro días a la semana, de preferencia, tomes licuados y los otros desayunes algo saludable. Recuerda que la regla de oro es que éste no contenga alimentos altamente procesados. Revisa la sección de recetas al final del libro (véase la página 273), donde encontrarás varias opciones para desayunar, o revisa el recetario de mi página web, www.habitos.mx, para más ideas de cocina saludable.

# Hábitos
## de la tarde

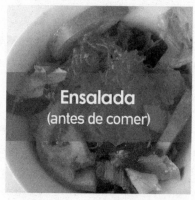

Ensalada
(antes de comer)

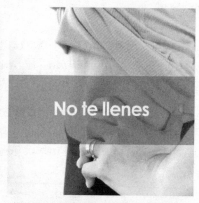

No te llenes

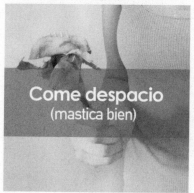

Come despacio
(mastica bien)

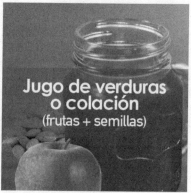

Jugo de verduras
o colación
(frutas + semillas)

## Come mejor al mediodía

Tu comida más abundante debe ser al mediodía porque es la mejor hora para hacer la digestión: tus actividades están al máximo, la depuración y regeneración de la noche concluyó horas atrás y ahora es momento de introducir una cantidad fuerte de nutrientes en tu organismo. El truco en este momento es aprender a escuchar tu cuerpo; siempre te da señales y avisos sobre gustos y necesidades, sin embargo, raramente lo escuchas con atención, y es por esto que no notamos nada hasta que inevitablemente se manifiesta algún tipo de malestar o padecimiento.

Toma en cuenta los siguientes consejos para comenzar a ponerle atención antes de que sus mensajes ya sean muy fuertes y te cuesten salud y dinero:

- **Come únicamente cuando tengas hambre.** Me refiero a tener hambre de verdad, no sólo antojo ni esa idea de "podría comer". Tampoco lo hagas sólo porque alguien te dice que debes comer.
- **Deja de comer cuando ya no tengas hambre.** Llenarte y dejar de tener hambre son dos cosas muy distintas. Tú sabes cuándo estás lleno, es decir, cuándo ya comiste de más, porque te produce somnolencia, indigestión, cansancio e inflamación. Tu estómago necesita espacio para digerir. Es probable que te cueste trabajo calcular este punto al principio, pero vale la pena.
- **No comas hasta llenarte.** Vinculado con el punto anterior, llenarte dificulta la digestión, lo que ya sabes que implica una mala absorción de nutrientes, toxicidad en el organismo y almacenamiento de grasa. ¿Quieres eso sólo por dar unos bocados más? No creo que los valgan. Recuerda que tú decides, tú tienes el control de lo que comes y lo que no. Para ayudarte, considera las indicaciones en el siguiente cuadro, inspirado en los conceptos de Deepak Chopra para determinar tu nivel de

233

alimentación, que idealmente debe comenzar en el nivel 1 y seguir hasta el 6 nada más:[4]

| ¿HASTA QUÉ NIVEL COMES? | |
|---|---|
| **Nivel** | **Descripción** |
| Vacío | Sensación desagradable de vacío, estás famélico. No debes llegar aquí. |
| 1-2 | Tienes el estómago vacío. Sientes mucha hambre. Es ideal comenzar a comer en este nivel. |
| 3-4 | Ya no tienes hambre. Puedes comer sin molestia. |
| 5 | Comienzas a sentirte satisfecho. |
| 6 | Máximo bienestar. No hay sensación de hambre ni saciedad excesiva. |
| 7-8 | Ahora sientes malestar, pesadez y distensión abdominal. |
| Lleno | No puedes comer más. Te sientes mal. No debes llegar aquí. |

- **Comer debe darte energía y ganas de seguir con tus actividades, no lo contrario.** La comida es energía, así que si cuando comes algo, te quieres ir a dormir y no puedes ni pensar a menos que tomes un café, algo no está bien y te recomiendo meditar sobre los puntos anteriores.
- **Tú determinas las porciones.** Escucha a tu cuerpo, considera tu actividad física, tu sexo, la etapa de la vida en que estás, tu estilo de vida y tu ritmo de vida. Los estándares generales son una idea, pero existen muchos factores por los que puede variar el tamaño de la porción que requieras. ¿Cómo saber si lo que te dice tu cuerpo es correcto o no? El alimento debe provocarte bienestar, energía, mantenerte en tu peso ideal y estable —no definido por estándares sociales, sino por tu morfología— y brindarte un estado de salud óptimo y sostenible; si no es así, reconsidera lo que has hecho hasta ahora e intenta algo más.

- **Puedes beber agua durante la comida, pero poca.** Obviamente estoy hablando de agua natural o aguas de sabores naturales, nada más, y poca. No te vas a ahogar si no das un sorbo después de cada bocado, y, de hecho, verás que la saliva sola te ayuda a pasar los alimentos. Así es como debe ser. Pero si comes rápido y no masticas bien la comida, sentirás que necesitas forzosamente de agua para deglutir. Tomar mucha agua con la comida no sólo interfiere con la producción de saliva, tu aliada en la descomposición de los alimentos y protectora de tu esmalte dental, sino que diluye tus jugos gástricos y tus enzimas digestivas. Recuerda que mientras más mastiques, más saliva generarás y mejor será tu digestión y absorción de nutrientes.

- **Come despacio.** Si crees que tu mamá te decía que comieras despacio sólo por tener buenos modales, considera los beneficios que conlleva tener este buen hábito: consumes una menor cantidad de alimentos, la señal de saciedad llega fácilmente a tu cerebro, permites la liberación de enzimas digestivas y que éstas hagan su trabajo, tienes un mayor poder de decisión sobre lo que comes y disfrutas más de la comida. Seamos honestos, ¿cuándo fue la última vez que notaste cómo sabe realmente un jitomate, o qué tan suave es el aguacate? Si realmente disfrutas comer, entonces sabes que se disfruta despacio.

- **Mastica bien tus alimentos.** No podemos digerir bien algo que no está bien triturado; sólo le damos más trabajo al proceso digestivo. Devuelve el cubierto a la mesa entre bocado y bocado; sí, me refiero a que lo pongas en tu plato, mastiques varias veces, tragues la comida cuando ya esté bien triturada y sólo entonces tomes de nuevo el cubierto. Muchas veces, inconscientemente, acabamos de dar un bocado y ya estamos con el otro listo en el tenedor. No comas hasta que tengas la boca vacía por completo. No hay prisa, y aunque la hubiera, es mejor comer despacio y comer menos, que comer rápido y más.

## NO MASTIQUES CHICLE

Seguramente has escuchado que masticar chicle te ayuda a digerir la comida. Error. Masticar bien tu comida es lo que te hace digerir la comida. El proceso digestivo comienza por la boca, cuando la saliva ayuda a descomponer los alimentos. Si masticas chicle, sólo gastas saliva y valiosas enzimas que necesitas para digerir la comida, no para un chicle. Aunado a esto, masticar chicle te puede inflamar por el aire que dejas pasar, envía una señal equivocada al organismo, de que debe alistarse para digerir, y por si fuera poco, está hecho de material sintético con aditivos —suavizantes, rellenos, emulsionantes, saborizantes, colorantes, edulcorantes artificiales y conservadores prohibidos en ciertos países primermundistas— para que sepa rico. Si no, ¿qué chiste tendría masticar un pedazo de plástico?

### Empieza con una ensalada sencilla

Come una ensalada antes de tu plato fuerte, así ya no decidirás comer lo primero que te pongan enfrente con un ataque de hambre, además de que te llenarás de fibra y alimentos alcalinos, crudos y ricos en vitaminas y minerales. Puede ser una ensalada sencilla, sólo lechuga, jitomate, aguacate, ajonjolí, aceite de oliva y sal de mar, o una ensalada más elaborada para que no te aburras.

### Toma una colación a media tarde

Lo ideal es pasar de una comida a otra sin colaciones, dejando lapsos de tiempo suficientes para que el cuerpo digiera adecuadamente y tenga un descanso mientras llega la señal de hambre otra vez. Sin embargo, en caso de necesitar una colación, come una fruta o nueces, o bebe un segundo jugo de verduras sin fruta.

# Hábitos
## de la noche

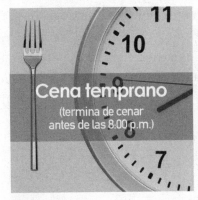

**Cena temprano**
(termina de cenar
antes de las 8:00 p.m.)

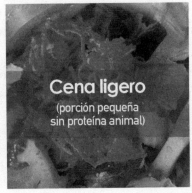

**Cena ligero**
(porción pequeña
sin proteína animal)

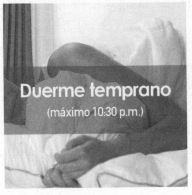

**Duerme temprano**
(máximo 10:30 p.m.)

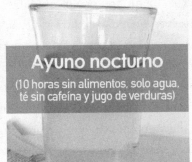

**Ayuno nocturno**
(10 horas sin alimentos, solo agua,
té sin cafeína y jugo de verduras)

## Cena ligero y temprano

Si cenas tarde, el organismo no tiene tiempo de digerir apropiada-
mente, te sentirás cansado al día siguiente y hasta de mal humor.
Cena una ensalada, verduras guisadas, tacos de lechuga, un cereal casero o un jugo de verduras, por ejemplo, pero recuerda que la porción
debe ser pequeña. Cuando hablamos de porciones, más que de gramos, toma en cuenta el tamaño de tu estómago para darte una idea
de la cantidad que puedes ingerir. El tamaño considerado es tu puño
aproximadamente. Escucha a tu cuerpo, no a tu mente ni a tu hambre
emocional o a las dietas de moda, y así sabrás lo que es mejor para ti.

## Duérmete temprano (máximo 10:30 p.m.)

Si te desvelas, te sentirás más cansado al día siguiente y querrás reponerte con alimentos no saludables, sobre todo con cafeína. Entiendo
que hay eventos sociales y situaciones excepcionales, pero en general sí es algo que puedes establecer dentro de tu rutina diaria. Las
horas previas a la medianoche son las más reparadoras, por eso no te
sientes igual si duermes entre 10:00 p.m. y 6:00 a.m., que si duermes
entre 1:00 a.m. y 9:00 a.m. Intenta irte a la cama temprano para que
al día siguiente tu energía provenga de tu cuerpo, de forma natural,
no de estimulantes ni de alimentos llenos de azúcar refinada.

## Ayuno nocturno

Agua, jugo de verduras y tés sin cafeína sí están permitidos, sólo se
trata de no consumir sólidos entre 8:00 p.m. y 6:00 a.m. Esta práctica
tiene muchos beneficios y ningún inconveniente, no te descompensa
—como mucha gente dice— ni es peligroso. Si teóricamente duermes ocho horas y el ayuno dura 10 horas, entonces sólo no estarás
comiendo durante dos horas, así que no te preocupes.

**BUENOS HÁBITOS EN UN RESTAURANTE**

Por más caro y renombrado que sea el lugar, en la ciudad que sea y a la hora que sea, te recuerdo que sigue siendo un negocio, es decir, mientras menos gasto tenga, mayor será su utilidad, y menor gasto significa casi siempre una menor calidad en los ingredientes. Si planeas comer fuera de casa, considera estos puntos para seguir con tus buenos hábitos:

- *No llegues con tanta hambre al restaurante.* Es posible que arrases con el menú y no elijas entre las opciones más saludables.
- *Salte del menú.* Un pescado asado con verduras o una ensalada sin aderezo son buenas opciones. Tal vez no están en el menú, pero puedes ordenarlos de todas formas.
- *Come una ensalada de entrada.* Continúa con este hábito aunque estés fuera de casa, pero pide el aderezo aparte, pues será comercial, lleno de aditivos. Puedes aderezar mejor con vinagre balsámico y aceite de oliva.
- *Evita refrescos y bebidas azucaradas.* Pide agua natural o agua mineral con jugo de limón.
- *Bebe agua natural antes.* Alrededor de 20 minutos antes de comer, toma un vaso grande de agua. Te ayudará a digerir y te sentirás más satisfecho.
- *Evita, en la medida posible, la sal de mesa.* Su consumo es nocivo, pero se encuentra en muchas preparaciones, no lo podrás evitar, así que mejor ordena alimentos crudos.
- *No te llenes.* Deja un espacio en tu estómago para que puedas digerir. Comer debe hacerte sentir bien, no mal.

## El futuro de tu bienestar

Te agradezco que me hayas permitido estar contigo durante este proceso. Gracias por tu tiempo, esfuerzo, compromiso y voluntad, que en conjunto te llevarán por el camino correcto para tener buenos hábitos y poder disfrutar de la vida conscientemente.

El futuro de la salud es muy claro: evolucionar o enfermar. Nos informamos, probamos y abrimos nuestra mente a otras ideas o caemos presas de los seudoalimentos y malos hábitos que nos han llevado a tener nuestro estado actual de salud. Las estadísticas y los índices de enfermedades que se atribuyen al estilo de vida moderno aumentan día con día, y mientras unos rezan por no pertenecer, otros se informan para no hacerlo activamente.

Es evidente que la crisis de salud es mundial, que enfermedades como la obesidad están tomando dimensiones epidemiológicas. La salud es un preciado tesoro que muchos damos por sentado en la juventud, pero ya no en la adultez y mucho menos en la vejez; sin embargo, debemos romper con estas viejas creencias para pasar a ideas que realmente resuenen con nuestro diseño original y no con una resignación por voltear a los lados y ver casos comunes a ciertas edades.

Tener más años ahora es algo temible. Todo se hace por verse más joven, cuando realmente lo que importa es que puedas seguir haciendo todo lo que hacías cuando eras joven. Que seas, no que parezcas. La juventud está sobrevaluada porque son contadas las personas que en su adultez pueden seguir disfrutando del mismo estilo de vida que tenían en la juventud, y casualmente estas personas coinciden en tener buenos hábitos. Entonces no es suerte de pocos, es algo que, igual que la enfermedad, se cultiva y se procura con lo que uno hace cada día.

Llevamos una vida automatizada en la que trabajar se convierte en el protagonista y todo lo demás que salga como pueda, desde la familia, la crianza de los hijos, la alimentación y la diversión, hasta el ejercicio y el descanso. La frase "no tengo tiempo" ya es parte del vocabulario cotidiano, cuando realmente deberíamos cambiarla por "tengo otras prioridades". Hoy en día, la alimentación y la espiritualidad tienen un mínimo papel dentro de estas prioridades porque nos han vendido la idea de que tu trabajo te define, cuando realmente es la salud, en todos los niveles, la que lo hace.

¿Qué podrías hacer realmente sin salud? Si ahora le asignas poco presupuesto a tu alimentación de la semana, ¿cuánto tendrás que asignar ante una enfermedad real? No te quiero asustar, te quiero hacer consciente nada más. La falta de conciencia nos ha llevado a este estado de salud, incluyendo la nuestra, la de los animales y la del planeta. Nos estamos acabando uno a uno y todo. El sufrimiento animal no importa, prefieres "no saber de eso"; el planeta tampoco importa, como si no viviéramos en él o nos pudiéramos mudar a otro.

Las grandes empresas acaban a velocidades impresionantes con todo lo que necesitamos para vivir. Ya hay países enteros con grandes problemas de falta de agua. Más que el petróleo, el agua será un gran problema para las naciones, y aun así la seguimos contaminando constantemente. Ya no es seguro comerte un pescado de mar abierto porque contiene niveles altísimos de metales pesados. Ante la proliferación de organismos genéticamente modificados, llegará un punto en que ya no sepas qué puedes comer a menos que cultives tus propios alimentos. Tenemos problemas de todo tipo en cuanto a ecología y no nos damos cuenta de que el dinero no se puede comer.

El hecho de que muchos de nuestros alimentos se produzcan de forma artificial es sólo parte del gran problema; la otra parte son todos los aditivos que les agregan. Estos productos, lejos de nutrirnos, nos están enfermando, por eso es importante que estés informado. En la actualidad hay un sinfín de formas para mantenernos bien informados, pero también ahora la ignorancia es costosa, a veces más que una enfermedad. Necesitamos cambiar, modificar mucho de lo que hemos hecho mal y transformar nuestra vida, tanto por nosotros como por otros, para impactar en la de muchos más y lograr de esta manera un efecto masivo. No seas parte de las estadísticas. No dediques todo tu dinero a pagar tus enfermedades o las de tu familia. No inventes formas nuevas de hacer las cosas si ya existen en la naturaleza.

Todo mi programa es un plan de salud para que logres vivir joven el mayor tiempo posible, que puedas seguir con motivaciones, con ejercicio, disfrutando de la vida sin excesos y realmente siendo consciente de lo que pasa en tu cuerpo. Tomar conciencia de mí misma fue lo único que me ayudó a cambiar, y mi finalidad es darte alternativas y herramientas sencillas, accesibles, naturales y adecuadas para que puedas llevar una vida más saludable, para que no tengas que gastar en enfermedad cuando puedes invertir en salud. No tenemos otra opción para hacer esta información viral más que ocuparnos de nuestro propio cambio, esperando motivar a los demás.

El sistema de salud como lo conocemos hoy en día no es sostenible a largo plazo. Dar medicamentos sin recomendar cambios de hábitos inmediatos no da ni dará resultado en ninguna situación, al menos no a largo plazo. Debemos reconocer que los médicos son personas también falibles y no lo saben todo, que es vital que el paciente tome la responsabilidad que le corresponde en su curación. Necesitamos reconocer que nadie nos conoce mejor que nosotros mismos y comenzar a ejercer ese papel activo en nuestros propios tratamientos. Los médicos crean condiciones para que el cuerpo haga su propia curación, pero sin el apoyo de un cambio de hábitos por parte de los pacientes, no pueden lograr nada. Somos responsables de nuestra salud, no hay nadie más a quien echarle la culpa.

La vida que llevamos no es sostenible, y mucho menos la alimentación. El estrés es la enfermedad de moda, y no se intenta controlar de ninguna manera porque ahora es normal estar estresado. Vemos normal lo que es común, pero no nos detenemos a pensar siquiera si es bueno o no. Yo veía el estrés como algo tan cotidiano, que no consideraba otra forma de vida. Cuando comencé a meditar y a cambiar, tuve todo un panorama diferente, un horizonte amplio para darme cuenta de lo que en verdad podía ser una vida saludable y equilibrada, no sólo para mí, sino para todos.

Nadie quiere ver familiares con cáncer o con enfermedades desgastantes, pero por encima de todo, nadie quiere ver niños así, aunque la falta de información hace que este destino esté cada vez más cerca de ellos. La población infantil es la más susceptible, la más ingenua y la más cautiva de estos malos hábitos. Si tú, como responsable de su alimentación, comes mal, ellos comen mal; la diferencia es que tú eres quien decide, ellos no. Los niños son excelentes imitadores y tenemos que darles cosas buenas que imitar. En un principio, tener buenos hábitos o al menos los mejores que podamos, será más que suficiente. Ante todo, no dejes de aprender, no dejes de cuestionar. Pregunta, indaga, busca, investiga, abre tu mente, no te cierres. Renueva tu conocimiento también si es necesario, y sobre todo prueba y determina si lo que dicen y escuchas es real para ti.

La vida está llena de cambios, así es vivir. No hay nada escrito en piedra ni se pretende que así sea porque no habría mucho más por hacer. La idea es seguir mejorando constantemente y aprender lo que no debemos hacer —o comer— y lo que sí. No te doy la solución a todos los problemas de tu vida y de tu salud, pero sí te doy el inicio del cambio y una gran idea de lo que no quieres en tu vida. Lo que sí quieras, deberás definirlo conforme avances. Es momento de que tu cuerpo logre todo lo que puede hacer, de que te veas como quieres y esperas, al fin libre de todo lo que no es parte de ti. No te resistas al cambio. Es muy fácil posponer los cambios porque así pospones el esfuerzo, pero tú lo vales, tu salud lo vale, tu vida lo vale. Hazlo, no lo pienses, no lo reflexiones tanto. Daño no te puede hacer, así que no tienes nada que perder y muchísimo que ganar.

No hay soluciones rápidas ni libres de esfuerzo. Cuando uno se equivoca, tiene que aceptarlo y repararlo, y al cambiar de hábitos haces las dos cosas, pero tienes que estar dispuesto. Ya vimos que no te sacrificarás al dejar atrás ciertos seudoalimentos, simplemente vas a liberarte de una adicción. Si existieran soluciones mágicas para la salud, el mundo no estaría como está, ¿o sí? La única solución para un futuro con bienestar es mejorar los hábitos. Te agradezco que seas parte de este cambio.

# Buenos hábitos desde el principio

## Mejora y aumenta tu fertilidad

Al pasar de un primer diagnóstico negativo cuando quise embarazarme a tener dos hijos hoy, puedo asegurarte que la alimentación, al menos en mi experiencia, tiene un gran impacto en la fertilidad y en cómo trabajan las hormonas tanto femeninas como masculinas. Si estás buscando embarazarte y no has recibido la gran noticia, lo primero que tienes que hacer es relajarte, pues en un cuerpo estresado difícilmente se puede procrear. Sé que se dice fácil y que en realidad es una situación muy complicada; sin embargo, créeme, tranquilizarte es lo mejor y lo único que puedes hacer por ahora.

Por mi parte, nunca quise someterme a tratamientos de ningún tipo porque, honestamente, no me hacía sentido que algo natural no funcionara para mí. No pretendo demeritar los tratamientos médicos para fertilidad, al contrario, felicito a quienes los aplican y a quienes los llevan de manera satisfactoria, pero también es importante saber que aun estos tratamientos requieren de un cambio de hábitos para tener éxito, pues si bien lograr embarazarse es un paso importante, llevar el embarazo sin complicaciones, a término y de forma saludable, así como tener un parto sano y sin contratiempos, tanto para la mamá como para el bebé, también son prioridad.

Seguramente conoces personas con muy malos hábitos que se embarazaron rápidamente. Yo también conozco varias, pero hay muchos factores que considerar, por ejemplo, la edad de la pareja: es más fácil para una pareja con 24 años y malos hábitos quedar embarazada, que para una con 34 y los mismos malos hábitos. Recuerda que lo dañino se acumula con el tiempo.

Confía en que la reproducción es parte del ciclo de vida, y tu pareja y tú no son la excepción. Es algo natural, y con algunos cambios y ajustes lograrán embarazarse. La mayoría de las parejas ha pasado por procesos similares; son contadas excepciones las que se embarazan el día que quieren. Aceptar la situación es lo primero porque al final todo tiene una razón positiva, aun cuando no lo comprendas ahora. Más adelante todo te hará sentido, no te resistas quejándote y negando el momento, no te opongas con negatividad porque eso sólo complicará el proceso. Por lo pronto, estos consejos pueden ayudarte a ti y a tu pareja:

- **Aumenten su ingesta de frutas y verduras.** Esto alcalinizará sus cuerpos y los volverá un espacio propicio para la reproducción, especialmente el de la mujer. Eliminen los alimentos procesados y los refrescos porque acidifican el organismo. Consideren que la fertilidad es una cuestión de pareja y ambos deben estar sanos y deben hacer cambios en sus hábitos para lograrlo. De acuerdo con un estudio de la Universidad de Harvard, sólo después de un año de intentar embarazarse de manera adecuada, es decir, en frecuencia y tiempo, sin lograrlo, se diagnostica a la *pareja* como infértil; tanto si tiene que ver con el hombre o con la mujer, es cuestión de dos.[1]
- **Medita para relajarte.** No quieres hormonas de estrés, como el cortisol y la adrenalina, rondando por tu organismo. En la mujer, esta última inhibe la habilidad para hacer uso de la progesterona, lo que afecta la fertilidad directamente. El estrés aumenta la producción de prolactina, y si bien ésta es ideal

para la lactancia, también es la encargada de que una madre lactando no se logre embarazar, así que no la quieres en tu organismo antes.[2]

## Un embarazo saludable

El embarazo es realmente el comienzo de la vida para los bebés y una excelente motivación para cambiar los malos hábitos o continuar con los buenos. Cualquier problema de salud o mal hábito que la mujer tenga durante su embarazo repercutirá en el bebé de manera directa o indirecta, así que consumir frutas, verduras, agua natural y proteínas de calidad, así como hacer ejercicio de intensidad moderada regularmente serán clave para la salud de la madre y del bebé.

Entre los mejores hábitos para las mujeres embarazadas se encuentran:

- **Toma jugos de verduras.** Es una opción excelente para asegurar el consumo de verduras, mantenerte hidratada, remineralizarte, llenarte de vitaminas y enzimas, y mejorar tu digestión, entre muchos otros beneficios.
- **Consume sal de mar.** Elimina la sal procesada y refinada que te hará retener líquidos y puede causarte problemas con la presión. Elige mejor la sal de mar, pero con moderación.
- **Haz varias comidas pequeñas durante el día.** Te ayudará con la indigestión normal provocada primero por las hormonas y después por el desplazamiento del estómago ante el tamaño del útero. Consume también enzimas digestivas para asimilar mejor los alimentos. Puedes tomar la punta de una cucharita de bicarbonato para la acidez, pero no pases de una cucharada al día ni tampoco la consumas todos los días. La acidez y la indigestión pueden preverse, no sólo corregirse, así que

procura comer poco, sin mucho picante y sin alimentos ultra-pasteurizados.

- **Camina, camina y camina más.** En el embarazo, el ejercicio es importante, pero no debe fatigarte ni representar un gran esfuerzo. Si nunca practicaste ejercicio regularmente, caminar te ayudará, pues en el embarazo no es momento de empezar a correr ni a hacer ejercicios extenuantes. Por otra parte, si ya practicabas ejercicio normalmente, entonces tu cuerpo está adaptado y podrá seguir haciéndolo bien; sin embargo, en este tema tu doctor es tu mejor consejero, pues conoce tu caso en particular.

- **¿Antojos?** Te recomiendo beber licuados dulces, con endulzantes naturales, e inventar muchas combinaciones nuevas, altas en nutrientes, que te ayuden a ti y a tu bebé. Es una buena forma de mitigar los antojos derivados de deficiencias nutricionales. Ten en mente que los antojos son normales, pero sigue la ruta que ya conoces para determinar si realmente es antojo o si es sed.

- **Medita.** Te ayudará a reducir tus niveles de estrés, descansar mejor y conectarte con tu bebé.

- **Toma mucha agua natural.** Aun si no tienes sed, en el embarazo requieres que tu ingesta de agua sea la mejor. Tomar agua a primera hora de la mañana y en ayunas es uno de los mejores hábitos que puedes tener.

- **Hidrata tu piel.** Ya sea que se trate de estrías o de comezón, lo ideal es aplicar aceite de coco y de oliva para hidratar. Realmente, las estrías tienen que ver con tu calidad de piel y con el tamaño de tu bebé, pero puedes ayudar comiendo muchos alimentos naturales y tomando agua para que tu piel esté en buenas condiciones.

- **Asiste a cursos prenatales.** De esta manera obtendrás información muy valiosa, te sensibilizarás respecto a la etapa tan maravillosa que estás viviendo y podrás involucrar a tu pareja en el proceso, así como tomar decisiones informadas respecto al parto, la lactancia y la crianza con apego. El embarazo es un trayecto de muchos cambios, y te aseguro que te gustará sentirte apoyada y estar con más parejas en la misma situación.

- **Sé prudente.** No estás enferma, estás embarazada, pero cuidarte es la clave para llevar un embarazo saludable. Así como no quieres hacer de pronto cosas que antes no hacías —por ejemplo, ejercicio extenuante o volverte vegetariana—, tampoco hagas algo sobre lo que intuyas un riesgo.

- **Evita los alimentos altamente procesados.** En la medida de lo posible, no comas productos que sólo te harán ganar peso extra, que te llenarán de aditivos nada recomendables para el bebé ni para tu presión arterial y que pueden impactar en el estreñimiento normal del propio embarazo.

- **Disfrútalo.** El embarazo realmente sólo dura unos cuantos meses y se pasa muy rápido. No lo sufras; qué mejor razón puede haber para cambiar de hábitos que traer una persona a este mundo.

## El parto natural: nuestra primera vacuna

La reproducción de los seres vivos es una función natural, y el parto, un común denominador entre todos los mamíferos; sin embargo, en la actualidad pareciera que se encontró una "mejor e innovadora" forma de tener bebés: la cesárea. Hoy en día, la llegada al mundo se trata en salas estériles, con un gran número de partos inducidos que desembocan en cesáreas innecesarias (por supuesto, me refiero a las que no son estrictamente urgencias), con posiciones incómodas para la madre y un proceso que dista mucho de lo natural.[3]

El cuerpo está diseñado para un parto vaginal por una razón, y las contracciones tienen también una razón de ser. Cada paso en el proceso de alumbramiento tiene un trasfondo que no se respeta en las cesáreas, y esto está cambiando el rumbo de la salud de la humanidad en general. Puede sonar un poco alarmista, pero para indagar más sobre el tema te recomiendo ampliamente ver el documental *Microbirth*, basado en información y estudios documentados realizados por médicos y científicos de renombre.[4] Principalmente, el documental desarrolla el vínculo entre el parto natural y la flora intestinal: la zona con pliegues que reviste la pared de nuestros intestinos es la casa de miles de millones de microorganismos. De hecho, existen más bacterias en un intestino sano que células en todo tu cuerpo.[5] El conjunto de estos microorganismos se llama flora intestinal, el cual realiza funciones básicas vitales, como regular el sistema inmunológico, digerir parte de los alimentos que consumimos y desintoxicarnos continuamente. Es un elemento clave para una salud óptima.

Cuando nace un bebé y pasa por el canal de parto, queda de inmediato expuesto a bacterias, empezando por la boca, lo que se considera la primera vacuna que nos proporciona la naturaleza. Estas nuevas bacterias en el bebé se alimentan también en la lactancia (segunda inmunización), lo que refuerza un sistema inmunológico maravilloso. Sin embargo, esto no ocurre en la cesárea ni con la alimentación a base de fórmula. Durante una cesárea no se pasa por el canal de parto, por lo que se omite la colonización bacteriana; además, se llena a la madre de antibióticos por la episiotomía, para que no haya infecciones por desgarres, lo cual afecta el proceso de inmunización natural que se había concebido en nuestro diseño original.

Los propios estudios indican que las personas nacidas por cesárea son más propensas a padecer ciertas enfermedades crónicas en la edad adulta, y a presentar obesidad infantil, contra las nacidas vía vaginal.[6] No es extraño que estemos viviendo una crisis de salud mundial ante una generación que nació innecesariamente por cesárea. Cuando se suman los factores de carencia de inmunización, el uso desmedido de antibióticos en la infancia y los malos hábitos alimenticios que siguen haciendo sufrir a la flora intestinal, lo normal es que seamos una sociedad con un sistema inmunológico muy descontrolado, lo que deriva en las innumerables enfermedades de la actualidad.

No digo que las personas nacidas por cesárea están condenadas de por vida a tener mala salud, simplemente debería ser la responsabilidad de un profesional de la salud dejar la cesárea como una opción sólo en caso de verdadera urgencia —como fue conceptualizada originalmente— y ayudar a fomentar la lactancia extendida —en caso de que se pueda—, así como limitar el uso de antibióticos a las ocasiones que realmente lo ameriten. Lo que sí está bajo nuestro control es llevar buenos hábitos alimenticios que no perpetúen lo que tal vez no se pudo evitar en las etapas tempranas de la vida.

## Lactancia

Tristemente, en la actualidad no se fomenta la lactancia porque no es negocio para las empresas, y mucho menos si se toma en cuenta que lo ideal es hacerlo por más de un año. Entiendo que hay casos particulares en lo que esto no es posible, pero fuera de eso, creo que es lo mejor que puedes hacer por tu bebé. Yo recomiendo hacer seis meses de lactancia exclusiva y llegar al año y medio acompañando con sólidos. ¿Qué tanto representa año y medio en toda tu vida si tu hijo lo vale? Ciertamente lo que es más conveniente para los niños no siempre es lo más cómodo para los padres, pero es parte del paquete de serlo.[7]

Aun si parece que sólo estoy en contra de las fórmulas, la realidad es que la vida saludable de una persona comienza desde que es bebé, y si empieza con un alimento no diseñado para él, con ingredientes no recomendables, altos contenidos de fructosa que no lo nutren pero sí lo engordan, que le producen alergias y otros problemas de salud, es fácil determinar sus hábitos futuros. Si no se lucha por los hábitos de los niños, ellos van a sufrir las consecuencias de la mala o poca información que hay.

Éstas son las principales recomendaciones del UNICEF y la OMS para la alimentación óptima del lactante y el niño pequeño:

- Inicio inmediato de la lactancia materna en la primera hora de vida.
- Lactancia exclusivamente materna durante los primeros seis meses de vida.
- Introducción de alimentos complementarios seguros y nutricionalmente adecuados a partir de los seis meses, continuando con la lactancia materna hasta los dos o tres años.[8]

Como menciona el doctor Jay Gordon en el documental *The Milky Way*, el corazón de la pediatría debería ser la nutrición, y la base para una buena nutrición comienza con la lactancia materna, por lo que debería ser un derecho de los bebés poder contar con ella.[9] Aunque existen diversas creencias equivocadas al respecto y mitos basados en opiniones, no en hechos, es prácticamente imposible que una madre no tenga la capacidad de producir leche, sólo se debe respetar la demanda del bebé. Existen muy pocas patologías maternas que pueden afectar realmente la producción de leche (un hipotiroidismo no tratado, la resistencia a la insulina, la hipoplasia mamaria, entre otras), pero la mayoría de los casos en que se ve afectada la producción es por un estímulo inadecuado del bebé al pecho, lo cual puede darse por un mal agarre, una succión disfuncional, la introducción temprana de chupones y biberones, dar el pecho con horarios muy estrictos, etcétera. Entre los principales mitos se encuentran:

- **Sólo me agarra de chupón.** Los patrones de succión del niño varían de acuerdo con sus necesidades. El niño muestra una succión nutritiva y otra de consuelo, que es justamente la que crees que está mal. Un bebé llega a este mundo con tantos estímulos, que lo estresan, así que él también quiere paz y tranquilidad, y la encuentra contigo. La lactancia da alimento, pero también da consuelo, amor, contacto, seguridad. Para el bebé, alimentarse tanto física como emocionalmente es igual de importante.

- **Si estás lactando, no puedes comer muchas cosas y debes llevar una dieta muy especial para que no le den cólicos al niño.** Es muy frecuente escuchar que la madre que amamanta debe cambiar toda su alimentación para no cambiar el sabor de la leche y para no producirle gases al bebé, pero lo que realmente da cólicos en ciertos casos es la lactosa de vaca, y lo único que se debe limitar en la dieta es el consumo de refrescos, cafeína y alcohol. Los demás alimentos pueden ingerirse, y si bien es una realidad que la leche cambia de sabor y color por la dieta de la madre, esto no significa que el bebé no lo acepte. El bebé se adapta a alimentarse con una leche con diferentes sabores, y esto lo entrena para lo que será su comida en el futuro.

- **No tenía buena leche.** Cuando comienza el bebé con la succión, la primera leche que sale tiene una apariencia blancuzca o transparente, lo que es totalmente normal. Al final de esa misma toma ya saldrá más espesa y blanca.

- **Después de los seis meses, la leche ya no sirve.** La OMS recomienda de dos a tres años de lactancia, lo que sería raro si no tuviera un valor nutricional, ¿cierto? Aun cuando el bebé consuma otros alimentos, la leche materna sigue siendo importante para reforzar su sistema inmunológico y su desarrollo cerebral.[10] Así que no sólo sirve de mucho, sino que no hay algo que la remplace nutricionalmente.

- **Para producir leche, toma leche.** Para producir leche, lo único que realmente funciona es la succión frecuente. No hay tés, aguas, jugos ni nada que te haga producir leche si el bebé no toma lo suficiente, ya sea por imponerle horarios o completar con fórmula. Cada onza de fórmula que le des será una onza menos que produzcas. Una alimentación alta en frutas y verduras, agua natural y proteínas de calidad ayudarán a que se nutran tanto la madre como el bebé, mientras que los lácteos en realidad pueden provocar alergias en el bebé y es mejor limitarlos.

- **Si le das a libre demanda, será un niño muy dependiente.** La dependencia es una característica de los bebés y de los niños pequeños. Si uno quiere un bebé o un niño independiente, entonces es error de los padres, ya que esto no puede ser. El bebé es inmaduro desde el punto de vista fisiológico y psicológico. El pecho a demanda es lo que naturalmente se debe dar para satisfacer las necesidades de los bebés, nada más ni nada menos.

- **Tengo que completar.** Si produces poco, es porque el niño requiere poco. No tienes que completar porque crees que tu leche no es suficiente. La naturaleza opera bajo la ley de mayor eficiencia, y la verdad es que no va a producir de más si el bebé sólo consume cierta cantidad. Un recién nacido tiene un estómago del tamaño de una cereza o una nuez, y al mes es del tamaño de un huevo, entonces, ¿por qué producirías mucha, como se cree que debería ser? El bebé llora porque los bebés lloran para comunicarse. El bebé va a pedir porque quiere estar contigo y quiere que produzcas más. Hay etapas que se llaman brotes de crecimiento, en las que el bebé crece de un jalón y necesita más leche para esos días, así que tú crees que no se llena porque pide más a menudo, pero realmente está asegurando el abasto para su crecimiento. Completa sólo porque así lo requieras, pero no porque pienses que no tienes suficiente leche. Puede haber casos especiales en los que, tal vez, haya alguna enfermedad que impida la lactancia por cierto tiempo, el trabajo no lo permita o se presenten otras causas de fuerza mayor, sólo es importante tener presente que si no quieres lactar exclusivamente, estás en tu derecho de no hacerlo, pero no pienses que no tienes la leche o la capacidad suficiente.

- **Se queda con hambre.** De manera equivocada, únicamente asociamos el llanto del bebé con hambre. Si bien es una de las cosas que nos quiere comunicar, también expresa muchas más que no tienen nada que ver con si se llena o no. El bebé tiende a calmarse cuando ya está tomando leche y se asume que lo que tenía era hambre, pero realmente quería a su mamá, su consuelo y seguridad.

Al dejar atrás estos mitos, puedo decirte que la fórmula para tener un bebé saludable es no darle fórmula. Estoy hablando de las situaciones controlables y no de las excepciones, por supuesto. Me refiero a los casos en que las mamás, de haber tenido la opción de lactar el tiempo que quisieran, lo abandonan por recomendación de su familia, amistades, cursos prenatales o profesionales de la salud —ginecólogos y pediatras—. En esto, el pediatra tiene un papel sumamente importante porque en la mayoría de los casos es el gurú de los padres, y quien actualmente fomenta menos el parto natural y la lactancia. Repito, sé que hay excepciones; sin embargo, México tiene los niveles más bajos de lactancia materna, los nacimientos por cesárea van en aumento y las madres que lactan somos ahora la minoría.

No se trata de que la lactancia materna sea lo mejor comparada con las fórmulas, sino que pocas personas saben realmente sobre las fórmulas y su impacto en la salud de los bebés. Finalmente, bebés saludables implican padres felices y tranquilos, así que tomar decisiones informadas es una gran ventaja como padres en esta era de la información y de las ganancias por encima de la salud.

La fórmula se hace con leche de vaca, proviene de animales que consumen hormonas, antibióticos y granos transgénicos, y todo eso se va a la leche que le das a tu hijo directamente. Esto puede provocarle alergias, inflamación, cólicos, gases e intolerancias más adelante.[11] Por si no fuera suficiente, tienen más ingredientes en su lista que la leche, como jarabe de maíz y muchos azúcares que sólo engordan y no nutren. En su empaque, las fórmulas presumen de ser fortificadas y tener muchas vitaminas y minerales, pero esto sucede porque en realidad no los traían debido a su proceso de fabricación, así que debieron adicionarlas. No es un beneficio añadido, sino una necesidad comercial.

Puedes preguntar cómo es esto posible si tu hijo está creciendo perfectamente normal y al contrario, se ve muy saludable y sube kilos rápidamente. Claro, sube por la cantidad de azúcar que contiene la fórmula, por eso vemos infantes de menos de un año con llantitas y los creemos "sanitos", cuando la salud no se mide en kilos a esa edad. Un niño en lactancia casi siempre será más delgado porque se nutre con lo justo y necesario.

## Hábitos saludables para los bebés

Además de lo importantes que son la lactancia y la seguridad que puedas proveerle con tu contacto, conforme tu bebé crezca puedes incluir otros hábitos que lo llevarán a ser un adulto sano, muy parecidos a las recomendaciones para adultos en este libro:

- **Acostúmbralo desde ahora a tomar agua natural.** Cuando sea momento, es decir, ya avanzados los meses o si hace mucho calor y el médico te lo indica, dale agua natural, no otra cosa. Estamos programados para disfrutar del consumo del agua. Si no le agrada, es porque su gusto inicial está distorsionado por otros hábitos impuestos y adquiridos. No le des bebidas azucaradas (aguas de sabor o jugos industriales), y por nada del mundo le des refresco, no necesitan sus aditivos y conservadores. Estas bebidas contienen a veces hasta 15 cucharadas de azúcar por envase, que ciertamente no le darías tal cual, a cucharadas, ¿o sí? Consumir bebidas azucaradas es malo porque, a diferencia de los alimentos, éstas no sacian, es decir, tu cerebro no las percibe como un alimento, así que son sólo calorías vacías: te aportan mucha energía, pero ningún nutriente. A diferencia de los azúcares naturales que contienen las frutas enteras, el azúcar añadido no proporciona otros nutrientes, como fibra, vitaminas, minerales y proteínas.

- **Ablactación.** A partir de los seis meses, cuando empieces a introducir alimentos sólidos, sólo dale frutas y verduras, alimentos frescos y naturales. No sólo es fácil, sino lo más saludable que puede haber. Las excepciones se entienden y a todos nos pasa, pero no le des alimentos empacados y altamente procesados como base de su alimentación. Lo que te ahorras en tiempo para preparar algo te lo gastarás en enfermedades después.

- **No le des embutidos.** Mi postura es de un no rotundo a los embutidos, así sean de pavo o de pechuga. Si tú mismo no tienes tolerancia para sus conservadores y aditivos, imagina su cuerpo diminuto. Por tanto, casi todos son un rotundo no, a menos que consigas embutidos orgánicos certificados, y a decir verdad son muy poco accesibles. Existen suficientes opciones de alimentos naturales como para que haya una necesidad de darle embutidos.

- **Adiós a los cereales y las galletas de caja "para bebé".** En un análisis que se realizó a 20 productos comercializados para bebés se encontraron concentraciones altísimas de azúcar y sodio respecto de las cantidades establecidas por la norma oficial, y todos elaborados con harinas refinadas que no cumplían con el mínimo porcentaje de fibra requerido.[12] A esto le podemos agregar ingredientes transgénicos, jarabe de maíz, lecitina de soya, conservadores y aceites hidrogenados, entre otros, que no quieres para ti ni para un niño, y ni siquiera pensarlo para un organismo tan puro como el de un bebé.

- **No lo dejes llorar.** Sí, para nada estoy a favor del doctor Eduard Estivill y su temible libro *Duérmete, niño*. Ya está más que comprobada científicamente la naturaleza del sueño infantil, su evolución y lo altamente nocivo que es dejar llorar a los niños para que aprendan a dormir como los adultos queremos que duerman. Como dice el pediatra Carlos González, los niños que se despiertan varias veces en la noche tienen un nombre: niños normales.[13] En primer lugar, es por supervivencia que mantengan alerta a los cuidadores, así que dejar llorar a los niños para que "aprendan a dormir" sólo los lleva a aprender que nadie los auxiliará cuando lloren; crecen inseguros, y los efectos emocionales duran para toda la vida. Dejar llorar a los bebés no educa para dormir porque esto no logra que se duerman, tan sólo dejan de llorar. Además, si uno como adulto consuela a alguien que llora, ¿por qué no a tu hijo? Los niños generan una gran cantidad de hormonas de miedo y estrés durante su llanto, por lo que piden atención, compañía y seguridad. No te manipulan, es normal que lo pidan, y proveerles esto es nuestro papel como padres.

## Los primeros años

Los niños aprenden de lo que ven, y lo que perciben cotidianamente son las prácticas que adoptarán en el futuro. Recuerda que los malos hábitos se reflejan cuando son más grandes, por lo que es mejor hacer hasta lo imposible por sentar buenas bases ahora que son niños. Para inculcar realmente un hábito es necesario hacerlo muchas veces, así que puedes empezar mostrándoles día a día que:

- **Lo hecho en casa siempre es mejor.** Por lo regular pensamos que ir a un restaurante es una experiencia divertida, que ahí sí se come rico y además nos sirven y recogen. No estoy en contra de salir a comer, cosa que también disfruto y me gusta, pero tanto mi familia como yo preferimos comer en casa y estamos de acuerdo en que la mejor comida es la casera. Yo sé cómo la preparo, sé cómo la sirvo, y desafortunadamente hasta los mejores restaurantes en el mundo tienen muy malas prácticas detrás del telón, principalmente porque las utilidades son su prioridad, no la calidad. Honestamente, ¿crees que un restaurante usaría ingredientes de la misma —o mejor— calidad que tú comprarías para tu familia? No es lo mismo comer una ensalada en tu casa, con un aderezo hecho por ti mismo, mezclando aceite de oliva, salsa tamari, jugo de naranja y ajonjolí, que una ensalada con aderezo comercial, el cual muchas veces le quita lo "ligero" por incluir jarabe de maíz, almidones, maltodextrina, glutamato monosódico y sal industrializada.

- **Deben incluir verduras en la comida.** Si tus hijos siempre ven verduras y ensaladas como acompañamiento, pero sobre todo si ven que tú las consumes y las disfrutas, ellos lo relacionarán con una parte básica de la alimentación. Esto vale más que decirles miles de veces "come verduras". Por supuesto, no creas que el primer día se van a comer un florete de brócoli crudo, así no funciona. De la misma manera como tardan en aprender a caminar, a dormir y a hablar, también esto toma tiempo.

- **La comida rápida y los dulces no son premios, sino excepciones.** No se trata de que el fin de semana sí se comen dulces o se compra comida rápida. No se debe relacionar la comida con premios y menos este tipo de productos, que no son realmente comida. Son excepciones lejos de la vida cotidiana.

- **Enséñale que comer saludable es lo normal y no comer saludable es lo raro.** Por lo general, cuando la gente ve que uno come sano, parece que es el bicho raro o el que vive "a dieta" y sólo se preocupa por su figura. Tristemente, estos conceptos surgen de la disponibilidad cada vez mayor de comida no saludable, pero lo normal, por decirlo de alguna manera, es alimentarnos y nutrirnos naturalmente.

- **La salud de los niños es responsabilidad de los padres, no de las industrias.** ¿Por qué dan tantos dulces en las fiestas? ¿Por qué no hacen menús más saludables para los niños en los restaurantes? ¿Por qué la escuela no da clases de nutrición a los niños? ¿Por qué venden tanta chatarra en los colegios? Estoy de acuerdo con que eso debería cambiar, pero el cambio vive en nosotros, los padres, no en ellos, los negocios. Si tú cambias, eventualmente todo cambiará. Cuando en la piñata de tu hijo incluyas frutas y pocos dulces, cuando vayas a un restaurante y pidas algo fuera del menú, cuando hables con la escuela y la reportes porque no es legal vender comida chatarra, cuando todo eso pase, entonces cambiará. Mientras siga la demanda, habrá oferta. Deja de demandar eso que no quieres y seguro cambiarán la oferta. La responsabilidad es de nosotros, los adultos, los padres.

---

**¿SABÍAS QUE YA EXISTE UNA LEY QUE PROHÍBE VENDER COMIDA CHATARRA DESDE PREESCOLAR HASTA EDUCACIÓN SUPERIOR, AL MENOS DE LUNES A JUEVES?**

Y de hecho hay sanciones y multas para las escuelas que no la cumplan.[14] La escuela es una "segunda casa" para los niños, así que no podemos promover salud en la familia cuando en la escuela venden y publicitan este tipo de productos, lo que nulifica muchos esfuerzos de los padres.

Si quieres hacer un reporte anónimo, rápido y fácil de la escuela de tu hijo porque sabes que no cumple con esta regulación, ingresa a www.miescuelasaludable.org y listo.

---

- **En casa siempre hay fruta y opciones saludables.** Si bien soy de la idea de que los niños no necesitan refrescos, bebidas azucaradas, dulces y demás para pasarla bien, tampoco significa que mis hijos nunca consumen algo así. La diferencia es que yo los hago, yo sé cuáles compro y siempre tengo opciones de galletas caseras o postres saludables, como paletas de frutas y licuados dulces que a los niños también les gustan. Son niños, y no se trata de privarlos de las delicias de lo dulce, pero no es lo mismo algo dulce con químicos que algo dulce natural y saludable.

Los niños que aprendan a comer sanamente serán adultos que coman sanamente porque tendrán el hábito de hacerlo. Si tú permites que tu hijo se alimente sólo de comida chatarra —el puro nombre es suficiente para no querer consumirla—, que no es comida, no alimenta, no nutre y cuyo abuso compromete su salud, se acostumbrará a ella, lo que puede incluso generar una adicción. Por supuesto quiero que los niños disfruten de su infancia —como escucho frecuentemente—, pero mi concepto de disfrutar es estar sano. El niño que goza realmente de su infancia es el que está libre de enfermedades para disfrutarla.

> ¿Sabías que la Secretaría de Salud en México no recomienda los endulzantes no calóricos como la sucralosa y el acesulfame de potasio para los niños? Búscalo en las listas de ingredientes.[15]

## Niños de hoy + alimentos de hoy = enfermedades de hoy

Muchos niños "de hoy" tienen padecimientos "de hoy" —como sobrepeso, diabetes, adicción a la comida chatarra, problemas de aprendizaje y déficit de atención— porque consumen alimentos "de hoy", altos en azúcar y harinas refinadas (asociados con el aumento de peso), en aditivos alimentarios (alteran el comportamiento), en químicos y potenciadores de alimentos (adictivos) y en conservadores (asociados con asma y alergias).[16] Estoy de acuerdo con la frase "los niños de antes no eran así", pero la completaría diciendo que los alimentos de antes tampoco.

Los refrescos, los cereales de caja y la comida chatarra en general no aportan nada a la salud de los niños, no contienen nutrientes, sólo calorías vacías y aditivos dañinos, y aun así toda la publicidad de estos productos está dirigida a atraer la atención de los niños, a asegurar su adicción a ellos. ¿Por qué, entonces, les daría a mis hijos algo que no da beneficios y sí perjudica su salud? ¿Sólo porque "sabe bien"? No es suficiente para mí.

El UNICEF declaró en un estudio exploratorio sobre la promoción y publicidad de alimentos y bebidas no saludables dirigida a niños que el sobrepeso y la obesidad están afectando cada vez a más niños y adolescentes en América Latina y el Caribe.[17] Se reconoce este tipo de promoción como uno de los principales factores de la obesidad infantil, por lo que recomiendan que los gobiernos creen políticas públicas integrales y las empresas cumplan los estándares globales de la asamblea de la OMS para proteger a los niños y adolescentes.[18] ¿Sabías que este tipo de publicidad ya está prohibida en muchos países primermundistas y también en México? Es sólo que dicha prohibición no está regulada.

¿Quieres que tu hijo disfrute su infancia? Yo tambén quiero eso para mis hijos, pero mi idea de disfrutar no es que coman aditivos dañinos y enloquezcan con estimulantes y azúcares. Mi idea de disfrutar su niñez es que estén sanos y se sientan bien para poder vivir al máximo esta maravillosa etapa. Podrás pensar que es una exageración y que "todos lo hacen así", pero eso no quiere decir que está bien. Lo normal y lo común debe ser lo natural, es decir, los alimentos en los que no ha intervenido algún proceso.

## No esperes de los niños algo que no esperas de ti

No debemos demeritar el gusto de un niño asumiendo que no sabe consumir alimentos naturales y saludables. Pensamos que siempre deben ser muy dulces o muy atractivos a la vista para que realmente coman, y no es así; ellos comen las opciones que nosotros como adultos les damos. Tampoco esperes que tu hijo coma algo que tú no comes, es decir, no puedes promover el consumo de frutas en tu casa si tú no las consumes diariamente.

Muchas veces se espera que los hijos coman saludablemente, hagan ejercicio con regularidad y hacemos hasta lo imposible para que suceda, pero antes de frustrarte porque no sucede y preguntarte qué

## ¿CUÁLES SON LAS RAZONES PRINCIPALES DE LA ACTUAL EPIDEMIA DE OBESIDAD INFANTIL?

- Comidas atractivas, pero sin nutrientes ni beneficios para la salud.
- Uso indiscriminado de medicamentos.
- Malos hábitos alimenticios de la familia en general.
- Influencia social, metabólica y genética.
- Sedentarismo.
- Perpetuar ideas como: "Mientras más coma, mejor", o "Que se termine toda la comida que está en el plato, aunque ya no tenga hambre".
- Comida chatarra disponible en escuelas.[19]

¿Conoces las consecuencias de la obesidad en los niños?

- Problemas en articulaciones y huesos.
- Alteraciones del sueño (apnea y problemas respiratorios).
- Madurez prematura (problemas ginecológicos).
- Pérdida de agilidad para desarrollar actividades físicas.
- Colesterol alto, hipertensión y enfermedades cardiovasculares.
- Problemas hepáticos.
- Desánimo, cansancio, depresión.
- Baja autoestima.
- Son víctimas de hostigamiento y discriminación.
- Trastornos alimenticios.
- Problemas en la piel.
- Diabetes infantil.

La infancia es la etapa en que se adquieren los hábitos alimentarios difíciles de modificar en el futuro, específicamente a partir de los 11 o 12 años de edad. Enséñales a tus hijos a comer saludablemente.

pasa, asegúrate de que te hayan visto tener estos hábitos. Nada es tan contagioso como el ejemplo: si tú comes mal, ellos comen mal. La diferencia es que tú decides y ellos no. Ellos no van al supermercado, no hacen las compras ni saben de comida saludable o no saludable. Tú eres su guía.

Es nuestra responsabilidad como padres enseñar a nuestros hijos a comer alimentos frescos, naturales y evitar comidas rápidas, procesadas y chatarra. Aun cuando se puede pensar que son excepciones, ellos no tienen el criterio para saber cuándo sí y cuándo no. ¿En realidad, lo tienes tú? ¿Podrías en verdad dejar pasar de largo un fuerte antojo? Imagínate ellos.

No pienses que es cuestión de culpa, sino de responsabilidad. No se trata de que ahora te sientas mal por no haberles dado lo más saludable a tus hijos; todos hacemos lo mejor que podemos con lo que sabemos y tenemos a la mano, pero por eso quiero compartirte más información, para que tengas también otras opciones al momento de decidir sobre su alimentación.

## Sé paciente con sus cambios

Los hábitos que han tomado tiempo en construirse difícilmente se cambian de un día para otro. Esto va tanto para los buenos como para los malos. Si tu hijo come actualmente embutidos, pan de caja comercial, papas fritas con glutamato monosódico, dulces con colorantes y refrescos, no pretendas que mañana mismo desayune licuados y coma frutas como colación, porque de antemano te digo que no va a pasar.

El mismo consejo que te di al principio, tenerte paciencia en tu cambio, aplica aún más con los niños para que en verdad puedan cambiar de hábitos, pues ellos no saben ni comprenden del todo esta información. Los cambios son difíciles y toman tiempo, así que lo mejor es no desesperarte y empezar siendo un buen ejemplo para ellos. Renueva tus hábitos y de manera sutil y esporádica deja de tener a la mano lo que sabes que no deben consumir. Haz un cambio a la vez y dale tiempo; compra menos, tarda más en surtir esos productos, y verás que empezarán a buscar otras opciones. Requiere de cierto esfuerzo, pero ten presente que siempre valdrá la pena.

# Recursos

- Visita esta liga para encontrar los programas virtuales de cambio de hábitos durante el embarazo y la lactancia: <http://www.habitos.mx/producto/programas-habitos/programa-embarazo-y-lactancia-tp>.
- Guías de alimentación mensual para adultos, con recetas fáciles y artículos sobre salud: <http://www.habitos.mx/guia-alimentacion-mensual>.
- Guías de alimentación mensual para niños: <http://www.habitos.mx/guia-para-ninos/>.
- Si no tienes tiempo para preparar tus jugos, shots y licuados, en La Casa del Jugo® encontrarás programas y productos certificados por Hábitos®: <www.lacasadeljugo.com>.
- Página web: <www.habitos.mx>. Instagram: Habitosmx. Twitter: @HabitosMx. Facebook: Hábitos.

# RECETAS

# Índice de recetas

## SOPAS

## ENSALADAS

## PLATILLOS VEGETARIANOS

## PLATILLOS CON PROTEÍNA ANIMAL

## GUARNICIONES Y BOTANAS

## BEBIDAS

## POSTRES

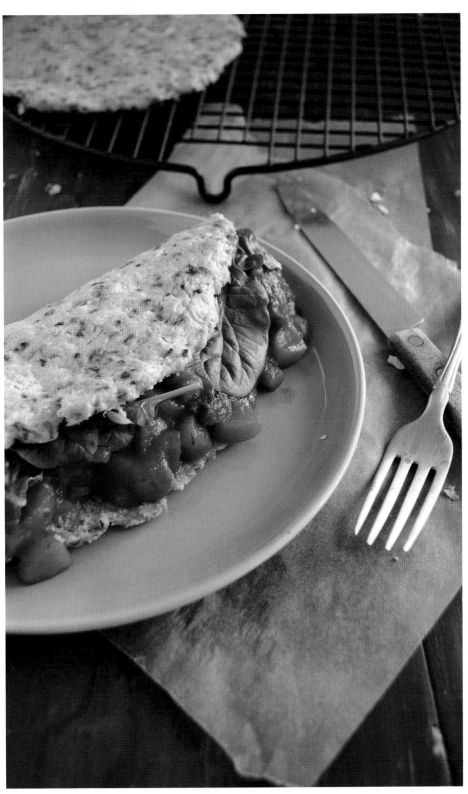

Quesadillas con tortilla de coliflor (página 280)

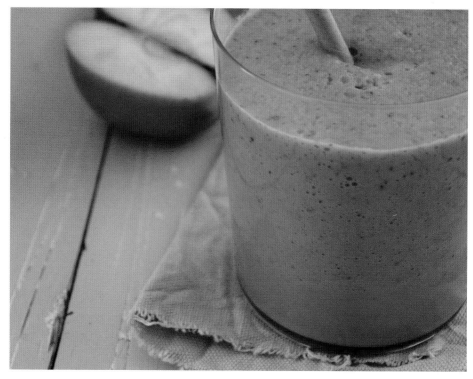

Licuado de manzana (página 283)

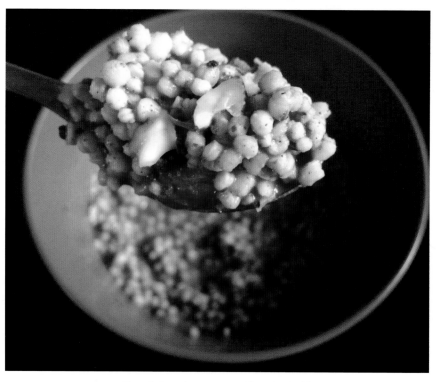

Cereal de quinoa y cacao (página 273)

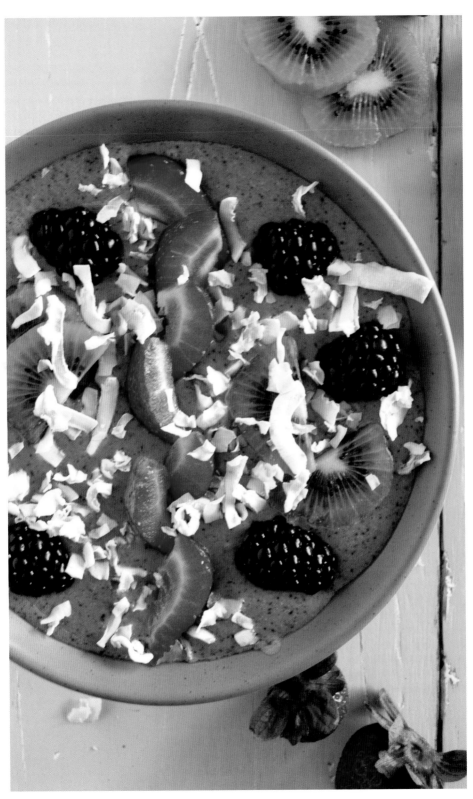

*Smoothie bowl* (**página 275**)

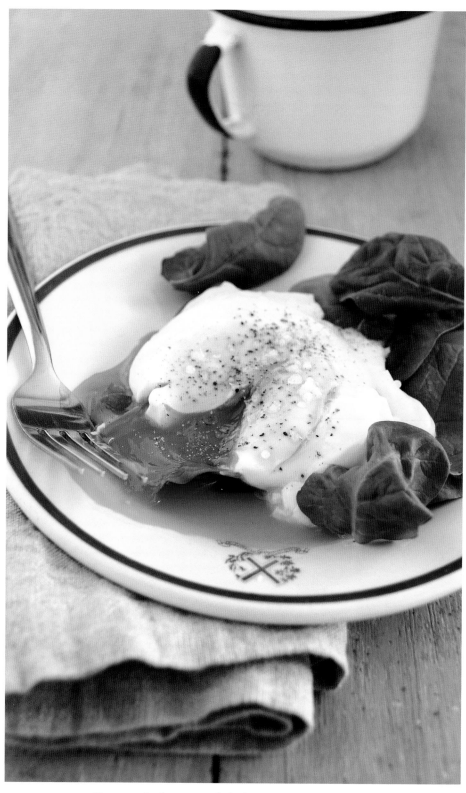

Huevo pochado con ensalada de espinacas (página 276)

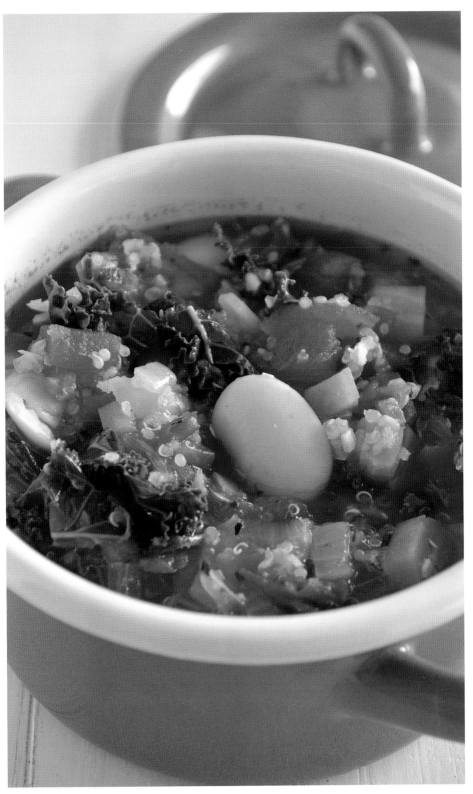

Sopa *minestrone* saludable (página 290)

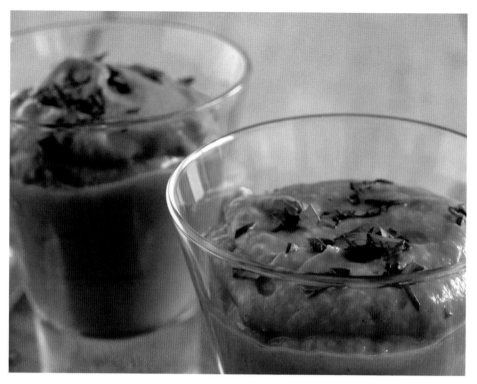

Sopa de aguacate (página 287)

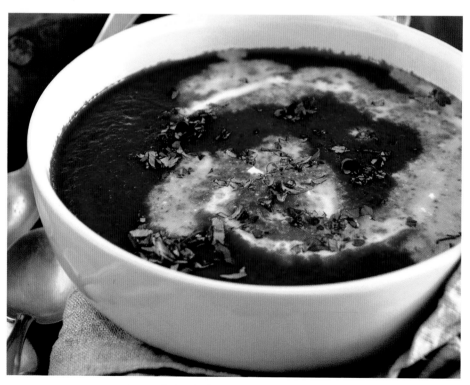

Crema de betabel (sin lácteos) (página 292)

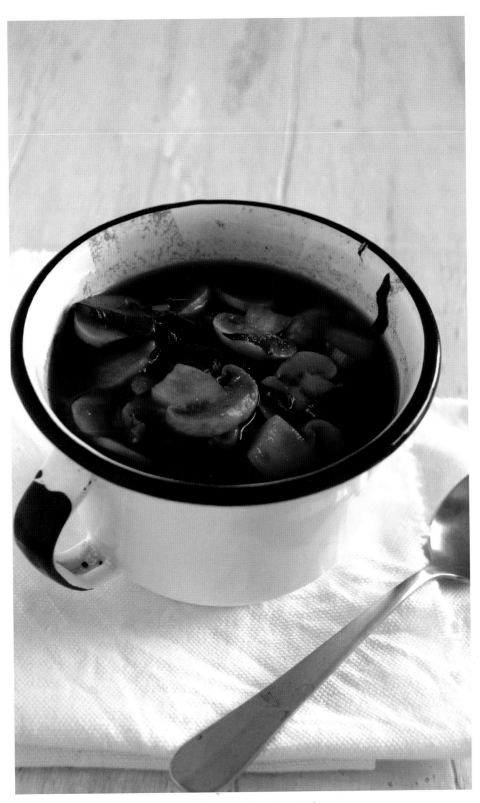

Sopa depurativa (página 287)

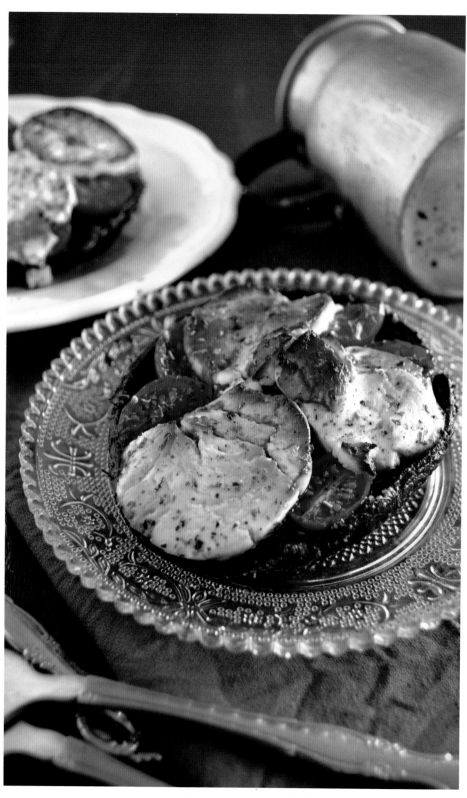

Portobellos caprese (página 299)

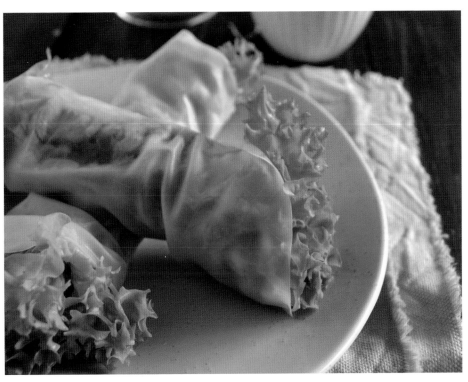

Rollos de verduras en hojas de arroz (página 300)

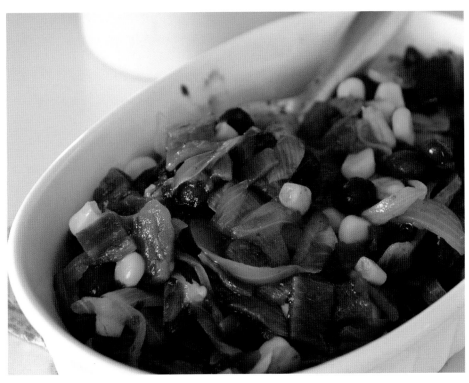

Rajas con elotes y frijoles (página 298)

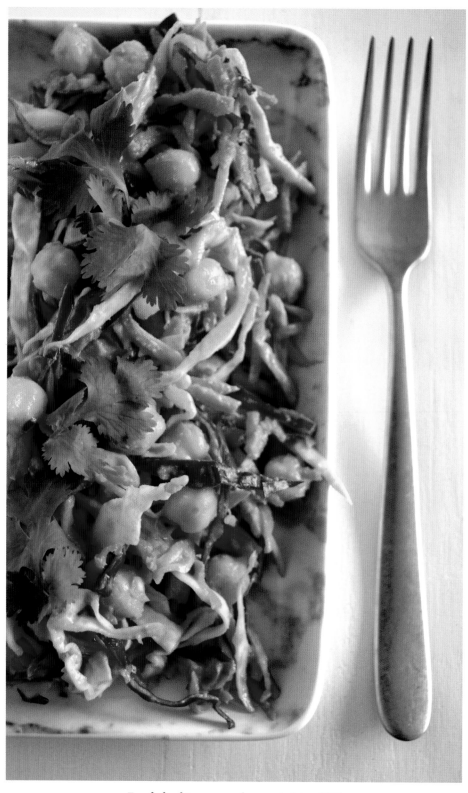

Ensalada china con garbanzos (página 296)

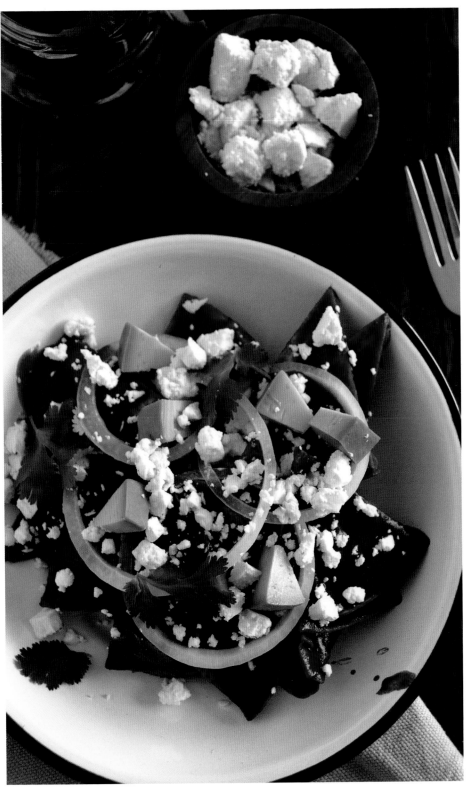

Chilaquiles con mole y requesón de almendra (página 305)

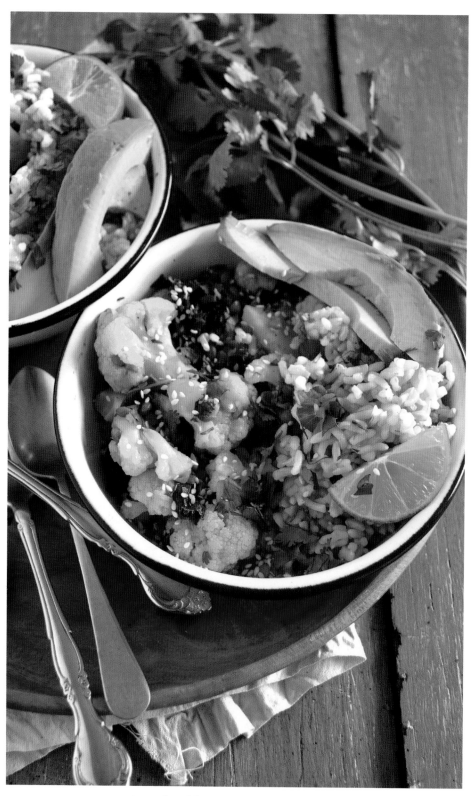

Curry de coliflor y col rizada (página 313)

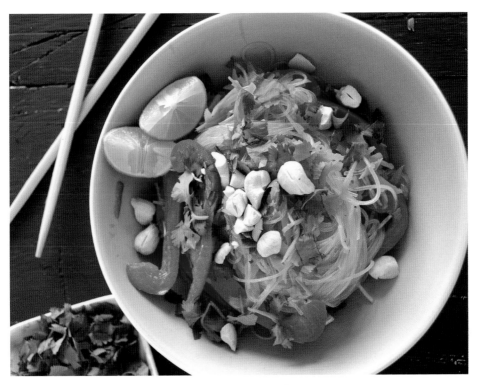

*Pad thai* (página 312)

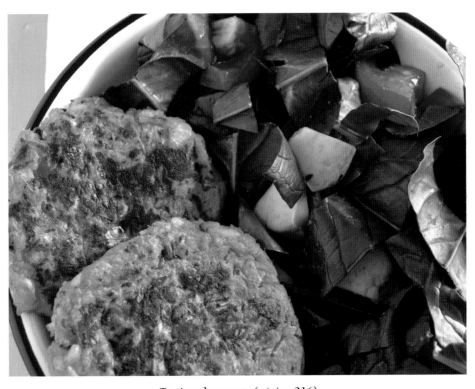

Tortitas de camote (página 316)

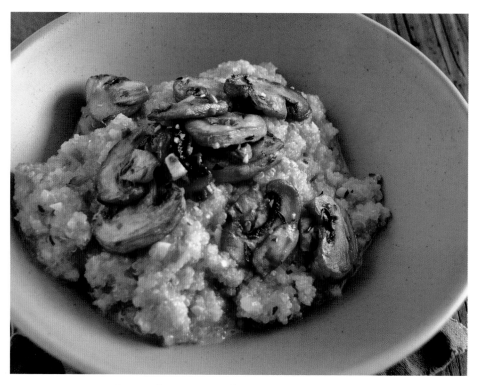

Risotto de quinoa con champiñones (página 314)

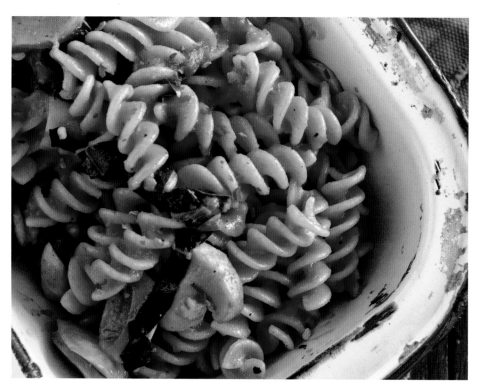

Pasta en salsa de pimiento rojo (página 316)

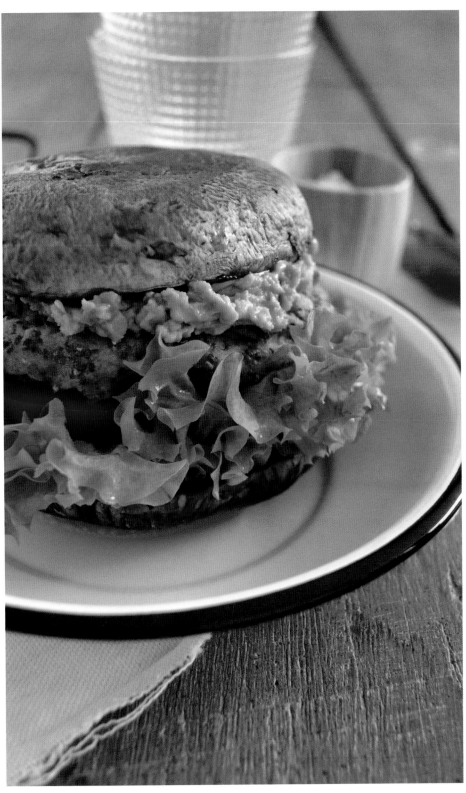

Hamburguesas de garbanzo (página 318)

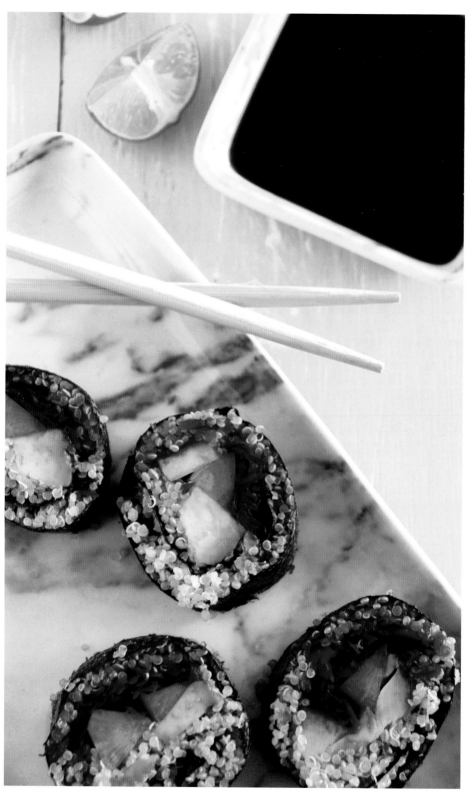

Sushi de quinoa (página 310)

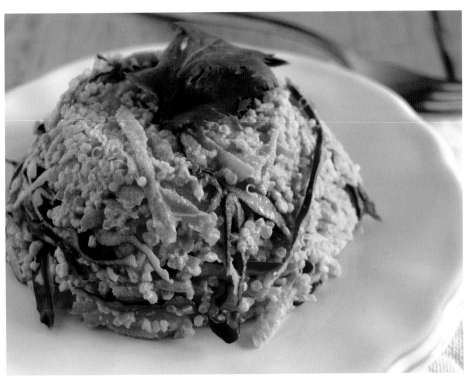

Torre de quinoa (página 302)

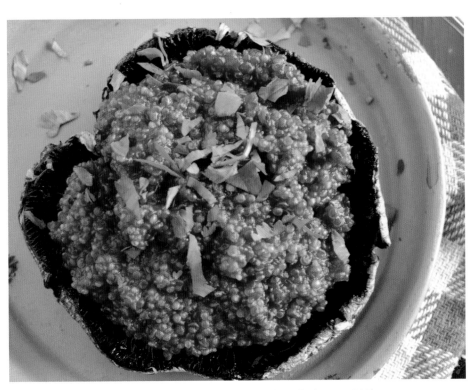

Portobellos rellenos de quinoa al chipotle (página 303)

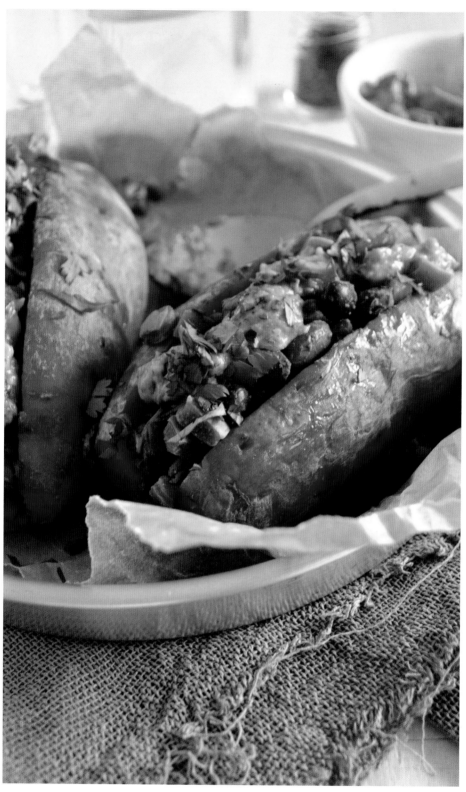

Camote relleno (página 302)

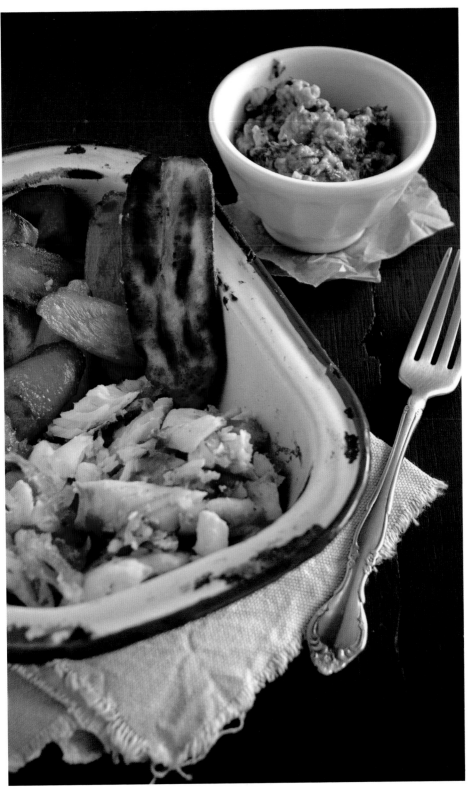

Pescado con plátano macho (página 324)

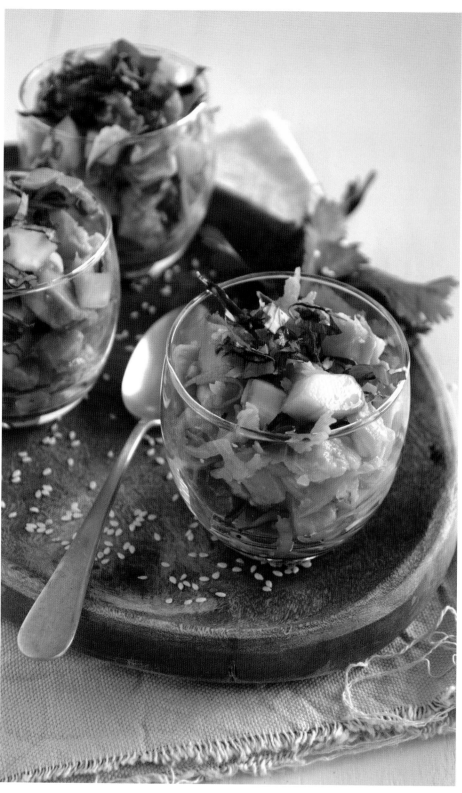

Tártara de atún (página 322)

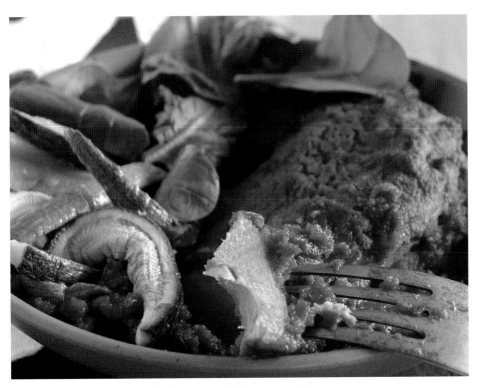

Pollo en salsa BBQ (página 330)

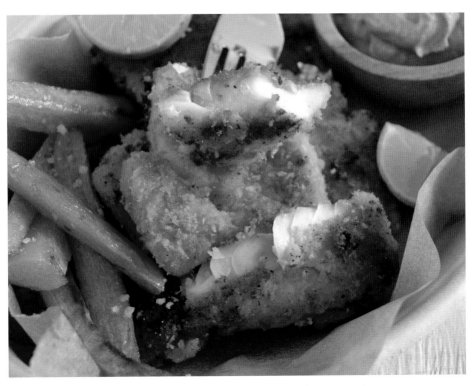

Lonjas de pescado empanizado al coco (página 320)

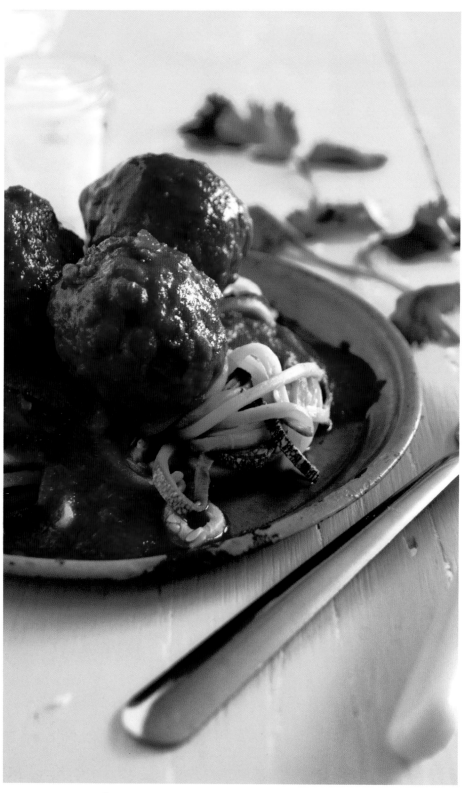

Albóndigas de pollo y pasta de calabacita (página 327)

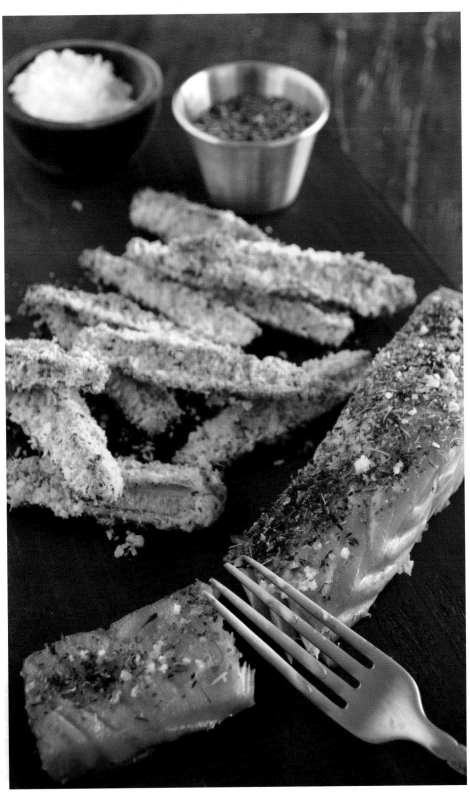

Salmón a las hierbas con calabacita empanizada (página 326)

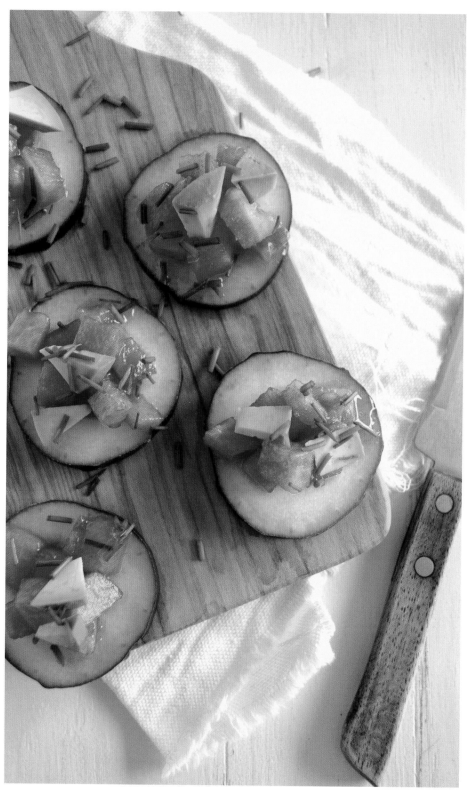

Tapas de pepino con sandía (página 336)

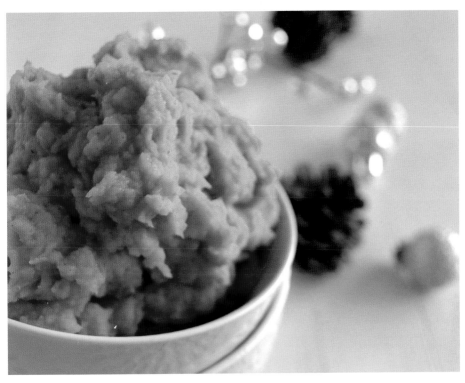

Puré de camote y zanahoria (página 332)

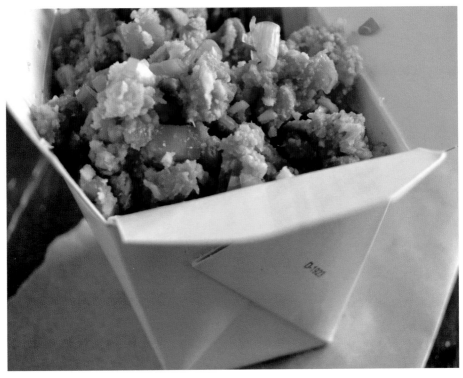

Arroz chino de coliflor (página 333)

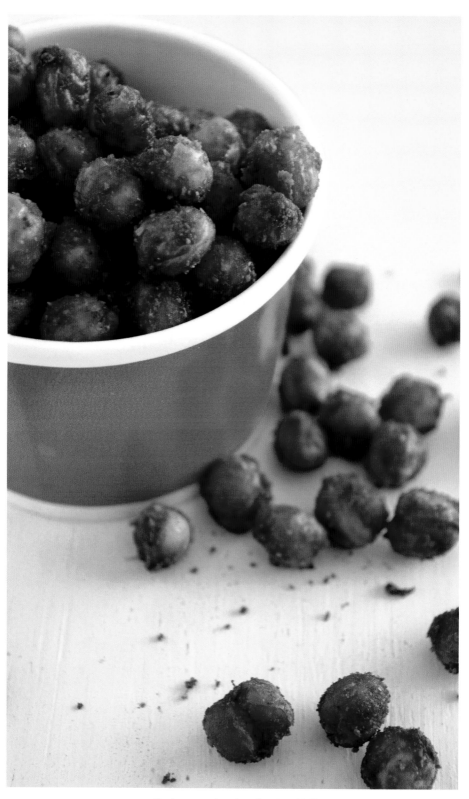

Garbanzos picositos (página 336)

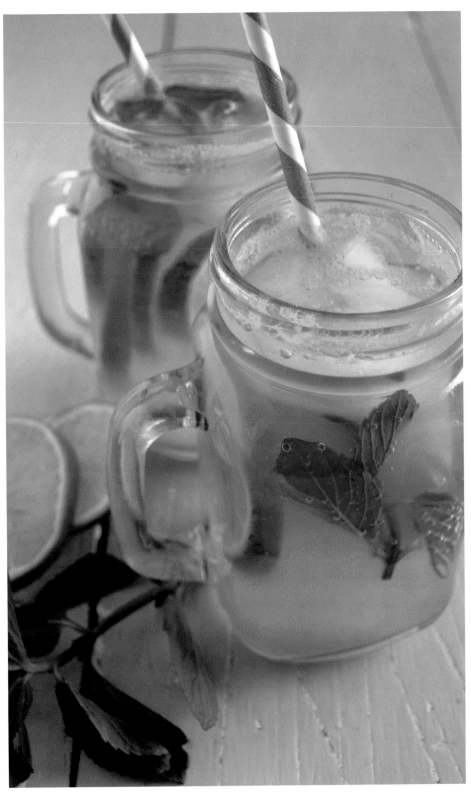

Refresco de mandarina saludable (página 341)

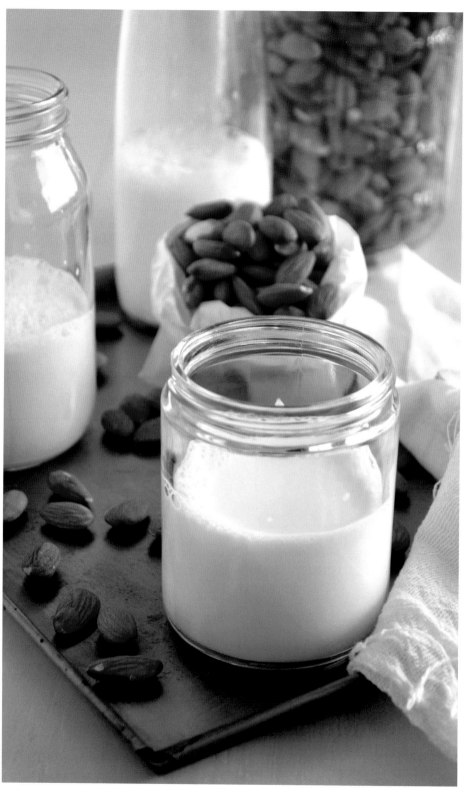

Leche de almendra (página 339)

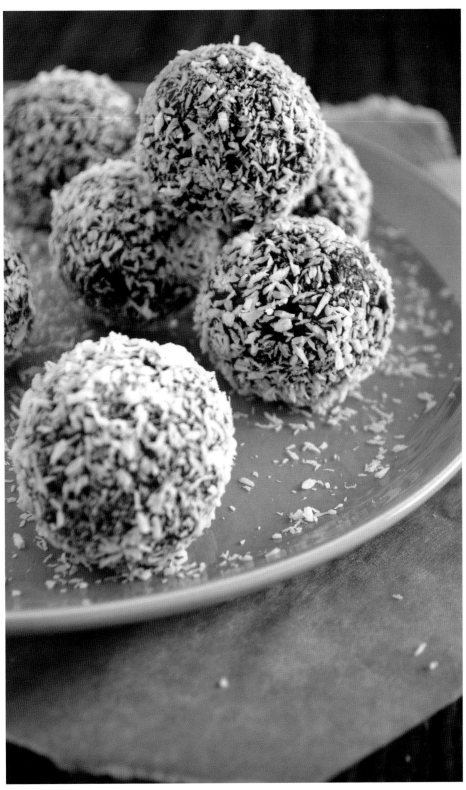

Trufas de dátil cubiertas de coco (página 348)

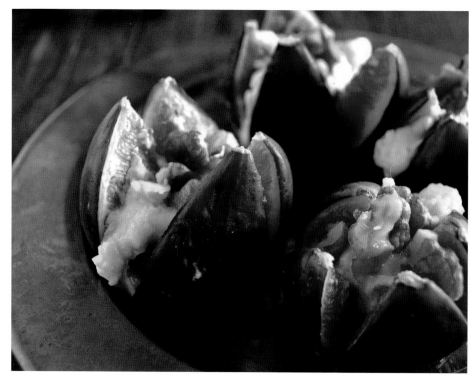

Higos rellenos de queso de cabra (página 347)

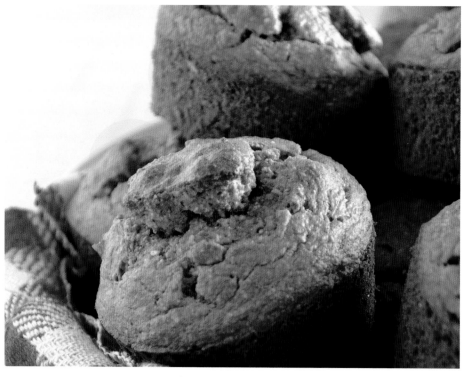

Panqués de plátano y nuez (página 343)

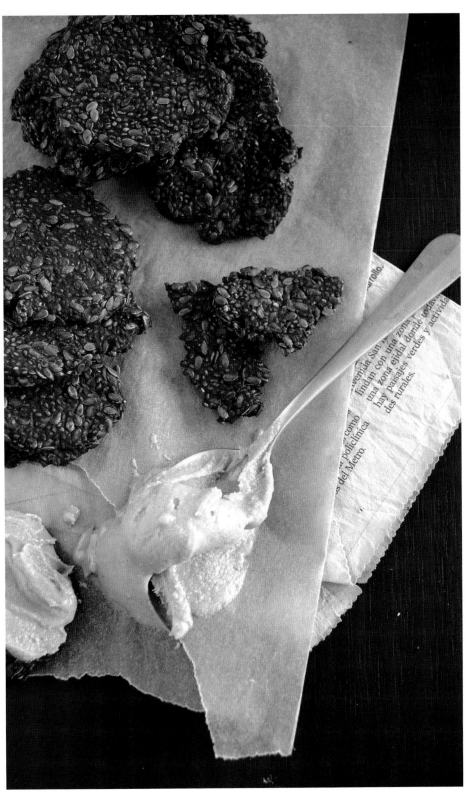

Galletas de linaza con chocolate (página 345)

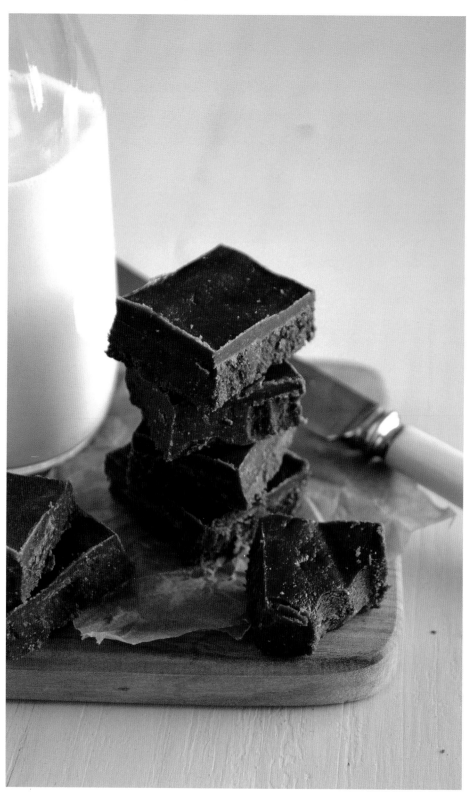

*Fudge* de chocolate (página 348)

# DESAYUNO

## |◎| Avena fría con crema de cacahuate

Rinde 1 porción

4 cucharadas de hojuelas de avena

2 cucharadas de chía

2 cucharadas de crema de cacahuate

1 cucharada de miel de abeja, o 5 gotas de extracto de stevia

Leche vegetal, al gusto (véase la página 339)

1 cucharada de nueces picadas finamente, para decorar

Una noche antes, sirve en un vaso la mitad de la avena y la mitad de la chía. Agrega la crema de cacahuate, la miel de abeja y el resto de la avena y la chía. Vierte la leche hasta cubrir tres dedos por encima de los ingredientes y déjalo reposar en refrigeración. A la mañana siguiente, decora con la nuez y disfruta.

## |◎| Cereal de quinoa y cacao

Rinde 1 porción

1 taza de quinoa inflada, o arroz inflado, sin endulzar

1 cucharadita de cacao en polvo (mínimo 70% cacao)

1 cucharada de miel de abeja

½ taza de nueces picadas

Revuelve todos los ingredientes y disfruta.

**Nota:** Asegúrate de que la quinoa y el arroz no tengan otros ingredientes añadidos.

## |●| Cereal sin cereal

### Rinde 1 porción

1 manzana pequeña, picada en cubos pequeños
½ cucharada de linaza
1 cucharada de chía
1 cucharada de coco deshidratado, sin endulzar
1 cucharada de arándanos deshidratados
2 cucharadas de almendras fileteadas
1 cucharada de dátiles picados
Leche vegetal, al gusto (véase la página 339)
½ cucharada de miel de abeja (opcional)

Revuelve muy bien la manzana, la linaza, la chía, el coco, los arándanos, las almendras y los dátiles. Vierte la leche encima y déjalo reposar durante 5 minutos para que la chía y la linaza se hidraten y adquieran mayor consistencia.

La fruta, los arándanos y los dátiles endulzan este cereal pero, si gustas, puedes agregar miel de abeja.

**Nota:** Puedes sustituir la manzana por otra fruta que tengas a la mano, como fresa o plátano. Sólo recuerda no combinar distintos tipos de frutas.

## |◉| Smoothie bowl

### Rinde 1 porción

1 taza de fresas
½ taza de moras azules
⅔ de taza de leche vegetal (véase la página 339)
1 cucharada de proteína vegana sabor vainilla, o 1 cucharadita
 de espirulina, o 1½ cucharadas de semillas de cáñamo,
 o ½ cucharada de chía
1 cucharada de crema de almendra
½ cucharadita de stevia

Licua todos los ingredientes hasta obtener una consistencia cremosa. Sirve la mezcla en un tazón y añade los complementos deseados encima.

### Complementos

1 kiwi, o durazno, o manzana, o pera, o 1 rebanada de papaya, o
 1 rebanada de piña, o ½ mango, o ½ plátano
1 cucharada de coco deshidratado, o polen de abeja, u hojuelas
 de cacao (mínimo 70% cacao)
1 cucharada de almendras picadas, o semillas de girasol, o
 pepitas de calabaza, o nueces de India picadas, o avellanas
 picadas, o linaza

**Nota:** En lugar de la crema de almendra puedes usar crema de semillas de girasol, crema de cacahuate, crema de nuez de la India o crema de avellanas. En lugar de stevia puedes usar 1 cucharada de miel de abeja o 1 dátil. Puedes variar el sabor añadiendo especias, como canela, extracto de vainilla, cardamomo molido y hojas de menta o de hierbabuena.

## |◉| Huevos revueltos con pimiento rojo

Rinde 1 porción

½ cucharadita de aceite de coco
2 rebanadas de cebolla mediana, picadas finamente
1 pimiento morrón rojo, picado en cubos pequeños
1 manojo pequeño de espinacas picado
2 huevos
Sal de mar, al gusto
Pimienta negra, al gusto

Calienta el aceite de coco en una sartén y sofríe la cebolla. Agrega el pimiento y cuando esté suave, añade las espinacas y los huevos. Salpimienta, revuelve y déjalo cocinar durante unos minutos hasta que el huevo esté cocido.

## |◉| Huevo pochado con ensalada de espinacas

Rinde 1 porción

Agua, la necesaria
Sal de mar, al gusto
2 huevos
1 cucharadita de vinagre de manzana
1 manojo pequeño de espinacas, o espinacas *baby*
½ cucharada de aceite de oliva extra virgen
Jugo de ½ limón
½ cucharadita de eneldo seco
Pimienta negra, al gusto

Calienta agua con sal en una olla a la mitad de su capacidad, sobre fuego alto. Pasa uno de los huevos a un tazón pequeño. Cuando el agua esté hirviendo, agrega el vinagre y baja la flama a fuego medio.

Con una cuchara, comienza a remover el agua, dando pequeños giros, y agrega entonces el huevo. Déjalo hervir durante 3 minutos.

Acomoda las espinacas en un plato y agrega el aceite de oliva, el jugo de limón, el eneldo, la sal y la pimenta. Con ayuda de la cuchara, retira el huevo pochado y colócalo sobre la cama de espinacas. Puedes añadir un toque extra de aceite de oliva, sal y pimienta. Repite el procedimiento con el otro huevo.

**Nota:** Otra forma de pochar un huevo es hervir en una olla la misma cantidad de agua con sal, forrar un tazón pequeño con papel film para cocinar, dejando que sobresalga en las orillas, y romper el huevo encima del papel film. Puedes sazonarlo con sal, pimienta y especias. Amarra las orillas sobrantes de papel film y átalas con hilo de algodón. Antes de que hierva el agua, coloca los saquitos dentro de la olla y permite que se cocinen entre 3 y 5 minutos a fuego medio-bajo. Retira el papel film para servir.

### |◉| Budín de chía con fruta

Rinde 1 porción

¼ de taza de chía
1 taza de leche vegetal (véase la página 339)
6 gotas de extracto de stevia, o 1 cucharada de miel de abeja
½ plátano picado
5 nueces remojadas previamente, picadas

Mezcla todos los ingredientes en un tazón y refrigera durante 2 horas, o de preferencia toda la noche.

**Nota:** Para preparar una versión sabor chocolate, agrega 1 cucharadita de cacao en polvo (mínimo 70% cacao) y refrigera. Si gustas, puedes cambiar las nueces por almendras o coco deshidratado.

## |◉| *Hot cakes* ligeros

<u>Rinde 1 porción</u>

1 plátano machacado
1 huevo
1 cucharadita de extracto de vainilla
1 cucharada de chía
Aceite de coco, o ghee, al gusto, para engrasar
Crema de almendra, al gusto, para acompañar
Miel de abeja, al gusto, para acompañar

Bate el plátano, el huevo, la vainilla y la chía hasta integrar por completo. Calienta una sartén a fuego medio, engrásala ligeramente con aceite de coco y vierte 2 cucharadas de la mezcla. Permite que el *hot cake* se dore durante 2 o 3 minutos de cada lado, y repite la operación hasta terminar con el resto de la mezcla. Sirve los *hot cakes* con crema de almendra y miel de abeja.

Nota: Para preparar una versión sabor chocolate, agrega 1 cucharadita de cacao en polvo (mínimo 70% cacao).

## |◉| Burrito de frijoles

<u>Rinde 1 porción</u>

1 tortilla de maíz nixtamalizado grande
3 cucharadas de frijoles refritos
1½ hojas de lechuga orejona, picadas
½ jitomate picado finamente
½ aguacate rebanado
1 cucharada de cebolla picada finamente
Sal de mar, al gusto
Salsa verde, para acompañar

Calienta la tortilla en un comal a fuego medio. Unta los frijoles sobre la tortilla, acomoda en el centro los demás ingredientes y dobla la tortilla para cerrar. Sirve acompañado con salsa.

### Frijoles refritos

½ cucharadita de aceite de coco

½ cebolla picada finamente

⅓ de pimiento morrón verde

⅓ de pimiento morrón rojo

½ diente de ajo

1 taza de frijoles negros, cocidos

1 chile de árbol (opcional)

1 cucharada de cilantro picado (opcional)

Calienta el aceite de coco en una sartén a fuego medio y dora la cebolla, los pimientos y el ajo. Lícualos con los frijoles, el chile y el cilantro, y pasa la mezcla a la sartén durante 3 minutos para integrar los sabores.

### Salsa verde

5 chiles serranos

¼ de cebolla

⅓ de taza de agua

½ cucharadita de sal de mar

Cilantro, al gusto

Licua todos los ingredientes hasta obtener la consistencia deseada.

# |◉| Quesadillas con tortilla de coliflor

Rinde 2 porciones

Tortillas de coliflor

¼ de taza de agua

½ cabeza de coliflor mediana, cortada en floretes

½ cucharadita de ajo en polvo

Sal de mar, al gusto

Pimienta negra, al gusto

1 cucharadita de orégano seco, o hierbas a la italiana

½ aguacate rebanado, para acompañar

2 huevos

1 manojo pequeño de espinacas, para acompañar

Precalienta el horno a 200° C. Muele la coliflor en un procesador de alimentos hasta obtener una textura granulosa. En una olla a fuego medio, calienta el agua y cocina la coliflor durante 10 minutos, o hasta que esté cocida. Cuélala y déjala enfriar durante 10 minutos. Ya fría, coloca una manta de cielo sobre un tazón y exprime todo el exceso de agua de la coliflor. (Puedes conservar el líquido para usarlo como consomé de verduras.)

Revuelve la coliflor con el ajo en polvo, la sal, la pimienta, los huevos y el orégano. Vierte la mezcla en dos partes sobre una charola para hornear forrada con papel encerado y forma dos tortillas con tus manos, aplanando hasta que queden delgadas y circulares. Hornéalas entre 20 y 25 minutos, o hasta que estén un poco secas y las orillas doradas. Despega las tortillas con una pala y déjalas enfriar durante 5 minutos. Reserva.

Para servir, acomoda en un lado de una tortilla rebanadas de aguacate, la mitad del relleno y unas hojas de espinaca, y dóblala a la mitad. Repite la operación con la otra tortilla.

## *Relleno*

1 zanahoria pelada, picada en cubos pequeños
½ taza de salsa de tomate
4 champiñones rebanados finamente

En una olla a fuego medio, cocina la zanahoria en la salsa de tomate, con la olla tapada, durante 10 minutos o hasta que la zanahoria esté un poco suave. Incorpora los champiñones y déjalos cocinar durante 5 minutos, o hasta que estén suaves.

**Nota:** Puedes preparar tu propia salsa de tomate hirviendo, en una olla, 4 jitomates, ½ cebolla pequeña, 1 diente de ajo, sal de mar al gusto y ¼ de taza de agua hasta que la piel de los jitomates se desprenda. Retira la piel y licua todos los ingredientes. Devuelve la salsa a la olla y cocínala durante 8 minutos para reducirla.

# LICUADOS

### Todos rinden 1 porción

Para preparar cualquier versión, licua muy bien todos los ingredientes hasta obtener una consistencia ligera.

## 🥤 Melón

1 taza de melón
1 taza de leche vegetal (véase la página 339)
1 cucharada de miel de abeja
2 dátiles
1 cucharada de chía, o linaza
2 hojas de col rizada, o espinaca
Hielo, al gusto

## 🥤 Plátano

1 taza de plátano
1 taza de leche vegetal (véase la página 339)
1 cucharada de miel de abeja
½ cucharada de cacao en polvo (mínimo 70% cacao)
1 cucharada de chía, o linaza
2 hojas de col rizada, o espinaca
Hielo, al gusto

## 🥤 Fresa

1 taza de fresas
1 taza de leche vegetal (véase la página 339)
1 cucharada de miel de abeja
2 dátiles
1 cucharada de chía, o linaza
2 hojas de col rizada, o espinaca
Hielo, al gusto

## 🥤 Manzana

1 manzana grande
1 taza de leche vegetal (véase la página 339)
1 cucharada de miel de abeja
2 dátiles
1 cucharada de chía, o linaza
2 hojas de col rizada, o espinaca
Hielo, al gusto

## 🥤 Mango

1 mango
1 taza de leche vegetal (véase la página 339)
1 cucharada de miel de abeja
2 dátiles
1 cucharada de chía, o linaza
2 hojas de col rizada, o espinaca
Hielo, al gusto

## 🥤 Mora azul

1 taza de moras azules
1 taza de agua, o agua de coco (opcional)
1 cucharada de hojuelas de avena
2 cucharadas de miel de abeja
1 cucharada de crema de almendra
2 hojas de espinaca
Hielo, al gusto

## 🥤 Sandía

1½ tazas de sandía
3 hojas de lechuga romana
1 taza de agua
1 cucharada de miel de abeja
½ taza de almendras remojadas previamente
Hielo, al gusto

## 🥤 Piña y espinaca

1 taza de piña

½ taza de espinacas

1 cucharada de crema de coco

1 taza de agua

1 cucharada de miel de abeja

1 cucharadita de extracto de vainilla

Hielo, al gusto

## 🥤 Piña y nopal

1 taza de piña

2 cucharadas de nopales picados

1 taza de agua

1 cucharada de miel de abeja

1 cucharadita de extracto de vainilla

Hielo, al gusto

## 🥤 Verde

1 manzana

10 almendras remojadas previamente

1 cucharada de miel de abeja, o 6 gotas de extracto
de stevia

1 hoja de col rizada

1 taza de leche vegetal (véase la página 339)

3 cucharadas de coco deshidratado (opcional)

Hielo, al gusto

# SOPAS

## ◉ Sopa de verduras

### Rinde 4 porciones

2 jitomates cortados en cuartos
¼ de cebolla pequeña
1 diente de ajo
1 cucharadita de aceite de coco
5 tazas de agua
2 zanahorias peladas, picadas en cubos
½ taza de floretes de brócoli
1 taza de col blanca, picada finamente
1 chayote pelado, picado en cubos
½ taza de floretes de coliflor
Sal de mar, al gusto
Pimienta negra, al gusto
Sazonador vegetal libre de glutamato monosódico, al gusto

Licua el jitomate, la cebolla y el ajo hasta obtener una consistencia suave y sin grumos. Calienta el aceite de coco en una olla a fuego medio y cuece la salsa hasta que adquiera un tono oscuro. Añade el agua, revuelve muy bien y agrega la zanahoria, el brócoli, la col, el chayote y la coliflor. Sube la flama a fuego alto y agrega la sal, la pimienta y el sazonador. Cuando suelte el hervor, baja la flama a fuego medio, tapa la olla y déjala cocinar hasta que las verduras estén cocidas, pero firmes.

**Nota:** Si gustas, puedes utilizar otras verduras.

## |◉| Sopa de col rizada y champiñones

<u>Rinde 4 porciones</u>

1 cucharada de aceite de coco

3 tazas de champiñones, u hongos portobello, fileteados

3 tazas de agua, más la necesaria

Sazonador vegetal libre de glutamato monosódico, al gusto

4 jitomates grandes

½ cebolla pequeña

1 diente de ajo

2 chiles guajillo, hidratados

2 chiles pasilla, hidratados

1 manojo mediano de col rizada, picada finamente

Sal de mar, al gusto

Pimienta negra, al gusto

1 rábano rebanado finamente, para acompañar (opcional)

2 cucharadas de cilantro picado finamente, para acompañar
   (opcional)

¼ de cebolla picada finamente, para acompañar (opcional)

Limones cortados en cuartos, para acompañar (opcional)

En una olla a fuego medio, calienta el aceite de coco y saltea los champiñones. Agrega 3 tazas de agua y el sazonador, y déjalos cocer durante 8 minutos.

Aparte, en una olla grande a fuego alto, acomoda los jitomates, ½ cebolla, el ajo y los chiles, y cúbrelos con suficiente agua. Cuécelos durante 8 minutos y lícualos. Cuela la salsa y agrégala a los champiñones. Añade finalmente la col rizada, salpimienta y deja que se integren los sabores durante unos minutos.

Para servir, acompaña con el rábano, el cilantro, la cebolla picada y los cuartos de limón.

## |◉| Sopa de aguacate

Rinde 2-3 porciones

1 aguacate grande maduro

4 tazas de espinacas

½-¾ de taza de consomé de pollo, o consomé de verduras, o
agua, al gusto

2 cucharadas de jugo de limón

2 cucharadas de aceite de oliva extra virgen

Hojas de perejil picadas finamente, al gusto, para decorar

Licua el aguacate, las espinacas, el consomé, el jugo de limón y el aceite de oliva hasta que adquiera la consistencia de un puré ligero. Para servir, decora con el perejil.

**Nota:** Se sugiere comerla en frío, pero también la puedes calentar.

## |◉| Sopa depurativa

Rinde 2 porciones

4 jitomates grandes

2 chiles guajillo, hidratados

2 chiles pasilla, hidratados

½ cebolla pequeña

1 diente de ajo pequeño

Agua, la necesaria

500 gramos de champiñones

1 cucharadita de aceite de coco

1 cucharadita de sazonador vegetal libre de glutamato
monosódico, o levadura nutricional

1 manojo pequeño de acelgas picado finamente

En una olla, acomoda los jitomates, los chiles, la cebolla y el ajo, y cúbrelos con suficiente agua. Caliéntala a fuego alto durante 10 minutos o hasta que los chiles se suavicen. Lícualos, cuela la mezcla y devuélvela a la olla. Agrega los champiñones, el aceite de coco, el sazonador y 3 tazas de agua. Déjalo cocinar durante 10 minutos o hasta que los champiñones estén un poco suaves. Integra las acelgas, cocínalas durante 1 minuto y sirve.

## |◉| Sopa verde

Rinde 4 porciones

3 tazas de consomé de pollo, o consomé de verduras
1 taza de leche de coco (véase la página 338)
2 rebanadas de cebolla picadas
1 diente de ajo
4 calabacitas cortadas en rodajas
Sal de mar, al gusto
Pimienta negra, al gusto
3 tazas de espinacas picadas
2 tazas de acelgas picadas
Jitomates *cherry* al horno, para decorar
2 cucharadas de pepitas de calabaza, o semillas de girasol,
    para decorar

En una olla grande, hierve el consomé y la leche, baja la flama y añade la cebolla, el ajo y las calabacitas, y salpimienta. Tapa la olla y deja que las calabacitas se cuezan durante 10 minutos. Retira la olla del fuego y aprovecha el hervor para incorporar las espinacas y las acelgas. Déjalas reposar durante 5 minutos o hasta que estén cocidas.

Espera hasta que la sopa se enfríe y después lícuala hasta que adquiera la consistencia de un puré fino. Calienta nuevamente la sopa y sirve decorando con los jitomates *cherry* y las pepitas.

### Jitomates cherry horneados

1 taza de jitomates *cherry*
½ cucharadita de aceite de coco, o aceite de aguacate, o ghee
Sal de mar, al gusto
Pimienta negra, al gusto

Precalienta el horno a 200° C. En un refractario, acomoda los jitomates, reparte encima el aceite de coco y salpimienta. Hornéalos durante 15 minutos o hasta que los jitomates estén suaves y cocidos.

## ⦿ Sopa de jitomate

**Rinde 2 porciones**

2 cucharadas de aceite de coco, o ghee
8 jitomates pequeños, cortados en cuartos
½ cebolla blanca pequeña, fileteada
1 diente de ajo
Sal de mar, al gusto
Pimienta negra, al gusto
1 cucharada de sazonador vegetal libre de glutamato
     monosódico, o levadura nutricional
1 cucharada de crema de coco (opcional)
Semillas de girasol, o pepitas de calabaza, al gusto, para decorar
Hojas de albahaca frescas, picadas, al gusto, para decorar

En una sartén a fuego medio, calienta el aceite de coco y sofríe el jitomate, la cebolla, el ajo, la sal y la pimienta entre 7 y 10 minutos, o hasta que los jitomates se hayan suavizado. Retira con cuidado la piel de los jitomates y lícualos con la cebolla, el ajo, el sazonador y la crema de coco, hasta que adquiera la consistencia de un puré. Devuelve la sopa a la olla y cocínala 5 minutos más. Si quedó muy espesa, agrega un poco de agua. Para servir, decora con las semillas de girasol y la albahaca.

## ◉ Sopa *minestrone* saludable

<u>Rinde 2 porciones</u>

3 cucharadas de aceite de coco
½ cebolla picada finamente
1 diente de ajo picado finamente
3 jitomates bola, picados en cubos
1 cucharadita de hierbas a la italiana
Sal de mar, al gusto
1 zanahoria pelada, picada en cubos pequeños
1 rama de apio picada en cubos pequeños
3 tazas de agua
1 taza de alubias, o frijoles blancos, cocidas
1 taza de quinoa cocida
4-5 hojas de col rizada, sin tallo, picadas

Calienta el aceite de coco en una olla y sofríe la cebolla y el ajo. Añade el jitomate, las hierbas y la sal. Déjalo cocinar durante 7 minutos o hasta que el jitomate haya cambiado de color y esté suave. Con ayuda de una pala de madera, tritura el jitomate para que suelte su jugo. Incorpora la zanahoria y el apio, y deja que se suavicen. Añade el agua y espera a que hierva.

Aparte, machaca con un tenedor la mitad de las alubias. Cuando la sopa haya soltado el hervor, baja la flama y agrega poco a poco la quinoa y las alubias (enteras y machacadas), y déjalas cocinar 5 minutos más o hasta que el caldo se espese. Retira la olla del fuego, incorpora la col rizada y tapa la olla para dejar que se suavice.

## |◉| Crema de zanahoria con jengibre (sin lácteos)

### Rinde 4 porciones

8 zanahorias pequeñas, peladas

1 diente de ajo picado

1 centímetro de jengibre pelado, rallado

1 cucharada de cebolla picada

1 cucharada de sazonador vegetal libre de glutamato
   monosódico

Agua, la necesaria

1 taza de leche de avena (véase la página 338)

Sal de mar, al gusto

Ajonjolí, o semillas de cáñamo, al gusto, para decorar

En una olla, acomoda las zanahorias, el ajo, el jengibre y la cebolla. Agrega el sazonador y suficiente agua para cubrirlos 5 centímetros de más. Cocínalos a fuego medio hasta que las zanahorias queden suaves.

Retira las zanahorias, el ajo, el jengibre y la cebolla, y reserva 2½ tazas del agua de cocción; si no quedó suficiente agua, agrega más. Licua las verduras con el agua de cocción y la leche, hasta que la sopa adquiera una consistencia homogénea y tersa.

En la misma olla, calienta la sopa a fuego medio y sazona con sal de mar. Para servir, decora con el ajonjolí o las semillas de cáñamo.

## |◉| Crema de brócoli y espinaca (sin lácteos)

### Rinde 2-3 porciones

1 taza de leche vegetal (véase la página 339)

1 diente de ajo picado finamente

½ cebolla grande, picada

½ chile serrano, picado (opcional)

Sal de mar, al gusto

2 cabezas de brócoli cortadas en floretes

1 manojo mediano de espinacas

2½ tazas de consomé de verduras

½ taza de almendras fileteadas, para decorar (opcional)

En una olla grande a fuego medio, calienta la leche, añade el ajo, la cebolla, el chile y la sal, y déjalo durante unos minutos. Agrega después el resto de la leche y el consomé, y cuando suelte el hervor, añade el brócoli y cuécelo durante 5 minutos, o hasta que se suavice un poco.

Retira la olla del fuego y agrega las espinacas. Tapa la olla para que las espinacas se suavicen. Déjala enfriar unos minutos y licua la sopa hasta que adquiera la consistencia de puré. Devuelve la sopa a la olla, a fuego medio, y cocínala 5 minutos más. Para servir, decora con un poco de almendras.

**Nota:** Puedes preparar un consomé rápido al disolver 2 cucharadas de sazonador vegetal libre de glutamato monosódico en 2½ tazas de agua caliente.

## |◉| Crema de betabel (sin lácteos)

<u>Rinde 3-4 porciones</u>

3 betabeles medianos

Agua, la necesaria

¼ de cucharadita de sal

1 taza de consomé de pollo, o consomé de verduras, o agua

1 cucharadita de ajo en polvo

1 cucharada de aceite de oliva extra virgen

Jugo de 1 limón

½ taza de leche de coco, para decorar (véase la página 338)

Hojas de cilantro picadas finamente, al gusto, para decorar

En una olla exprés, cuece los betabeles con la sal y suficiente agua para cubrirlos, durante 30 minutos después de que empiece a hervir. Deja que se enfríen los betabeles y lícualos con el consomé, el ajo en polvo, el aceite de oliva y el jugo de limón, hasta que tenga la consistencia de un puré ligero. Para servir, decora con 1 cucharada de leche y el cilantro.

**Nota:** Si no tienes olla exprés, puedes hornear los betabeles a 200° C durante 1 hora, cortados a la mitad y untados con aceite de aguacate y ¼ de cucharadita de sal.

# ENSALADAS

### |◉| Ensalada verde

<u>Rinde 2 porciones</u>

2 tazas de lechuga romana, u orejona, o italiana
1 jitomate rebanado
½ zanahoria pelada, rallada
1 cucharada de betabel pelado, rallado

Mezcla todos los ingredientes y sirve con el aderezo a un lado.

*Aderezo*
1 cucharadita de miel de abeja
1 cucharada de salsa tamari
Jugo de 1 naranja
2 cucharadas de aceite de oliva extra virgen
Sal de mar, al gusto
Pimienta negra, al gusto

En un tazón pequeño de vidrio o de cerámica, mezcla todos los ingredientes hasta integrar por completo.

### |◉| Ensalada de col rizada y betabel

<u>Rinde 2 porciones</u>

1 taza de col rizada, sin tallos, picada finamente
½ taza de betabel cocido, pelado, picado en cubos pequeños
½ taza de nueces picadas finamente
½ aguacate picado en cubos pequeños
2 cucharadas de frijoles negros, cocidos, escurridos

Revuelve todos los ingredientes y sirve con el aderezo a un lado.

### Vinagreta

½ taza de vinagre balsámico

1½ tazas de aceite de oliva extra virgen

1 cucharadita de mostaza Dijon

Sal de mar, al gusto

Pimienta negra, al gusto

En un tazón pequeño de vidrio o de cerámica, mezcla todos los ingredientes hasta integrar por completo.

### ◉ Ensalada *sunomono*

Rinde 2 porciones

2 cucharadas de vinagre de arroz

2 cucharadas de salsa tamari

½ cucharadita de miel de abeja

Sal de mar, al gusto

Pimienta negra, al gusto

2 pepinos grandes, pelados, rebanados en julianas

Ajonjolí, al gusto, para decorar

En un tazón pequeño de vidrio o de cerámica, mezcla el vinagre, la salsa tamari, la miel de abeja, la sal y la pimienta, hasta integrar por completo. Sirve el pepino, vierte el aderezo encima y decora con el ajonjolí.

**Nota:** Si lo prefieres más ácido, agrega el jugo de 1 limón, o si lo prefieres más dulce, agrega más miel de abeja.

## ◉ Ensalada china con garbanzos

Rinde 2 porciones

⅔ de taza de col blanca
⅔ de taza de col morada
1 zanahoria pelada, rallada
1 taza de garbanzos cocidos
Hojas de cilantro picadas finamente, al gusto, para decorar

Revuelve la col blanca, la col morada, la zanahoria y los garbanzos, agrega el aderezo y mezcla bien. Para servir, decora con el cilantro.

### Aderezo

1½ cucharadas de crema de cacahuate
1 cucharadita de jengibre pelado, rallado, o al gusto
Jugo de 1½ limones
Sal de mar, al gusto
1 cucharada de salsa de soya orgánica, o salsa tamari, o
    aminoácidos de coco
½-1 cucharada de miel de maple, al gusto
1 cucharadita de ajo en polvo
½ cucharada de agua
¼ de cucharadita de pimienta de Cayena (opcional)
½ cucharadita de cúrcuma en polvo (opcional)

En un tazón pequeño de vidrio o de cerámica, mezcla todos los ingredientes hasta integrar por completo. Si está muy espeso, puedes añadir un poco más de agua.

## ❙◉❙ Ensalada de col rizada con aderezo de jengibre y miel

### Rinde 3-4 porciones

4 tazas de col rizada, sin tallos
1 zanahoria pelada, rallada
1 pimiento morrón rojo, picado en cubos pequeños
½ aguacate picado en cubos pequeños
Hojas de cilantro picadas finamente, al gusto, para decorar

Revuelve la col rizada, la zanahoria, el pimiento y el aguacate, agrega el aderezo y mezcla bien. Para servir, decora con el cilantro.

### Aderezo

Jugo de 2 limones
5 centímetros de jengibre pelado, rallado finamente
¼ de cucharadita de pimienta de Cayena
½ cucharadita de ajo en polvo
½ cucharadita de comino molido
1 cucharada de miel de abeja

En un tazón pequeño de vidrio o de cerámica, mezcla todos los ingredientes hasta integrar por completo.

## ❙◉❙ Nopalitos a la mexicana

### Rinde 4 porciones

1 cucharada de aceite de coco, o ghee
500 gramos de nopales tiernos, picados
500 gramos de jitomates picados, y 1 jitomate rebanado, para acompañar
1 cebolla mediana, picada

2 chiles serranos, picados, o al gusto

Sal de mar, al gusto

Pimienta negra, al gusto

2 cucharadas de cilantro picado finamente

1 aguacate rebanado, para acompañar

Calienta el aceite de coco en una sartén a fuego medio-bajo y sofríe los nopales hasta que se suavicen. Agrega el jitomate picado, la cebolla y el chile, y cuécelos revolviendo constantemente. Salpimienta y tapa la sartén. Déjalo cocinar hasta que todo esté bien cocido. Para servir, agrega el cilantro y acompaña con rebanadas de jitomate y de aguacate.

## ◉ Rajas con elotes y frijoles

Rinde 2 porciones

½ cucharada de aceite de coco

1 cebolla mediana, fileteada

4 chiles poblanos, sin piel, cortados en rajas

½ taza de granos de elote cocidos

1 taza de frijoles negros, cocidos, escurridos

Tortillas de maíz nixtamalizado, para acompañar

Rebanas de aguacate, para acompañar

En una olla, calienta el aceite de coco y sofríe la cebolla durante 5 minutos, o hasta que comience a suavizarse. Añade las rajas y permite que se cuezan bien, entre 20 y 25 minutos. Incorpora los granos de elote y los frijoles, y déjalos cocinar 5 minutos más. Sirve las rajas acompañadas con tortillas y rebanadas de aguacate.

**Nota:** Para quitar la piel de los chiles, ásalos directo sobre la flama, moviendo constantemente para que se doren, entre 5 y 7 minutos. Cuando estén listos, acomódalos en una bolsa de plástico con ½ taza de sal de mar y déjalos reposar durante 30 minutos. Enjuágalos con agua purificada y desvénalos, retirando la piel y las semillas.

## |◎| Portobellos caprese

### Rinde 2 porciones

2 cucharadas de aceite de coco derretido, o ghee
Sal de mar, al gusto
1 cucharadita de hierbas a la italiana
2 hongos portobello
½ taza de jitomates cherry, cortados a la mitad
80 gramos de queso de cabra

Precalienta el horno a 200° C y forra una charola para hornear con papel aluminio. En un tazón pequeño de vidrio o de cerámica, revuelve el aceite de coco, la sal y las hierbas, y unta la mezcla sobre los portobellos con ayuda de una brocha para cocina. Acomódalos en la charola y hornéalos entre 10 y 15 minutos, o hasta que se hayan suavizado. Saca la charola del horno y acomoda los jitomates cherry y el queso de cabra encima de los portobellos. Añade un poco más de la mezcla de especias. Hornéalos 15 minutos más o hasta que el queso se haya derretido. Sirve de inmediato.

**Nota:** Si tu horno tiene la función tostar (*grill*), utilízala para que el queso quede más dorado y los portobellos más crujientes. Deberás hornearlos 2 minutos más.

## |◉| Rollos de verduras en hojas de arroz

Rinde 2 porciones

½ aguacate

Jugo de 2 limones

Sal de mar, al gusto

1 chile serrano, sin semillas, picado finamente

1 manojo pequeño de cilantro picado finamente

1 jitomate picado en cubos pequeños

¼ de cucharadita de ajo en polvo

½ taza de frijoles negros, cocidos, machacados (no refritos)

Agua, la necesaria

4 hojas de arroz

4 hojas de lechuga francesa

En un tazón de vidrio o de cerámica, machaca el aguacate y agrega el jugo de limón, la sal, el chile, el cilantro, el jitomate y el ajo en polvo. Aparte, calienta los frijoles en una olla. Sumerge una hoja de arroz en agua caliente y deja que se hidrate durante 1 minuto. Saca la hoja, acomódala en un plato y agrega 1 hoja de lechuga, 1 cucharada de frijoles, un poco de la mezcla de aguacate y enróllala. Repite la operación con las demás hojas.

**Nota:** Puedes agregar chile chipotle, mostaza orgánica o levadura nutricional para darle más sabor. Para una versión con proteína animal, puedes agregar pollo desmenuzado o pescado asado.

## |◉| Tacos de lechuga

Rinde 3 porciones

1 jitomate picado en cubos pequeños

1 taza de garbanzos cocidos, pelados

½ taza de granos de elote cocidos

Jugo de 1 limón

2 cucharadas de aceite de oliva extra virgen

½ cucharadita de comino molido

¼ de cucharadita de ajo en polvo

1 cucharadita de orégano seco

Sal de mar, al gusto

1 lechuga mantequilla

½ aguacate picado en cubos

Hojas de cilantro picadas, al gusto, para decorar

Revuelve el jitomate, los garbanzos, los granos de elote, el jugo de limón, el aceite de oliva, el comino, el ajo en polvo, el orégano y la sal, y déjalo reposar durante unos minutos para que se integren los sabores. En cada hoja de lechuga coloca 2 cucharadas de la mezcla de verduras, agrega unos cubos de aguacate y enróllalas. Repite la operación hasta terminar con la mezcla. Para servir, decora con el cilantro.

# PLATILLOS VEGETARIANOS

### |●| Torre de quinoa

<u>Rinde 2 porciones</u>

1 taza de quinoa
1 zanahoria pelada, rallada
½ taza de col morada, troceada
2 cucharadas de semillas de girasol

Revuelve muy bien todos los ingredientes, incluyendo el aderezo de chipotle. Divide la mezcla en dos tazones pequeños, presiona el contenido de cada uno hacia el fondo con una cuchara y refrigéralos durante 30 minutos. Para servir, voltea cada tazón sobre un plato.

### *Aderezo de chipotle*
Jugo de 1 limón
3 cucharaditas de mayonesa de almendras (véase la página 335)
1 cucharadita de salsa de chipotle, o 1 chile chipotle hidratado, sin semillas
Sal de mar, al gusto

Licua muy bien todos los ingredientes, hasta que el aderezo adquiera una consistencia suave.

### |●| Camote relleno

<u>Rinde 2 porciones</u>

2 camotes medianos
2 rebanadas de cebolla picadas finamente
2 nopales picados en cubos pequeños
⅔ de taza de frijoles negros, cocidos, escurridos

½ cucharadita de orégano seco

½ cucharadita de comino molido

Hojas de cilantro picadas, al gusto, para decorar

Precalienta el horno a 250° C. Con un tenedor, pica los camotes para dejar entrar el vapor y que se cocinen más rápido. Envuélvelos en papel aluminio y hornéalos sobre una charola para hornear durante 40 minutos, o hasta que estén muy suaves.

Aparte, transparenta la cebolla en una sartén a fuego medio durante 3 minutos, agrega el nopal y déjalo cocinar entre 10 y 15 minutos, hasta que se dore un poco. Agrega los frijoles, el orégano y el comino, y caliéntalos durante unos minutos.

Parte los camotes por lo largo y sirve la mitad del relleno sobre cada uno de los trozos. Agrega un poco de salsa y decora con el cilantro.

### Salsa de aguacate

½ aguacate maduro

1 manojo pequeño de cilantro

Jugo de 1 limón

½ cucharada de levadura nutricional

¼ de cucharadita de ajo en polvo

2 cucharadas de agua

1 chile chipotle hidratado, o un chile serrano

Sal de mar, al gusto

Licua todos los ingredientes hasta formar una salsa.

## |◎| Portobellos rellenos de quinoa al chipotle

### Rinde 4 porciones

1 chile chipotle hidratado, sin semillas

1 cucharadita de ajo en polvo

Sal de mar, al gusto

1 taza de leche de coco (véase la página 338)

1 cucharada de levadura nutricional (opcional)

½ taza de quinoa remojada previamente

4 hongos portobello medianos

Hojas de perejil picadas finamente,
al gusto, para decorar

Precalienta el horno a 170° C. Licua el chile, el ajo en polvo, la sal, la leche y la levadura hasta que no haya grumos. En una olla mediana a fuego medio-alto, revuelve la quinoa y la salsa, tapa la olla y déjala hervir. Cuando suelte el hervor, baja la flama y cocínala entre 10 y 15 minutos más, o hasta que la quinoa esté cocida y la salsa se haya reducido.

Acomoda los portobellos sobre una charola para hornear forrada con papel aluminio y hornéalos durante 15 minutos, o hasta que se doren ligeramente. Para servir, rellena los portobellos con la quinoa y decora con el perejil.


## |◉| Champiñones al ajillo con chile de árbol

### Rinde 2 porciones

1 cucharada de ghee

3 dientes de ajo picados finamente

¼ de cebolla picada finamente

3 tazas de champiñones, o 2 hongos portobello, picados
finamente

2 chiles de árbol, triturados

1 cucharadita de sazonador vegetal libre de glutamato
monosódico

Sal de mar, al gusto

1 taza de acelgas cortadas en tiras

Tostadas de maíz nixtamalizado, para acompañar

Frijoles refritos, para acompañar (véase la página 279)

Engrasa la sartén con el ghee a fuego bajo y agrega el ajo. Sofríelo alrededor de 5 minutos y agrega la cebolla, los champiñones, el chile, el sazonador y la sal. Revuelve para integrar y déjalo cocinar 5 minutos más. Agrega las acelgas, tapa la sartén y quítala del fuego. Sirve acompañado con tostadas y frijoles refritos.

## |◉| Chilaquiles con mole y requesón de almendra

### Rinde 1 porción

1 cucharadita de aceite de coco, o aceite de aguacate

3 tortillas de maíz nixtamalizado, cortadas en triángulos

¼ de taza de mole preparado

30 gramos de requesón de almendra, para decorar (véase la página 334)

1 rebanada de cebolla, para decorar

Hojas de cilantro picadas, al gusto, para decorar

¼ de aguacate rebanado, para decorar

Precalienta el horno a 200° C. Engrasa una charola para hornear con el aceite de coco y acomoda las tortillas. Hornéalas por ambos lados, volteándolas cada 5 minutos, hasta que estén crujientes y doradas.

Aparte, en una olla a fuego medio, calienta el mole durante 5 minutos y, antes de que empiece a hervir, agrega poco a poco los totopos horneados. Revuelve y déjalo cocinar 2 minutos más. Sirve en un plato extendido y decora con el queso de cabra, los aros de cebolla, el cilantro y el aguacate.

## |◉| Flautas vegetarianas

### Rinde 2 porciones

2 rebanadas de cebolla picadas finamente
200 gramos de zanahorias peladas, ralladas
400 gramos de espinacas picadas finamente
1 cucharada de salsa de soya orgánica
1 cucharada de chía
8 tortillas de maíz nixtamalizado
Aceite de coco, o ghee, el necesario
½ taza de col blanca, o col morada, picada finamente, para
   acompañar
Limones cortados en cuartos, para acompañar
Guacamole especial, para acompañar (véase la página 334)
Puré de coliflor, para acompañar (véase la página 332)
Palillos de dientes

En una sartén, asa la cebolla, la zanahoria y la espinaca, y sazona con la salsa de soya. Retira del fuego, añade la chía y revuelve bien. Rellena cada tortilla con un poco del guiso anterior, enróllalas y ciérralas con palillos de dientes. Calienta el aceite de coco en una sartén profunda y fríe las flautas hasta que se doren por todos lados. Sirve las flautas acompañadas de ensalada de col, limones, guacamole especial y puré de coliflor.

**Nota:** Puedes sustituir la zanahoria por pechuga de pollo desmenuzada para preparar una versión con proteína animal.

## |◉| Barbacoa vegetariana

Rinde 2 porciones

2 cucharadas de aceite de oliva extra virgen
¼ de cebolla picada finamente
2 dientes de ajo machacados
3 hojas de laurel pequeñas, trituradas
500 gramos de hongos portobello, picados finamente
¼ de taza de agua
Sal de mar, al gusto
Pimienta negra, al gusto
Tortillas de maíz nixtamalizado, para acompañar
Cebolla picada finamente, para acompañar
Cilantro picado finamente, para acompañar
Salsa picante, para acompañar
Limones cortados en cuartos, para acompañar
Guacamole especial, para acompañar
   (véase la página 334)

En una sartén grande, calienta el aceite de oliva a fuego bajo y sofríe la cebolla, el ajo y el laurel durante 5 minutos. Agrega los champiñones y el agua, sube la flama a fuego medio, tapa la sartén y deja cocinar durante 6 minutos. Destapa la sartén y cocina 4 minutos más o hasta que los champiñones se hayan suavizado y quede poca agua. Salpimienta. Sirve la barbacoa acompañada de tortillas, cebolla, cilantro, cuartos de limón, salsa y guacamole especial.

## |◉| Rajas con queso vegano

Rinde 2 porciones

¼ de taza de nueces de la India, remojadas previamente,
   o 1 cucharada de crema de nuez de la India

1 cucharada de sazonador vegetal libre de glutamato
monosódico

¼ de taza de leche vegetal (véase la página 339)

1 cucharada de ghee

¼ de cebolla picada

1 diente de ajo picado finamente

2 zanahorias cocidas, peladas, cortadas en julianas

½ taza de granos de elote cocidos

4 chiles poblanos, sin piel, cortados en rajas

Sal de mar, al gusto

Pimienta negra, al gusto

Licua las nueces, el sazonador y la leche hasta obtener una mezcla homogénea. Aparte, en una sartén a fuego medio, calienta el ghee y sofríe la cebolla, el ajo, la zanahoria y los granos de elote durante 5 minutos, moviendo ocasionalmente. Agrega las rajas y cocínalas durante 2 minutos. Integra la salsa de nuez, deja que se cocine 4 minutos más y salpimienta.

Nota: Para quitar la piel de los chiles, ásalos directo sobre la flama, moviendo constantemente para que se doren, entre 5 y 7 minutos. Cuando estén listos, acomódalos en una bolsa de plástico con ½ taza de sal de mar y déjalos reposar durante 30 minutos. Enjuágalos con agua purificada y desvénalos, retirando la piel y las semillas.

## |◉| Ceviche de coliflor

Rinde 2 porciones

1 manzana verde grande, picada en cubos pequeños

1 taza de coliflor cocida, picada en cubos pequeños

1 taza de pepino sin semillas, pelado, picado en cubos
pequeños

1 taza de jícama pelada, picada en cubos pequeños

1 aguacate picado en cubos pequeños

⅓ de taza de hojas de cilantro picadas

Sal de mar, al gusto

Pimienta negra, al gusto

Tostadas de maíz nixtamalizado, o algas nori,
    para acompañar

En un tazón hondo de vidrio o de cerámica, revuelve la manzana, la coliflor, el pepino, la jícama, el aguacate y el cilantro, y salpimienta. Agrega la marinada, revuelve bien para integrar y deja reposar el ceviche en refrigeración durante mínimo 2 horas. Sirve acompañado de tostadas.

### Marinada

½ chile serrano, picado finamente (opcional)

Jugo de 2 limones

Jugo de 1 naranja grande

4 hojas de albahaca

4 cucharadas de aceite de oliva extra virgen

Sal de mar, al gusto

Pimienta negra, al gusto

Licua muy bien todos los ingredientes.

## |◉| *Sashimi* vegano

Rinde 2 porciones

Jugo de 1 naranja

Jugo de 1 limón

Salsa tamari, al gusto

Chile serrano, picado finamente, al gusto

Cebolla picada finamente, al gusto

Cilantro picado finamente, al gusto

½ sandía rebanada finamente

En un tazón pequeño de vidrio o de cerámica, mezcla los jugos, la salsa tamari, el chile, la cebolla y el cilantro. Acomoda en un refractario las rebanadas de sandía y vierte encima la marinada de naranja. Refrigera durante 3 horas antes de servir.

**Nota:** Puedes sustituir la sandía por filete de atún fresco para preparar una versión con proteína animal.

## |◉| Sushi de quinoa

Rinde 2 porciones

1 taza de quinoa cocida

1 cucharadita de vinagre de arroz

1 cucharadita de miel de maple

2 algas nori

½ betabel pelado, rallado

½ aguacate rebanado

1 zanahoria pelada, cortada en julianas

½ pepino sin semillas, cortado en julianas

Hojas de cilantro, al gusto (opcional)

En un tazón de vidrio o de cerámica, revuelve la quinoa, el vinagre y la miel de maple. En un tapete para preparar sushi (preferentemente de bambú), coloca 1 alga y agrega ½ taza de quinoa, distribuyendo bien sobre la mitad de la superficie. A lo largo del alga añade el betabel, el aguacate, la zanahoria, el pepino y el cilantro. Enrolla y repite el procedimiento con la otra alga. Refrigera los rollos durante 30 minutos y después córtalos en rodajas del grosor deseado. Acompáñalos con la salsa de soya preparada.

*Salsa de soya preparada*

¼ de taza de salsa de soya orgánica, o salsa tamari, o
   aminoácidos de coco
Jugo de 1 limón
1 tallo de cebollín picado

En un tazón pequeño de vidrio o de cerámica, mezcla todos los ingredientes.

## |◉| Rollos de col rizada y betabel

### Rinde 2 porciones

3 hojas de col rizada, grandes, picadas finamente
1 cucharadita de aceite de oliva extra virgen
½ betabel pequeño, pelado, rallado
1 aguacate maduro
Jugo de 2 limones
½ cucharadita de ajo en polvo
½ cucharadita de comino molido
½ cucharadita de eneldo seco
Sal de mar, al gusto
4 tortillas de grano entero
Palillos de madera

En un tazón grande de vidrio o de cerámica, revuelve la col rizada y el aceite de oliva con tus manos para hidratarla y suavizarla. Agrega el betabel, el aguacate, el jugo de limón, el ajo en polvo, el comino, el eneldo y la sal, y revuelve bien.

Aparte, en un comal, calienta las tortillas sin dorarlas ni tostarlas, y acomódalas en un plato extendido. Sirve una porción de ensalada encima de cada tortilla y ciérralas formando rollos. Fíjalos con palillos para que no se abran y córtalos a la mitad, o en los trozos que desees.

## |◉| *Pad thai*

4 tazas de agua

¼ de cucharadita de sal de mar

150 gramos de fideo de arroz

¾ de taza de leche de coco (véase la página 338)

3 cucharadas de salsa tamari, o aminoácidos de coco

1 cucharada de miel de maple

Jugo de 2 limones

¼ de cucharadita de chile de árbol (opcional)

2 dientes de ajo machacados

5-10 centímetros de jengibre pelado, rallado, al gusto

2 pimientos morrones rojos, cortados en rajas

2 zanahorias peladas, ralladas

¼ de cucharadita de sal de mar

Hojas de cilantro picadas, al gusto, para decorar

10 nueces de la India, para decorar

En una olla a fuego alto, calienta el agua con la sal, y cuando suelte el hervor, añade el fideo y baja la flama. Déjalo cocinar durante 5 minutos o hasta que esté al dente. Cuélalo y reserva.

En un tazón mediano de vidrio o de cerámica, mezcla la leche, la salsa tamari, la miel de maple, el jugo de limón y el chile.

Aparte, en una sartén, saltea el ajo y el jengibre. Añade el pimiento, la zanahoria y la mitad de la salsa. Cuando el pimiento esté todavía crujiente y la zanahoria suave, integra el fideo y la salsa restante. Déjalo cocinar 5 minutos más, hasta que la salsa se reduzca ligeramente. Para servir, decora con el cilantro y las nueces.

## ¡◉¡ Curry de coliflor y col rizada

Rinde 4 porciones

2 cucharadas de aceite de coco

½ cebolla mediana, picada finamente

2 dientes de ajo picados finamente

1 centímetro de jengibre pelado, rallado

1 taza de consomé de pollo, o consomé de verduras

1½ tazas de leche de coco (véase la página 338)

1½ cucharadas de curry en polvo

1 cabeza de coliflor mediana

½ taza de chícharos chinos

2 tazas de lentejas cocidas

4-5 hojas de col rizada

Jugo de 1 limón

1 cucharada de ajonjolí, para decorar

Hojas de cilantro, al gusto, para decorar

2 tazas de arroz integral, cocido, para acompañar

1 aguacate rebanado, para acompañar

En una olla a fuego medio, calienta el aceite de coco y sofríe la cebolla hasta que se transparente. Agrega el ajo, el jengibre, el consomé, la leche, el curry, la coliflor y los chícharos. Revuelve bien los ingredientes y tapa la olla. Déjalo cocinar entre 15 y 20 minutos, o hasta que la coliflor esté suave y quede poco líquido. Incorpora las lentejas, la col rizada y el jugo de limón, mezcla y cocínalo 3 minutos más.

Retira la olla del fuego y espera a que se enfríe. Sirve el curry en un plato hondo, decora con el ajonjolí y el cilantro, y acompáñalo con el arroz y el aguacate.

## |◉| Risotto de quinoa con champiñones

### Rinde 4-5 porciones

½ cucharada de ghee, o aceite de coco
½ cebolla picada finamente
1 cucharada de tomillo fresco, picado finamente
2 dientes de ajo picados finamente
1 taza de quinoa remojada previamente
2 cucharadas de levadura nutricional
Sal de mar, al gusto
2 tazas de consomé de pollo, o consomé de verduras, o agua
Champiñones asados, para acompañar

En una olla a fuego medio, calienta el ghee y sofríe la cebolla, el tomillo y el ajo durante 3 minutos. Agrega la quinoa, la levadura, la sal y el consomé, tapa la olla y sube la flama. Cuando suelte el hervor, baja la flama y déjalo cocinar durante 10 minutos, o hasta que el líquido se haya evaporado y la quinoa se suavice. Para servir, acomoda una porción de champiñones encima de la quínoa.

### Champiñones asados
1 cucharadita de ghee, o aceite de coco
1 diente de ajo picado finamente
½ cucharada de tomillo fresco, picado
10-12 champiñones rebanados
Sal de mar, al gusto
Pimienta negra, al gusto

Calienta el ghee en una sartén a fuego medio y saltea el ajo y el tomillo. Añade los champiñones y salpimienta. Dóralos por ambos lados alrededor de 7 minutos.

## |◉| Lasaña de espinaca con salsa de champiñones

### Rinde 2 porciones

*Salsa*
½ cabeza de coliflor
Agua, la necesaria
1 cucharada de ghee, o aceite de coco
2 ajos picados finamente
10 champiñones rebanados
1 manojo pequeño de perejil picado finamente
Sal de mar, al gusto
2 cucharadas de levadura nutricional

Cuece la coliflor en una olla con un poco de agua durante 10 minutos o hasta que esté suave, cuélala y reserva.

Aparte, calienta el ghee en una sartén y sofríe el ajo. Agrega los champiñones y déjalos cocinar 4 o 5 minutos. Añade el perejil y cocina 1 minuto más. Licua la coliflor, la sal, la levadura y los champiñones, y reserva.

*Lasaña*
5 láminas de lasaña de grano entero, o libre de gluten
2 tazas de espinacas picadas

Precalienta el horno a 200° C. En un refractario de vidrio, vierte una capa de salsa y acomoda 1½ piezas de lasaña y la mitad de las espinacas. Sirve otra capa de salsa, de lasaña y de espinacas, y termina con una capa de lasaña y salsa. Cubre el refractario con papel aluminio y hornéalo durante 30 minutos. Retira el papel y hornéalo 10 minutos más.

## |◉| Pasta en salsa de pimiento rojo

### Rinde 2 porciones

400 gramos de pasta de grano entero, o libre de gluten
1 pimiento morrón rojo, sin semillas, cortado en cuartos
2 cucharaditas de levadura nutricional
½ cucharadita de ajo en polvo
¼ de cucharadita de chile de árbol, triturado
¾ de taza de leche de coco (véase la página 338)
1 cucharadita de maicena, o harina de tapioca, o harina de arroz,
  en 2 cucharadas de agua
5 champiñones rebanados
1 manojo pequeño de espinacas, picado
Sal de mar, al gusto

Sigue las instrucciones del empaque para cocer la pasta, y reserva. Aparte, asa el pimiento en un comal y lícualo con la levadura, el ajo en polvo, el chile y la leche hasta obtener una consistencia homogénea y cremosa.

En una olla a fuego medio, cocina la salsa durante 3 minutos e incorpora la maicena. Revuelve y deja que se espese. Añade los champiñones, las espinacas y la sal. Finalmente, agrega la pasta y revuelve para integrar todos los ingredientes. Déjalo cocinar entre 3 y 5 minutos más, y sirve de inmediato.

## |◉| Tortitas de camote

### Rinde 6 piezas, 2 porciones

*Ensalada*
1 manojo grande de espinacas
1 jitomate picado en cubos
½ aguacate picado en cubos

Jugo de 1 limón

1 cucharada de aceite de oliva extra virgen

½ cucharadita de comino molido

¼ de cucharadita de ajo en polvo

Sal de mar, al gusto

En un tazón de vidrio o de cerámica, mezcla todos los ingredientes hasta integrar por completo.

### Tortitas

1 taza de puré de camote orgánico

½ taza de arroz integral, cocido

2 rebanadas de cebolla pequeña, picadas finamente

3 cucharadas de cilantro picado finamente

¼ de cucharadita de chile de árbol, triturado (opcional)

Sal de mar, al gusto

½ cucharada de aceite de coco

Mezcla el puré, el arroz, la cebolla, el cilantro, el chile y la sal en un tazón, y forma tortitas con la masa. Calienta el aceite de coco en una sartén a fuego medio y cocina las tortitas durante 5 minutos de cada lado, o hasta que se doren. Para servir, acomoda las tortitas sobre una cama de ensalada.

Nota: Para preparar las tortitas en horno convencional, precaliéntalo a 200° C, acomoda las tortitas en una charola para hornear previamente engrasada con aceite de coco y hornéalas entre 30 y 40 minutos, o hasta que se doren.

## |◉| Hamburguesas de garbanzo

### Rinde 6 piezas, 3 porciones

1 taza de garbanzos cocidos, pelados

1 taza de granos de elote cocidos

½ cucharadita de ajo en polvo

1½ cucharadas de levadura nutricional, o 3 cucharaditas de sazonador vegetal libre de glutamato monosódico

5 cucharadas de chía, en ½ taza de agua

¼ de taza de harina de amaranto

½ cucharadita de aceite de coco

12 hongos portobello

2 aguacates rebanados

Mostaza Dijon, al gusto

6 hojas de lechuga orejona

3 jitomates rebanados

Sal de mar, al gusto

En un procesador de alimentos, muele los garbanzos, los granos de elote, el ajo en polvo, la levadura, la chía y la harina de amaranto hasta obtener una pasta. Forma las hamburguesas y reserva.

Calienta el aceite de coco en una sartén a fuego medio y cocina las hamburguesas durante 5 minutos de cada lado, o hasta que se doren. Aparte, en una sartén a fuego medio, asa los hongos durante 4 minutos de cada lado.

Para servir, coloca un hongo, encima de él 1 hoja de lechuga, rebanadas de jitomate, 1 hamburguesa, aguacate y mostaza, y cubre con otro hongo. Repite la operación con los demás hongos.

**Nota:** Puedes agregar otros ingredientes, como cebolla, chile chipotle, mayonesa, cilantro, germinado de frijol o de lenteja, etcétera.

## |◉| Sándwich de espinacas

### Rinde 1 porción

¼ de aguacate

½ cucharada de mayonesa de almendras (véase la página 335)

2 rebanadas de pan de grano entero, tostadas

Hojas de espinaca, al gusto

2 cucharadas de semillas de cáñamo

Mezcla el aguacate con la mayonesa y las semillas de cáñamo hasta lograr la consistencia de una mantequilla untable. Unta en ambas rebanadas de pan la mayonesa y añade las hojas de espinaca.

# PLATILLOS CON PROTEÍNA ANIMAL

## |◉| Lonjas de pescado empanizado al coco

### Rinde 3 porciones

### *Aderezo mil islas*
⅓ de taza de mayonesa de almendras (véase la página 335)
3 cucharadas de salsa de tomate
Jugo de 1 limón
¼ de cucharadita de stevia, o 1 cucharadita de azúcar
    mascabado
Sal de mar, al gusto
Pimienta negra, al gusto

En un tazón de vidrio o de cerámica, mezcla todos los ingredientes y reserva en refrigeración.

### *Frituras de zanahoria*
4 zanahorias peladas, cortadas en bastones
1 cucharada de aceite de coco
Sal de mar, al gusto

En un tazón, revuelve la zanahoria con el aceite de coco y la sal. Acomoda los bastones en una charola para hornear y cocínalos a 200° C entre 30 y 40 minutos, o hasta que se doren.

### *Pescado*
⅓ de taza de harina de coco
⅔ de taza de coco deshidratado
1 cucharadita de ajo en polvo
1 cucharadita de paprika
Sal de mar, al gusto
½ taza de leche de coco (véase la página 338)

3 filetes de pescado (mojarra o lenguado) limpios, cortados en
   lonjas grandes
½ cucharada de aceite de coco

En un plato, revuelve bien la harina de coco, el coco deshidratado, el ajo en polvo, la paprika y la sal, y reserva. Vierte la leche en un tazón y reserva.

Sumerge una lonja de pescado en la leche, escurre el exceso, ruédala por la mezcla de harina hasta cubrir bien y déjala aparte. Repite la misma operación con el resto del pescado.

Calienta el aceite de coco en una sartén y cocina las lonjas de pescado durante 3 minutos de cada lado, o hasta que se doren. Para servir, acompaña con las frituras de zanahoria y el aderezo.

Nota: Para preparar una versión vegetariana, puedes sustituir el pescado por rebanadas de berenjena. Puedes preparar tu propia salsa de tomate hirviendo en una olla 4 jitomates, ½ cebolla pequeña, 1 diente de ajo, sal de mar al gusto y ¼ de taza de agua hasta que la piel de los jitomates se desprenda. Retira la piel y licua todos los ingredientes. Devuelve la salsa a la olla y cocínala durante 8 minutos para reducirla.

## ◉ Pescado con flor de calabaza

Rinde 2 porciones

1 cucharadita de aceite de coco
2 filetes de pescado (mojarra o lenguado) limpios
Jugo de 2 limones
Sal de mar, al gusto

Calienta el aceite de coco en una sartén a fuego medio y fríe los filetes de pescado durante 5 minutos; voltéalos y fríelos 2 minutos más. Con ayuda de una pala de madera, rompe poco a poco los filetes para desmenuzarlos, agrega el jugo de limón y la sal, revuelve y déjalo sobre el fuego 2 minutos más.

### Flor de calabaza

1 cucharadita de aceite de coco
½ cebolla rebanada finamente
1 chile serrano, sin semillas, cortado en rajas
10 champiñones
Sal de mar, al gusto
1 manojo de flores de calabaza, sin polen ni tallos
Hojas de cilantro picadas, al gusto, para decorar

Calienta el aceite de coco en una sartén a fuego medio y transparenta la cebolla. Agrega el chile, fríelo durante 2 minutos y añade los champiñones y la sal. Cocínalos durante 4 minutos o hasta que estén cocidos, y agrega las flores de calabaza; déjalas cocinar 2 o 3 minutos, o hasta que se cuezan.

Para servir, acomoda la mezcla de flor de calabaza con el pescado cocido y decora con el cilantro.

## ◉ Tártara de atún

### Rinde 2-3 porciones

250 gramos de atún fresco, limpio, picado finamente
1½-2 cucharadas de salsa tamari, o aminoácidos de coco al gusto
Jugo de 2 limones
1 cucharada de aceite de ajonjolí
1 cucharada de miel de maple
1 centímetro de jengibre pelado, rallado
1 cebollín picado finamente
1 chile serrano, sin semillas, picado finamente

½ aguacate picado en cubos pequeños

½ pepino picado en cubos pequeños

1 zanahoria pelada, rallada

¼ de taza de col morada, picada finamente

4-5 ramas de cilantro picadas finamente, y 1 cucharada de cilantro picado, para decorar

1 cucharadita de ajonjolí tostado, para decorar

En un tazón grande de vidrio o de cerámica mezcla el atún, la salsa tamari, el jugo de limón, el aceite de ajonjolí y la miel de maple, y revuelve para marinar el atún. Incorpora el jengibre, el cebollín y el chile, y finalmente agrega el aguacate, el pepino, la zanahoria, la col morada y las ramas de cilantro picadas. Refrigera durante mínimo 2 horas. Para servir, decora con el ajonjolí y 1 cucharada de cilantro picado.

## |◉| Tazón de verduras con salmón

### Rinde 2 porciones

2 filetes de salmón limpios

1 cucharadita de ajo en polvo

½ cucharada de eneldo seco

Sal de mar, al gusto

10 espárragos

½ cucharada de aceite de coco

Sal de mar, al gusto

Pimienta negra, al gusto

Precalienta el horno a 200° C. Acomoda los filetes de salmón en un refractario, espolvorea encima el ajo en polvo, el eneldo y la sal. Acomoda aparte los espárragos en una charola para hornear, unta aceite de coco en cada uno y salpiméntalos. Hornea ambas preparaciones entre 30 y 40 minutos, o hasta que se doren un poco. Después corta los espárragos en trozos.

### Aderezo

Jugo de 2 limones

2 cucharadas de aceite de oliva extra virgen

Sal de mar, al gusto

Pimienta negra, al gusto

1 cucharada de vinagre balsámico

1 cucharadita de eneldo seco

1 cucharadita de comino molido

½ cucharadita de ajo en polvo

En un tazón pequeño de vidrio o de cerámica, mezcla todos los ingredientes hasta integrar por completo.

### Ensalada

2 betabeles cocidos, pelados, cortados en rodajas

1 manojo pequeño de espinacas baby

½ aguacate rebanado

2 rábanos cortados en rodajas delgadas

Revuelve todos los ingredientes. Para servir, coloca un filete de salmón sobre una cama de ensalada, agrega la mitad de los espárragos horneados por cada porción, y vierte aderezo encima.

## ◉ Pescado con plátano macho

### Rinde 2 porciones

2 filetes de pescado (mojarra, lenguado, robalo, huachinango) limpios

Sal de mar, al gusto

Pimienta negra, al gusto

Jugo de 1 limón

½ cucharadita de ajo en polvo

2 cucharadas de aceite de coco, o aceite de aguacate

1 plátano macho, cortado en rodajas

2 zanahorias peladas, cortadas en rodajas

Guacamole, para acompañar

En un refractario, marina el pescado con la sal, la pimienta, el jugo de limón y el ajo en polvo durante 1 hora.

Calienta 1 cucharada de aceite de coco en una sartén y fríe los filetes de pescado durante 3 o 4 minutos, o hasta que estén dorados; voltéalos y cocínalos 2 minutos más. Si lo prefieres, añade más jugo de limón.

Aparte, calienta 1 cucharada de aceite de coco en otra sartén y fríe la zanahoria y el plátano macho hasta que éstos se doren y la zanahoria se suavice. Para servir, acomoda un poco de pescado, plátano frito y zanahoria, y acompaña con el guacamole.

### Guacamole

½ aguacate machacado

Jugo de 1 limón

1 manojo pequeño de cilantro picado

½ cucharadita de orégano molido

¼ de cucharadita de ajo en polvo

Sal de mar, al gusto

En un tazón pequeño de vidrio o de cerámica, mezcla todos los ingredientes hasta integrar por completo.

# ◉| Salmón a las hierbas con calabacita empanizada

### Rinde 2 porciones

## *Calabacitas*

4 calabacitas pequeñas, o 2 grandes, cortadas
    en bastones
1 cucharada de aceite de aguacate, o aceite de coco
¼ de taza de coco deshidratado
2 cucharadas de harina de coco
½ cucharadita de ajo en polvo
½ cucharadita de hierbas finas
Sal de mar, al gusto

Precalienta el horno a 200° C. Revuelve la calabacita y el aceite de aguacate con las manos, asegurándote de que todos los bastones estén cubiertos de aceite. Aparte, en un tazón, mezcla el coco deshidratado, la harina de coco, el ajo en polvo, las hierbas finas y la sal, y pasa la calabacita por la mezcla. Acomoda los bastones en una charola para hornear forrada con papel encerado y hornéalos durante 1 hora y 15 minutos aproximadamente, hasta que estén dorados.

## *Salmón*

2 filetes de salmón limpios
2 cucharaditas de ghee
Sal de mar, al gusto
Pimienta negra, al gusto
1 cucharadita de hierbas finas
Jugo de ½ limón

En un refractario, acomoda los filetes de salmón, úntalos con el ghee y añade la sal, la pimienta y las hierbas finas. Vierte encima el jugo de limón para sellarlos y hornéalos durante 30 minutos. Sírvelos acompañados con calabacita empanizada.

# |◎| Albóndigas de pollo y pasta de calabacita

### Rinde 2-3 porciones

### Salsa
10 chiles anchos
1 rebanada de cebolla mediana
1 diente de ajo
2 jitomates
Agua, la necesaria
Sal de mar, al gusto

En una olla a fuego alto acomoda los chiles, la cebolla, el ajo y los jitomates, y vierte un poco de agua, sin que llegue a cubrir. Añade la sal y deja que hierva hasta que los chiles estén suaves.

Retira la olla del fuego, espera a que se enfríe y licua los ingredientes hasta obtener una consistencia de puré. Cuela la salsa directamente a la olla y caliéntala a fuego bajo entre 10 y 15 minutos.

### Albóndigas de pollo
500 gramos de pechuga de pollo molida, sin piel
½ cebolla picada finamente
½ taza de cilantro picado finamente
2 dientes de ajo picados finamente
Sal de mar, al gusto

Mezcla todos los ingredientes en un tazón, forma albóndigas con las manos y agrégalas a la salsa caliente. Tapa la olla y déjalas cocinar entre 10 y 15 minutos, moviendo ocasionalmente.

### Pasta de calabacita
2 calabacitas medianas
Sal de mar, al gusto
Hojas de cilantro picadas, al gusto, para decorar

Con ayuda de un pelador, ralla las calabacitas para formar espagueti. Calienta una sartén a fuego medio y cocina la calabacita rallada entre 7 y 10 minutos, o hasta que se suavice, moviendo constantemente para evitar que se pegue. Sazona con la sal.

Para servir, acomoda una cama de pasta en un plato, sirve 3 albóndigas con un poco de la salsa y decora con el cilantro.

**Nota:** Puedes sustituir la calabacita por zanahoria, betabel o camote.

## |◉| Pollo a la naranja

### Rinde 2 porciones

1 cucharada de miel de abeja

Jugo de 1 naranja pequeña

2-3 cucharadas de salsa de soya orgánica, o salsa tamari

¼ de cucharadita de chile de árbol, triturado, o pimienta de Cayena (opcional)

2 pechugas de pollo sin hueso, sin piel

1 taza de jitomates cherry, para acompañar

Arroz integral, para acompañar

En un tazón pequeño de vidrio o de cerámica, mezcla la miel de abeja, el jugo de naranja, la salsa de soya y el chile, y reserva. En un refractario acomoda las pechugas, vierte encima la mezcla y déjalas marinar durante 1 hora en refrigeración.

Precalienta el horno a 250° C. Cubre el refractario con papel aluminio y déjalo reposar entre 5 y 10 minutos antes de meterlo al horno. Hornéalo entre 20 y 25 minutos. Retira el papel, agrega los jitomates *cherry* y hornéalos 20 minutos más.

Para servir, acomoda una pechuga en un plato extendido, vierte encima un poco de caldo y acompaña con los jitomates *cherry* y el arroz.

*Arroz integral*

1 cucharada de aceite de coco

2 calabacitas ralladas

½ taza de arroz integral cocido

Sal de mar, al gusto

¼ de cucharadita de ajo en polvo

Calienta el aceite de coco en una olla a fuego medio y cocina en él la calabacita durante 5 minutos. Agrega el arroz integral, la sal y el ajo en polvo, revuelve bien y cocina 5 minutos más.

## |◉| Pollo en salsa cremosa con nopales

Rinde 2 porciones

Agua, la necesaria

1 jitomate, y 1 jitomate rebanado para acompañar

1 chile chipotle

1 chile guajillo

1 rebanada de cebolla

½ taza de nueces de la India, remojadas previamente

1 diente de ajo

Sal de mar, al gusto

1 pechuga de pollo sin piel, cocida, desmenuzada

2 nopales picados en cubos pequeños

Guacamole especial, para acompañar (véase la página 334)

En una olla a fuego medio, calienta el jitomate y los chiles con sufi-ciente agua para cubrirlos. Cuando suelte el hervor, baja la flama y cocina entre 3 y 5 minutos más. Espera a que se enfríe y desecha el agua de la cocción.

Licua el jitomate, los chiles, la cebolla, las nueces, el ajo y la sal. La mezcla debe quedar espesa pero, de ser necesario, agrega un poco de agua. Vierte la salsa en una sartén y cocínala durante 3 minutos, o hasta que se oscurezca. Incorpora el pollo y los nopales, y cocina 5 minutos más. Sirve acompañado con guacamole especial y rodajas de jitomate.

## |◉| Pollo en salsa BBQ

### Rinde 4 porciones

2 pechugas de pollo sin hueso, sin piel

Hojas de espinaca, al gusto, para acompañar

Precalienta el horno a 200° C. En un refractario, vierte la mitad de la salsa BBQ y acomoda encima las pechugas de pollo. Cúbrelas con el resto de la salsa y forra el refractario con papel aluminio. Hornéalas durante 40 minutos, retira el papel y hornéalas 15 minutos más. Sirve acompañado de las espinacas.

### Salsa BBQ

½ cucharada de aceite de aguacate, o aceite de coco

4 dientes de ajo picados

1 taza de cebolla picada finamente

¾ de taza de salsa de tomate

1 taza de agua, o consomé de verduras, o consomé de pollo

1 cucharada de salsa de soya orgánica

2 cucharadas de vinagre de manzana, o vinagre blanco

1 cucharada de mostaza orgánica

1 cucharadita de paprika

1 cucharadita de orégano seco

1 cucharadita de comino molido

1 cucharadita de chile chipotle en polvo

Sal de mar, al gusto

Calienta el aceite de aguacate en una olla a fuego medio y sofríe el ajo y la cebolla durante 3 minutos. Añade el resto de los ingredientes, baja la flama y cocina la salsa durante 20 minutos, o hasta que espese. Si quieres una consistencia más suave, espera a que se enfríe y licua la salsa.

**Nota:** Puedes preparar tu propia salsa de tomate hirviendo en una olla 4 jitomates, ½ cebolla pequeña, 1 diente de ajo, sal de mar al gusto y ¼ de taza de agua hasta que la piel de los jitomates se desprenda. Retira la piel y licua todos los ingredientes. Devuelve la salsa a la olla y cocínala durante 8 minutos para reducirla.

# GUARNICIONES Y BOTANAS

## |◉| Puré de coliflor

**Rinde 3 porciones**

3 tazas de floretes de coliflor cocidos
3 cucharadas de ghee derretido
¼ de taza de leche de avena (véase la página 338)
Sazonador vegetal libre de glutamato monosódico, al gusto
    (opcional)
⅔ de taza de coco deshidratado
1 cucharada de chía
Sal de mar, al gusto

Muele todos los ingredientes en un procesador de alimentos hasta obtener una consistencia tersa y homogénea. Sirve caliente.

## |◉| Puré de camote y zanahoria

**Rinde 4 porciones**

2 camotes medianos, pelados, cortados en rodajas
2 zanahorias grandes, peladas, cortadas en rodajas
Agua, la necesaria
Sal de mar, al gusto
1 cucharada de tomillo fresco, picado finamente
½ cucharadita de canela en polvo
2 cucharadas de aceite de coco derretido, o ghee
½ cucharadita de ajo en polvo

En una olla, acomoda el camote y la zanahoria, y cúbrelos con suficiente agua. Añade la sal y déjalo hervir a fuego medio durante 30 minutos, o hasta que el camote y la zanahoria estén suaves. (Puedes usar el agua de cocción como consomé de verduras.)

Muele en un procesador de alimentos la zanahoria, el camote, el tomillo, la canela, el ajo en polvo, el aceite de coco y la sal, hasta obtener la consistencia de un puré. Rectifica la sazón. Puedes servirlo tibio o caliente.

## |◉| Arroz chino de coliflor

### Rinde 2 porciones

½ cabeza de coliflor

½ cucharadita de aceite de coco

½ cebolla picada finamente

1 zanahoria grande, pelada, picada en cubos pequeños

½ taza de chícharos

2 huevos

3 cucharadas de salsa de soya orgánica, o salsa tamari, o aminoácidos de coco

1 cucharada de azúcar de palma de coco, o piloncillo, o azúcar mascabado

1 cucharada de cebollín picado, para decorar

Muele la coliflor en un procesador de alimentos hasta obtener una textura granulosa, y reserva. En una sartén a fuego medio, calienta el aceite de coco y transparenta la cebolla. Agrega la zanahoria y cocínala durante 2 minutos, o hasta que se suavice. Añade los chícharos y mueve las verduras hacia un lado de la sartén. Ahí mismo fríe los huevos estrellados y revuélvelos después con las verduras. Incorpora la salsa de soya, el azúcar y la coliflor, y déjala cocinar 2 minutos más. Para servir, decora con el cebollín.

## |◉| Guacamole especial

Rinde 2 porciones

1 aguacate machacado
½ jitomate picado finamente
2 hojas de lechuga picadas finamente
½ pepino picado finamente
1 cucharada de linaza
Jugo de 1 limón
Sal de mar, al gusto
Hojas de cilantro picadas, al gusto

En un tazón de vidrio o de cerámica mezcla todos los ingredientes hasta integrar por completo.

## |◉| Requesón de almendra

Rinde ¾ de taza aproximadamente

¾ de taza de bagazo o subproducto de leche de almendra
1 cucharada de vinagre de manzana
1 cucharada de aceite de oliva extra virgen
½ cucharadita de sal de mar
1 cucharada de cilantro picado finamente

Para esta receta necesitas el bagazo que queda después de preparar leche de almendra (véase la página 339).

Precalienta el horno a 200° C. Revuelve todos los ingredientes en un tazón y acomoda la mezcla en una charola para hornear. Cocina el requesón entre 15 y 20 minutos, o hasta que se sienta totalmente seco.

## |◉| Queso para nachos vegano

### Rinde 2 tazas aproximadamente

1 taza de papas cambray, peladas, cocidas, picadas

½ taza de zanahoria pelada, cocida, picada

½ taza de nueces de la India, remojadas previamente

1 cucharadita de cebolla en polvo

½ cucharada de ajo en polvo

1 cucharada de sal de mar

1 taza de agua

4 cucharadas de aceite de oliva extra virgen

5 cucharadas de levadura nutricional

Muele todos los ingredientes en un procesador de alimentos hasta obtener una mezcla homogénea.

## |◉| Mayonesa de almendras

### Rinde 1½ tazas aproximadamente

½ taza de almendras remojadas previamente

½ taza de agua

1 taza de aceite de oliva extra virgen

Jugo de ½-1 limón, al gusto

1 diente de ajo grande

1 cucharada de levadura nutricional (opcional)

1 cucharada de sal de mar

¼ de cucharadita de pimienta negra

Licua las almendras y el agua a velocidad media, y vierte la mitad del aceite de oliva poco a poco. Aumenta la velocidad y agrega el jugo de limón, el ajo, la levadura y el resto del aceite. Salpimienta.

## |◉| Tapas de pepino con sandía

### Rinde 2 porciones

2 rebanadas de sandía picadas en cubos pequeños
Jugo de ½ naranja
Jugo de 1 limón
1½ cucharadas de salsa de soya orgánica
1 chile serrano, sin semillas, picado finamente (opcional)
½ pepino cortado en rodajas
¼ de aguacate picado en cubos pequeños
3 tallos de cebollín, picados finamente

En un tazón de vidrio o de cerámica, marina la sandía con el jugo de naranja y el de limón, la salsa de soya y el chile durante mínimo 5 horas. Para servir, acomoda las rodajas de pepino en un plato y coloca una porción de sandía, aguacate y cebollín sobre cada una.

## |◉| Garbanzos picositos

### Rinde 1 taza aproximadamente

2 cucharadas de aceite de aguacate
1 cucharadita de comino molido
1 cucharadita de chile piquín, o al gusto
½ cucharadita de pimienta de Cayena
½ cucharadita de azúcar de palma de coco, o piloncillo, o miel
    de maple
¼ de cucharadita de sal de mar
1 taza de garbanzos cocidos, pelados

Precalienta el horno a 200° C. En un tazón, mezcla el aceite de aguacate, el comino, el chile, la pimienta, el azúcar y la sal. Vierte la mezcla sobre los garbanzos, revuelve bien y déjalos reposar durante unos minutos. Esparce los garbanzos sobre una charola para hornear y hornéalos durante 30 minutos, o hasta que estén crujientes. Déjalos enfriar durante 15 minutos antes de servir.

**Nota**: Absorbe el exceso de aceite con una servilleta después de hornearlos.

## |◉| Col rizada deshidratada

### Rinde 2 porciones

8-10 hojas de col rizada, sin tallos, cortadas
    en trozos pequeños
½ cucharadita de aceite de coco derretido, o aceite de oliva
    extra virgen
Sal de mar, al gusto

Precalienta el horno a 175° C. Revuelve la col rizada y el aceite de coco con tus manos para impregnarla bien. Acomoda los trozos en una charola para hornear, separándolos, y hornéalos durante 8 minutos. Gira la charola y hornéalos entre 4 y 6 minutos; si aún están suaves, déjalos 2 minutos más. Déjalos enfriar durante 3 minutos antes de servir y sazona con sal.

**Nota:** Recuerda lavar las hojas, como lo harías con cualquier ingrediente, pero cuida que no estén húmedas antes de preparar esta receta o no quedarán crujientes. No permitas que se quemen (se tornan cafés) porque sabrán amargas; debes estar pendiente del horno durante los últimos minutos. Si deseas preparar una versión picante, agrega pimienta de Cayena o paprika al gusto.

# BEBIDAS

### 🥛 Leche de avena

Rinde ¾ de litro aproximadamente

1 taza de hojuelas de avena
5 tazas de agua
Stevia, o miel de abeja, o dátiles, al gusto (opcional)

Remoja la avena en un tazón con 2 tazas de agua durante una noche. Cuela la avena con un colador fino y desecha el agua de remojo. Licua la avena con 3 tazas de agua y el endulzante de tu elección, hasta obtener una mezcla homogénea. Vacía la mezcla en una bolsa para leches vegetales o en una manta de cielo, y exprímela hasta sacar toda la leche. Consérvala en un frasco de vidrio tapado y consúmela antes de 3 días.

### 🥛 Leche de coco rápida

Rinde ¾ de litro aproximadamente

2½ cucharadas de crema de coco
3 tazas de agua
Miel de abeja, o dátiles, o stevia, al gusto (opcional)

Licua la crema de coco y el agua hasta obtener una mezcla homogénea. Agrega la miel de abeja si es el endulzante de tu elección, pero si prefieres dátiles o stevia, agrégalos a la licuadora junto con la crema de coco. Cuela la mezcla y consérvala en un frasco de vidrio tapado. Consúmela antes de 5 días. Agítala antes de beber, ya que se separa naturalmente por no contener aditivos.

## 🥛 Leche de almendra

### Rinde ¾ de litro aproximadamente

1 taza de almendras enteras (con o sin cáscara)
5 tazas de agua
Miel de abeja, o dátiles, o stevia, al gusto (opcional)

Remoja las almendras en un tazón con 2 tazas de agua entre 8 y 12 horas. Cuela las almendras, desecha el agua de remojo y lávalas muy bien. Lícualas con 3 tazas de agua hasta obtener una mezcla homogénea. Viértela en una bolsa para leches vegetales o en una manta de cielo, y exprímela hasta sacar toda la leche. Agrega la miel de abeja si es el endulzante de tu elección, pero si prefieres dátiles o stevia, agrégalos a la licuadora junto con las almendras. Cuela la leche y consérvala en un frasco de vidrio tapado. Consúmela antes de 3 o 4 días. Agítala antes de beber, ya que se separa naturalmente por no contener aditivos.

**Nota:** Puedes agregar extracto de vainilla o canela en polvo.

## 🥛 Leche de semillas de girasol

### Rinde ¾ de litro aproximadamente

1 taza de semillas de girasol
Agua, la necesaria, y 4 tazas de agua
¼ de cucharadita de canela en polvo
¼ de cucharadita de extracto de vainilla
Miel de abeja, o azúcar de palma de coco, o stevia, al gusto

Remoja las semillas una noche antes y desecha el agua. Licua las semillas, 4 tazas de agua, la canela, la vainilla y el endulzante de tu elección hasta lograr una mezcla homogénea. Cuela la mezcla y consérvala máximo 1 semana en refrigeración, en un recipiente de vidrio tapado.

## 🥤 Agua de melón

**Rinde 1 litro aproximadamente**

2 tazas de melón picado
5 hojas de menta, o hierbabuena
4 tazas de agua
1 cucharada de miel de abeja
Hielo, al gusto

Licua todos los ingredientes, cuela el agua y sirve con más hielos.

## 🥤 Agua de pepino, piña y menta

**Rinde 1 litro aproximadamente**

½ taza de piña picada
½ pepino
6 hojas de menta
1 cucharadita de miel de abeja (opcional)
Hielo, al gusto
5 tazas de agua

Licua todos los ingredientes, cuela el agua y sirve con más hielos.

## 🥤 Agua desintoxicante

**Rinde 1 litro aproximadamente**

3 rodajas de pepino
1 rodaja de naranja

Jugo de ½ limón

2 hojas de hierbabuena, o menta

1 litro de agua

Hielo, al gusto

En una jarra, muele el pepino, la naranja, el jugo de limón y la hierbabuena con un mortero. Agrega el agua y los hielos y sirve de inmediato.

## Refresco de mandarina saludable

### Rinde 1 litro aproximadamente

1 litro de agua mineral

1 taza de jugo de mandarina recién exprimido

Miel de abeja, o azúcar de palma de coco, o stevia, al gusto
   (opcional)

Hielo, al gusto

1 mandarina rebanada finamente, para decorar

Hojas de hierbabuena, para decorar

En una jarra, mezcla todos los ingredientes y sirve de inmediato.

**Nota:** Puedes usar otros cítricos, como limón, naranja o toronja. Si le quieres dar un toque picante, agrega un shot de jengibre.

## Infusión de menta

### Rinde 1 litro aproximadamente

1 litro de agua

½ taza de hojas de menta

Jugo de ½ limón (opcional)

Miel de abeja, o stevia, al gusto (opcional)

Hielo, al gusto

Hierve el agua y toma ¼ de taza de agua para machacar la menta en un tazón. Agrega las hojas molidas al resto del agua y déjala enfriar. Agrega después el jugo de limón, la miel de abeja y el hielo.

**Nota:** Puedes servirlo frío, como agua fresca, o caliente, como digestivo.

## 🥛 Frappé de cacao

### Rinde ½ litro aproximadamente

1½ cucharadas de cacao en polvo (mínimo 70% cacao)

2 cucharadas de miel de abeja

2 tazas de leche vegetal (véase la página 339)

Hielo, al gusto

Canela en polvo, o extracto de vainilla, al gusto (opcional)

Licua todos los ingredientes.

# POSTRES

## |◉| Panqués de plátano y nuez

### Rinde 10 piezas aproximadamente

2½ tazas de hojuelas de avena,
  o harina de avena
2 plátanos muy maduros
¼ de taza de puré de manzana orgánico
½ taza de azúcar de palma de coco, o miel de abeja, o miel de
  maple
2 huevos
1½ cucharaditas de extracto de vainilla
1 cucharadita de bicarbonato de sodio
1 cucharadita de polvo de hornear
½ taza de nueces picadas
Ghee, o aceite de coco, para engrasar

Precalienta el horno a 200° C. Licua la avena, los plátanos, el yogurt, el azúcar, los huevos, la vainilla, el bicarbonato y el polvo de hornear hasta conseguir una mezcla espesa y sin grumos. Integra las nueces picadas a la mezcla, sin licuar.

Engrasa el molde para panquecitos con ghee y vierte un poco de mezcla en cada uno, llenándolos a ¾ de su capacidad. Hornea entre 30 y 35 minutos, o hasta que estén listos. Inserta un palillo en cada uno; si sale limpio, la masa está cocida. Déjalos enfriar entre 5 y 10 minutos antes de desmoldarlos.

**Nota:** Puedes usar 3 plátanos muy maduros para sustituir el puré de manzana orgánico.

## |◎| Tapas dulces de requesón de almendra y miel

### Rinde 4 piezas

4 rebanadas de pan de grano entero
1 taza de requesón de almendra (véase la página 334)
½ taza de arándanos deshidratados, picados
½ taza de nueces de Castilla, picadas
1 cucharada de miel de abeja

Precalienta el horno a 170° C. Acomoda el pan en una charola para hornear y hornéalo entre 10 o 15 minutos para que se dore. Si tu horno es eléctrico, utiliza la función "tostar".

Mezcla el requesón, los arándanos, las nueces y la miel de abeja. Unta cada rebanada de pan con la mezcla y sirve.

**Nota:** Si gustas, puedes sustituir el requesón de almendra por queso de cabra.

## |◎| Tapas dulces de manzana

### Rinde 4 piezas

4 rebanadas de pan de grano entero
1 taza de requesón de almendra (véase la página 334)
1 cucharada de miel de abeja
1 cucharadita de canela en polvo
1 manzana rebanada finamente
¼ de taza de nueces de Castilla, picadas

Precalienta el horno a 170° C. Acomoda el pan en una charola para hornear y hornéalo entre 10 y 15 minutos para que se dore. Si tu horno es eléctrico, utiliza la función "tostar".

En un tazón pequeño de vidrio o de cerámica, mezcla el requesón, la miel de abeja y la canela. Unta cada rebanada de pan con la mezcla y añade rebanadas de manzana encima. Baña con un poco de miel y espolvorea nuez.

## |◉| Galletas de linaza con chocolate

### Rinde 10 piezas aproximadamente

1 taza de hojuelas de avena
1 taza de linaza
1 taza de amaranto inflado
¼ de taza de arándanos deshidratados
½ taza de chocolate amargo, picado (mínimo 70% cacao)
½ taza de almendras picadas
½ taza de crema de almendra
½ taza de miel de maple
¼ de cucharadita de sal de mar

Mezcla la avena, la linaza, el amaranto, los arándanos, el chocolate y las almendras y distribúyelos en un refractario mediano, forrado con papel encerado (asegúrate de que sobresalga el papel en las orillas).

En una olla a fuego bajo, calienta la crema de almendra, la miel de maple y la sal hasta obtener una consistencia suave y cremosa. Vierte la mezcla en el refractario, bañando uniformemente. (Asegúrate de que los ingredientes queden compactos; puedes humedecer tus manos y presionar un poco la mezcla.)

Refrigéralo durante 1 hora. Para desmoldar, toma las orillas del papel y sácalo del refractario. Corta las galletas sobre una superficie plana.

**Nota:** Puedes conservarlas en refrigeración hasta 10 días.

## |◉| Galletas con doble chocolate (sin gluten)

### Rinde 10 piezas aproximadamente

1 cucharada de linaza molida, en 3 cucharadas de agua tibia

1½ tazas de nueces

1 taza de dátiles picados

1 cucharadita de extracto de vainilla

2 cucharadas de cacao en polvo (mínimo 70% cacao)

½ cucharadita de bicarbonato de sodio

½ taza de chocolate amargo, picado (mínimo 70% cacao)

Precalienta el horno a 170° C. En un procesador de alimentos, muele las nueces hasta obtener harina, añade después los dátiles, la linaza, la vainilla, el cacao y el bicarbonato, y procesa hasta que todos los ingredientes estén incorporados. Debe quedar una masa ligeramente pegajosa. Finalmente, integra el chocolate picado, sin procesar.

Forma galletas con la masa y acomódalas en una charola para hornear forrada con papel encerado. Hornéalas entre 15 y 20 minutos, o hasta que las orillas estén doradas. Déjalas enfriar durante 15 minutos antes de servir.

**Nota:** Puedes conservarlas en refrigeración hasta 10 días.

## |◉| Barras de granola

### Rinde 12 piezas aproximadamente

1 taza de hojuelas de avena

1 taza de amaranto inflado

½ taza de arándanos deshidratados

½ taza de semillas de girasol

1 cucharada de chía

½ taza de nueces de la India

½ taza de miel de maple, o miel de abeja

⅔ de taza de crema de cacahuate, o crema de almendra, o
crema de nuez de la India

1 cucharadita de extracto de vainilla

1 cucharada de aceite de coco

¼ de cucharadita de sal de mar

En un refractario mediano, forrado con papel encerado (asegúrate de que el papel sobresalga en las orillas), revuelve la avena, el amaranto, los arándanos, las semillas de girasol, la chía y las nueces.

En una olla a fuego bajo calienta la miel de maple, la crema de cacahuate, la vainilla, el aceite de coco y la sal, y vierte la mezcla en el refractario, bañando uniformemente. (Asegúrate de que los ingredientes queden compactos; puedes humedecer tus manos y presionar un poco la mezcla.)

Refrigéralo durante 1 hora. Para desmoldar, toma las orillas del papel y sácalo del refractario. Corta las piezas sobre una superficie plana.

**Nota:** Puedes conservarlas en refrigeración hasta 10 días.

## |◎| Higos rellenos de queso de cabra

**Rinde 10 porciones**

10 higos

2 cucharadas de queso de cabra

2 cucharaditas de miel de abeja

2 cucharadas de nueces de Castilla, picadas

Precalienta el horno a 170° C. Corta los higos en cuartos, tratando de no cortar hasta abajo. Acomódalos en un refractario, rellénalos con ½ cucharadita de queso de cabra, vierte un poco de miel de abeja encima y espolvorea nuez sobre la miel. Hornéalos durante 15 minutos. Puedes servirlos calientes o dejarlos enfriar durante 10 minutos.

**Nota:** Para una versión sin lácteos, puedes sustituir el queso de cabra con requesón de almendra (véase la página 334).

## |◉| Trufas de dátil cubiertas de coco

### Rinde 4 porciones

3 cucharadas de coco deshidratado
2 cucharadas de aceite de coco derretido
1 taza de dátiles
2½ cucharadas de cacao en polvo (mínimo 70% cacao)

Sirve el coco en un plato y reserva. Muele el aceite de coco, los dátiles y el cacao en un procesador de alimentos hasta obtener una masa. Toma una porción y forma una bolita con las manos. Ruédala sobre el coco y acomódala en una charola o un plato extendido. Repite la operación con el resto de la masa. Refrigera las trufas durante 20 minutos y sirve.

**Notas:** Puedes conservarlas en refrigeración hasta 15 días, y máximo 2 meses en el congelador.

## |◉| *Fudge* de chocolate

### Rinde 12 piezas aproximadamente

½ taza de crema de almendra
2 cucharadas de crema de coco
2 cucharadas de cacao en polvo (mínimo 70% cacao)

2 cucharadas de miel de maple, o miel de abeja

¼ de cucharadita de sal de mar

Muele todos los ingredientes en un procesador de alimentos hasta obtener una mezcla espesa. Vierte la mezcla en un refractario pequeño, forrado con papel encerado (asegúrate de que el papel sobresalga en las orillas), y distribúyela bien con una espátula.

Congélalo entre 20 y 30 minutos. Para desmoldar, toma las orillas del papel y sácalo del refractario. Corta las piezas sobre una superficie plana.

**Nota:** Puedes conservarlo en refrigeración hasta 15 días, o congelarlo máximo 2 meses. Si está congelado, espera entre 10 y 15 minutos antes de servir.

## |◉| Crema de cacahuate con chía

Rinde 1 taza

1 taza de cacahuates

1 cucharadita de aceite de coco derretido

1-2 cucharadas de miel de abeja, o miel de maple,
   al gusto

2 cucharadas de chía

Rebanadas de manzana, para acompañar (opcional)

Pan de grano entero, para acompañar (opcional)

En una charola para hornear, hornea los cacahuates a 180° C durante 15 minutos, moviendo frecuentemente hasta que se tuesten un poco. Muélelos en un procesador de alimentos con el aceite de coco y la miel de abeja hasta que la mezcla adquiera una consistencia cremosa y homogénea. Agrega entonces la chía y procesa para incorporarla. Sirve la crema de cacahuate acompañada de manzana y pan.

# Agradecimientos

Agradezco de corazón a toda mi familia, porque siempre me ha apoyado y me ha enseñado mucho. A ti, mami, por nunca haberme dado opciones poco saludables para comer, sólo excepciones. Agradezco tu comida sencilla y que no te gustara la cocina porque gracias a eso aprendí a cocinar. Ahora entiendo que, además de tus conocimientos profesionales y un gran sentido común, tienes un autoconocimiento y una conciencia perfecta de tu cuerpo. Antes no lo comprendíamos en la familia, pero ahora no sólo lo entiendo, sino que me identifico perfectamente. Ya veo por qué no te gustaba usar el microondas, por qué decías que calentaba raro y la comida no sabía igual, o tu opinión sobre los edulcorantes artificiales que detectabas en un segundo porque no te agradaba el sabor sintético que permanece después de consumirlos. Entiendo por qué no usabas sazonadores, así como tu aberración a la sal de mesa porque te hacía retener líquidos. Agradezco también tu postura en contra de los medicamentos porque "siempre tienen efectos secundarios", y, en fin, el conocimiento que tienes sobre el impacto de todo en tu cuerpo. Mis hermanas y yo pensábamos que eran ideas tuyas, y ahora entiendo que no. Puedes sentir todo, hasta los cambios de temperatura en el ambiente —como debería ser para las personas en general— porque estás en perfecta armonía con tu cuerpo. Ante todo, te agradezco que siempre hayas respetado mis decisiones y mis locuras, siempre diciendo: "No estoy de acuerdo, pero te respeto"; así aprendí a asumir la total responsabilidad de mis actos y sus consecuencias. Te doy gracias finalmente por la fe absoluta que tengo en Dios, pues te la debo a ti. Eres increíble, mamá; te admiro, y agradezco profundamente ser tu hija. Es claro que te escogí antes de venir.

Gracias a mi papá, un excelente pediatra, que siempre ha considerado todo lo alternativo, la alimentación naturista, las energías y la meditación, porque tomé de él, entre muchas otras cosas positivas, el increíble hábito de ser una lectora asidua y de interesarme en todas las corrientes alternativas. Te quiero, papi. Gracias por todo.

Gracias a mis hermanas, de quienes siempre aprendo muchísimo. Gracias a Mona, la autora intelectual del nombre Hábitos®, y a mi hermana Faby, la mayor, por probar todo lo que hago y por creer en mis ideas.

Agradezco a mi cómplice en esta vida, Mauricio. Sin ti no hubiera podido lograr ningún cambio. Tu apoyo incondicional para soportar mis locuras y vivirlas conmigo hicieron posible todo lo que Hábitos® y La Casa del Jugo® son. Gracias también por nuestros hijos, lo más increíble que me ha pasado en la vida y los detonadores de cada cambio y crecimiento que pueda tener.

Gracias a Wendolín Perla y Laura Paz, por su paciencia y apoyo para armar este libro y hacerlo digerible para todos los lectores, así como a Penguin Random House por la oportunidad de alcanzar a muchas personas con este mensaje de buena salud.

Finalmente, y por sobre todas las cosas, agradezco enormemente a Dios por esta vida, por mis compañeros en este viaje y por guiarme y estar conmigo siempre. Le doy gracias por todas las oportunidades y pistas que me ha dado para poder hacer lo que me gusta y lo que debo, aquí y ahora. Me siento plena, realizada y feliz.

# Notas

## Primera parte

### Capítulo 1

[1] Manuel Espino Bucio, "Para el 2020 el 90 por ciento seremos obesos", Promoción de la Salud, 6 de septiembre de 2010. Consultado en <http://www.promocion.salud.gob.mx/cdn/?p=1124>.

[2] CNN México, "Los casos de cáncer de mama en el mundo aumentan un 20% desde 2008", 12 de diciembre de 2013. Consultado en <http://mexico.cnn.com/salud/2013/12/12/los-casos-de-cancer-de-mama-en-el-mundo-aumentan-un-20-desde-2008>.

[3] Organización Mundial de la Salud, "Dieta, nutrición y prevención de enfermedades crónicas. Informe de una consulta mixta de expertos OMS/FAO", informe técnico 916, Ginebra, 2003, p. 16. Consultado en <http://www.who.int/nutrition/publications/obesity/WHO_TRS_916_spa.pdf>.

[4] Organización Mundial de la Salud, "10 datos sobre la diabetes", noviembre de 2014. Consultado en <http://www.who.int/features/factfiles/diabetes/es/>.

[5] World Public Health Nutrition Association, "Mexican Diabetes Devastation. It Is Essential to Tax Soda", World Nutrition, vol. 6, núm. 3, marzo de 2015, pp. 137-139. Consultado en <http://wphna.org/wp-content/uploads/2015/03/WN-2015-06-03-137-139-Update-Mexico-diabetes-soda-tax.pdf>.

[6] Agencias ABC.es, "Entre el 15 y el 20% de la población sufre o sufrirá enfermedad autoinmune", 26 de febrero de 2011. Consultado en <http://agencias.abc.es/agencias/noticia.asp?noticia=706364>.

[7] Azteca Noticias, "2.6 millones de casos de infertilidad en México", 3 de junio de 2014. Consultado en <http://www.aztecanoticias.com.mx/notas/salud/192899/26-millones-de-casos-de-infertilidad-en-mexico>.

[8] Richard Dobbs et al., "Overcoming Obesity: An Initial Economic Analysis. Executive Summary. Discussion Paper", McKinsey Global Institute,

noviembre de 2014, p. 1. Consultado en <http://www.mckinsey.com/~/media/McKinsey/Business%20Functions/Economic%20Studies%20TEMP/Our%20Insights/How%20the%20world%20could%20better%20fight%20obesity/MGI_Overcoming_obesity_Executive_summary.ashx>.

9 Instituto Mexicano para la Competitividad, "Kilos de más, pesos de menos: los costos de la obesidad en México". Consultado en <http://imco.org.mx/banner_es/kilos-de-mas-pesos-de-menos-obesidad-en-mexico/>.

10 Alianza por la Salud Alimentaria, "Lanzamos campaña '¿Hoy qué comieron tus hijos?' que cuestiona a sociedad y gobierno el consumo de comida chatarra de niñas y niños", 18 de febrero de 2015. Consultado en <http://alianzasalud.org.mx/2015/02/lanzamos-campana-hoy-que-comieron-tus-hijos-que-cuestiona-sociedad-y-gobierno-el-consumo-de-comida-chatarra-de-ninas-y-ninos/>.

11 Alejandro Junger, *Intestino sano, vida sana*, México, Santillana, 2014, p. 11.

12 Joshua Rosenthal, *Nutrición integrativa. Alimenta tu salud y felicidad*, Nueva York, Greenleaf Book Group, 2011, pp. 27-28.

13 *Ibid.*, p. 45.

14 *Ibid.*, pp. 27-28.

15 Superalimentos, "Maca andina". Consultado en <http://www.superalimentos.es/maca-andina/>.

16 Marion Nestlé, "La política alimentaria. La responsabilidad de la industria en la epidemia de obesidad", conferencia de prensa, 9 de octubre de 2014, México. 57 minutos. Consultado en <https://www.youtube.com/watch?v=p52gfZBaHkc>.

17 LabelGMOs.org, "What are we eating?" Consultado en <http://www.labelgmos.org/the_science_genetically_modified_foods_gmo>.

18 Joel Fuhrman, "Slow Metabolism Linked to Longevity", Smart Nutrition, Superior Health, consultado en <https://www.drfuhrman.com/library/metabolism_longevity.aspx>. Joel Fuhrman, "Metabolic Rate: The Slower the Better", Disease Proof, 21 de septiembre de 2010, consultado en <http://www.diseaseproof.com/archives/weight-loss-metabolic-rate-the-slower-the-better.html>. J. R. Speakman, C. Selman, J. S. McLaren y E. J. Harper, "Living Fast, Dying When? The Link between Aging and Energetics", *Journal of Nutrition*, vol. 132, núm. 6, supl. 2, junio de 2002, pp. 1583S-1597S, consultado en <http://www.ncbi.nlm.nih.gov/pubmed/12042467>. L. Fontana, "The Scientific Basis of Caloric Restriction Leading to Longer Life", *Current Opinion in Gastroenterology*, vol. 25, núm. 2, marzo de 2009, pp. 144-150, consultado en <http://www.ncbi.nlm.nih.gov/pubmed/19262201>.

19 Peter J. Rogers, Jo-Anne Carlyle, Andrew J. Hill y John E. Blundell, "Uncoupling Sweet Taste and Calories: Comparison of the Effects of Glucose and Three Intense Sweeteners on Hunger and Food Intake", *Physiology &*

*Behavior*, vol. 43, núm. 5, 1988, pp. 547-552. M. G. Tordoff y A. M. Alleva, "Oral Stimulation with Aspartame Increases Hunger", *Physiology & Behavior*, vol. 47, núm. 3, marzo de 1990, pp. 555-559, consultado en <http://www.ncbi.nlm.nih.gov/pubmed/2359769>.

20 Sharon Fowler, "New Analysis Suggests 'Diet Soda Paradox': Less Sugar, More Weight", UT Health Science Center, vol. XXXVIII, núm. 24, 14 de junio de 2005, consultado en <http://uthscsa.edu/new-analysis-suggests-diet-soda-paradox-less-sugar-more-weight/>. Drugs.com, "Could Artificial Sweeteners Cause Weight Gain?", 10 de julio de 2013, consultado en <http://www.drugs.com/news/could-artificial-sweeteners-cause-weight-gain-45858.html>. Daniel J. DeNoon, "Drink More Diet Soda, Gain More Weight?", Diet & Weight Management, 13 de junio de 2005, consultado en <http://www.webmd.com/diet/20050613/drink-more-diet-soda-gain-more-weight>.

21 Caitlin Kirkwood, "Tricking Taste Buds but Not the Brain: Artificial Sweeteners Change Brain's Pleasure Response to Sweet", *Scientific American*, 5 de septiembre de 2013, consultado en <http://blogs.scientificame rican.com/mind-guest-blog/tricking-taste-buds-but-not-the-brain-artifi cial-sweeteners-changes-braine28099s-pleasure-response-to-sweet/>. Yu Qing Low, Kathleen Lacy y Russell Keast, "The Role of Sweet Taste in Satiation and Satiety", *Nutrients*, vol. 6, núm. 9, 2 de septiembre de 2014, pp. 3431-3450, consultado en <http://www.ncbi.nlm.nih.gov/pmc/articles/PMC417 9169/>.

22 El Poder del Consumidor, "Impera caos y contradicción en los criterios del gobierno para combatir la obesidad", 14 de mayo de 2014. Consultado en <http://elpoderdelconsumidor.org/saludnutricional/impera-caos-y-con tradiccion-en-el-combate-gubernamental-la-obesidad/>.

23 M. B. Abou-Donia, E. M. El-Masry, A. A. Abdel-Rahman, R. E. McLendon y S. S. Schiffman, "Splenda Alters Gut Microflora and Increases Intestinal p-Glycoprotein and Cytochrome p-450 in Male Rats", *Journal of Toxicology and Environmental Health, Part A*, vol. 71, núm. 21, 2008, pp. 1415-1429, consultado en <http://www.ncbi.nlm.nih.gov/pubmed?orig_db=Pu bMed&cmd=Search&TransSchema=title&term=Journal+of+toxicology+ and+environmental+health.+Part+A%5BJour%5D+AND+2008%5Bpdat% 5D+AND+splenda>.

24 Jacob Sullum, "Research Shows Cocaine and Heroin Are Less Addictive than Oreos", *Forbes*, 16 de octubre de 2013. Consultado en <http://www. forbes.com/sites/jacobsullum/2013/10/16/research-shows-cocaine-and-heroin-are-less-addictive-than-oreos/>.

25 Tamlin S. Conner, Kate L. Brookie, Aimee C. Richardson y María A. Polak, "On Carrots and Curiosity: Eating Fruit and Vegetables Is Associated with Greater Flourishing in Daily Life", *British Journal of Health Psychology*,

vol. 20, núm. 2, 30 de julio de 2014, pp. 413-427. Consultado en <http://onlinelibrary.wiley.com/doi/10.1111/bjhp.12113/abstract>.

[26] Chris Brooker (ed.), *Diccionario médico*, México, Manual Moderno, 2010, p. 252.

[27] Kimberly Snyder, *The Beauty Detox Solution*, Estados Unidos, Harlequin, 2011, p. 29.

[28] *Ibid.*, pp. 15 y 18. Kris Carr, *Crazy Sexy Diet: Eat your Veggies, Ignite your Spark, and Live Like You Mean It!*, Nueva York, Crown Publishing Group, 2011, pp. 25-27.

## Segunda parte

### Capítulo 3

[1] Nuño Domínguez, "La OMS declara cancerígena la carne procesada", *El País*, 28 de octubre de 2015, consultado en <http://elpais.com/elpais/2015/10/26/ciencia/1445860172_826634.html>. Organización Mundial de la Salud, "El Centro Internacional de Investigaciones sobre el Cáncer evalúa el consumo de la carne roja y de la carne procesada", 26 de octubre de 2015, Lyon, consultado en <http://www.who.int/mediacentre/news/releases/2015/cancer-red-meat/es/>.

[2] Michael Moss, "The Extraordinary Science of Addictive Junk Food", *The New York Times Magazine*, 20 de febrero de 2013. Consultado en <http://www.nytimes.com/2013/02/24/magazine/the-extraordinary-science-of-junk-food.html?_r=0>.

[3] Alianza por la Salud Alimentaria, "Bebidas azucaradas y alimentos chatarra aumentan tasa de obesidad en México y América Latina, revela estudio de OPS/OMS", 2 de septiembre de 2015. Consultado en <http://alianzasalud.org.mx/2015/09/bebidas-azucaradas-y-alimentos-chatarra-aumentan-tasa-de-obesidad-en-mexico-y-america-latina-revela-estudio-de-opsoms/#sthash.Oc7ILMLF.dpuf>.

[4] El Poder del Consumidor, "Encabeza México muertes atribuibles al consumo de bebidas azucaradas en el mundo", 11 de noviembre de 2014, consultado en <http://elpoderdelconsumidor.org/saludnutricional/encabeza-mexico-muertes-atribuibles-al-consumo-de-bebidas-azucaradas-en-el-mundo/>. Ruth Rodríguez, "Provoca 4 mil muertes consumo de refresco en México", *El Universal*, 11 de noviembre de 2014, consultado en <archivo.eluniversal.com.mx/sociedad/2014/provoca-4-mil-muertes-consumo-de-refresco-en-mexico-1053397.html>.

[5] Alianza por la Salud Alimentaria, "Bebidas azucaradas y alimentos chatarra aumentan tasa de obesidad en México y América Latina, revela estudio

de OPS/OMS", *loc. cit.* Organización Panamericana de la Salud/Organización Mundial de la Salud, "Alimentos y bebidas ultraprocesados en América Latina: tendencias, efecto sobre la obesidad e implicaciones para las políticas públicas", Washington, D. C., OPS, 2015, consultado en <http://alianzasalud.org.mx/wp-content/uploads/2015/09/investigacion-paho-septiembre-2015.pdf>.

6  Rachel K. Johnson *et al.*, "American Heart Association, Dietary Sugars Intake and Cardiovascular Health. A Scientific Statement from the American Heart Association", *Circulation*, 15 de septiembre de 2009, pp. 1011-1020. Consultado en <http://circ.ahajournals.org/content/120/11/1011.full.pdf+html>.

7  Alianza por la Salud Alimentaria, "¿Sabes cuánta azúcar tiene tu bebida favorita?", 10 de octubre de 2013. Consultado en <http://alianzasalud.org.mx/2013/10/sabes-cuanta-azucar-tiene-tu-bebida-favorita/>.

8  Hilary Parker, "A Sweet Problem: Princeton Researchers Find That High-Fructose Corn Syrup Prompts Considerably More Weight Gain", Princeton University, News at Princeton, 22 de marzo de 2010, consultado en <http://www.princeton.edu/main/news/archive/S26/91/22K07/>. Curt Ellis e Ian Cheney, *King Corn* [video], 2010, 1:30:16 horas, consultado en <https://www.youtube.com/watch?v=GY3wBsncI2c>.

9  E. J. Parks, L. E. Skokan, M. T. Timlin y C. S. Dingfelder, "Dietary Sugars Stimulate Fatty Acid Synthesis in Adults", *The Journal of Nutrition*, vol. 138, núm. 6, junio de 2008, pp. 1039-1046, consultado en <http://www.ncbi.nlm.nih.gov/pubmed/18492831>. Kimber L. Stanhope *et al.*, "Consumption of Fructose and High Fructose Corn Syrup Increase Postprandial Triglycerides, LDL-Cholesterol, and Apolipoprotein-B in Young Men and Women", *Journal of Clinical Endocrinology & Metabolism*, vol. 96, núm. 10, octubre de 2010, consultado en <http://www.ncbi.nlm.nih.gov/pmc/articles/PMC3200248/>.

10  Nancy Appleton, *Lick the Sugar Habit*, California, Avery, 1996, 272 pp. S. Menghini y E. Della Corte, "Fructose Contributes To the Elevation of Uric Acid Levels", GreenMedInfo, 1° de diciembre de 1987, consultado en <http://www.greenmedinfo.com/article/fructose-contributes-elevation-uric- acid-levels>.

11  Jonny Bowden, "Debunking the Blue Agave Myth", *Huffpost Healthy Living*, 17 de noviembre de 2011. Consultado en <http://www.huffingtonpost.com/dr-jonny-bowden/debunking-the-blue-agave_b_450144.html>.

12  Richard J. Johnson, *The Sugar Fix: The High Fructose Fallout That Is Making You Fat and Sick*, Estados Unidos, Rodale, 2009, p. 45.

13  Joseph Mercola, "El grupo de protección al consumidor aplaude la prohibición de las grasas trans de la FDA, pero socava el movimiento para el etiquetado de los transgénicos", 1° de julio de 2015. Consultado en

<http://articulos.mercola.com/sitios/articulos/archivo/2015/07/01/prohi
bicion-de-las-grasas-trans.aspx#_edn6_Julio1, _2015>.

[14] Sally Fallon y Mary G. Enig, "Why Butter Is Better", The Weston A. Price
Foundation for Wise Traditions in Food, Farming and the Healing Arts,
1° de enero de 2000. Consultado en <http://www.westonaprice.org/
Know-your-fats/why-butter-is-better/>.

[15] "Fat in Margarine Is Tied to Heart Problems", The New York Times, 16 de
mayo de 1994. Consultado en <http://www.nytimes.com/1994/05/16/us/
fat-in-margarine-is-tied-to-heart-problems.html>.

[16] Greenpeace, "Guía roja y verde de alimentos transgénicos", 23 de octubre
de 2013. Consultado en <http://www.greenpeace.org/espana/Global/espa
na/report/transgenicos/23_10_2013_guia_roja_verde.pdf>.

[17] American Academy of Environmental Medicine, "The American Academy of Environmental Medicine Calls for Immediate Moratorium on Ge-
netically Modified Foods", 19 de mayo de 2009. Consultado en <https://
www.aaemonline.org/gmo-pressrelease.php>.

[18] Food Babe, "The Shocking Difference between Organic & Non-GMO La-
bels: It's Huge!". Consultado en <http://foodbabe.com/2015/02/26/diffe
rence-between-organic-non-gmo-labels/>.

[19] Michael Pollan, Saber comer. 64 reglas básicas para aprender a comer bien,
México, Debate, 2012, p. 135.

[20] El Poder del Consumidor, "Radiografías". Consultado en <http://elpoder
delconsumidor.org/radiografias/>.

[21] Andrea Donsky, "Worst Ingredients in Food", Naturally Savvy, 1° de junio
de 2013. Consultado en <http://naturallysavvy.com/eat/worst-ingredients-
in-food>.

[22] Russell Blaylock, Excitotoxins: The Taste That Kills [video], 10 de julio de
2011. 1:06:41 horas. Consultado en <https://www.youtube.com/watch?v=
tTSvlGniHok>.

[23] Michelle Meadows, "MSG: A Common Flavor Enhancer", FDA Consumer
Magazine, enero-febrero de 2003. Consultado en <http://www.aahidaho.
com/Article_FDA_MSG.pdf>.

[24] Joseph Mercola, "Los 7 peores ingredientes en los alimentos", 20 de octubre de 2014. Consultado en <http://articulos.mercola.com/sitios/articulos/
archivo/2014/08/20/los-peores-ingredientes-en-los-alimentos.aspx?e_
cid=20140820_ESPANL_art_1&utm_source=espanl&utm_medium=
email&utm_content=art1&utm_campaign=20140820&et_cid=DM542
86&et_rid=628377064>.

[25] William Lijinsky y Samuel S. Epstein, "Nitrosamines as Environmental
Carcinogens", Nature, vol. 225, núms. 21-23, 3 de enero de 1970, consultado en <http://www.nature.com/nature/journal/v225/n5227/abs/225
021a0.html>. R. G. Cassens, Nitrite Cured Meat: A Food Safety Issue in Pers-
pective, Connecticut, Food and Nutrition Press, 1990, p. 598.

26  B. Bateman *et al.*, "The Effects of a Double Blind, Placebo Controlled, Artificial Food Colourings and Benzoate Preservative Challenge on Hyperactivity in a General Population Sample of Preschool Children", *Arch Dis Child*, vol. 89, 2004, pp. 506-511. Consultado en <http://www.cspi net.org/new/pdf/bateman.pdf>.

27  Center for Science in the Public Interest, "FDA Urged to Prohibit Carcinogenic 'Caramel Coloring' ", 16 de febrero de 2011. Consultado en <http://www.cspinet.org/new/201102161.html>.

28  U. S. Food and Drug Administration (FDA), "Color Additives and Cosmetics", 29 de abril de 2007. Consultado en <http://www.fda.gov/ForIndus try/ColorAdditives/ColorAdditivesinSpecificProducts/InCosmetics/ucm 110032.htm>.

29  Cornucopia Institute, *Carrageenan. How a "Natural" Food Additive Is Making Us Sick*, marzo de 2013, p. 11. Consultado en <http://www.cornucopia.org/wp-content/uploads/2013/02/Carrageenan-Report1.pdf>.

30  M. B. Abou-Donia, E. M. El-Masry, A. A. Abdel-Rahman, R. E. McLendon y S. S. Schiffman, *loc. cit.*

31  "Norma Oficial Mexicana NOM-051-SCFI/SSA1-2010, Especificaciones generales de etiquetado para alimentos y bebidas no alcohólicas preenvasados. Información comercial y sanitaria", 5 de abril de 2010. Consultado en <http://www.aduanas-mexico.com.mx/claa/ctar/normas/nm051bsc.htm>.

32  El Poder del Consumidor, "Advierten expertos riesgo de nuevo etiquetado en carta abierta a Peña Nieto", 21 de abril de 2014, consultado en <http://elpoderdelconsumidor.org/saludnutricional/expertos-internacio nales-adviertan-riesgo-de-nuevo-etiquetado-en-carta-abierta-pena-nieto/ #sthash.l79YtP8q.dpuf>. Gobierno de la República, "Estrategia nacional para la prevención y el control del sobrepeso, la obesidad y la diabetes", México, 2013, consultado en <promocion.salud.gob.mx/dgps/descargas1/ estrategia/Estrategia_con_portada.pdf>.

33  Gillian McKeith, *Slim for Life. The Ultimate Health and Detox Plan*, Estados Unidos, Plume, 2007, p. 20.

34  El Poder del Consumidor, "Radiografía de… Lipton Ice Tea (600 ml., 2½ vasos aprox.)", 28 de octubre de 2014. Consultado en <http://elpoderdel consumidor.org/analisisdeproductos/radiografia-de-lipton-iced-tea-600-ml-2%C2%BD-vasos-aprox/>.

Capítulo 4

1  Bárbara Hendel y Peter Ferreira, *Water and Salt. The Essence of Life: The Healing Power of Nature*, citado en Kris Carr, *op. cit.*, p. 30.

2  Carlos Fidel Amábile Cuevas (ed.), *Agua: salud y bienestar*, México, 2014, p. 21. Consultado en <http://www.h4hinitiative.com/sites/default/files/ basicpage/file/libro_bonafont_final_2014.pdf>.

³ *Idem.*

⁴ The Environmental Working Group, "Frequently Asked Questions about Produce and Pesticides", 2015, consultado en <http://www.ewg.org/food news/faq.php>. Mary V. Gold (comp.), "What is Organic Production?", Alternative Farming Systems Information Center, mayo de 2015, consultado en <http://www.afsic.nal.usda.gov/organic-production>.

⁵ The Environmental Working Group, "Dirty Dozen. Shopper's Guide to Pesticides in Produce", 2015. Consultado en <http://www.ewg.org/food-news/guide.php?key=40432142>.

⁶ David Wolfe, *Eating for Beauty*, Berkeley, North Atlantic Books, 2009, p. 26.

⁷ Kris Carr, *loc. cit.*

⁸ Organización Mundial de la Salud, "Fomento del consumo mundial de frutas y verduras". Consultado en <http://www.who.int/dietphysicalactivi ty/fruit/es/>.

⁹ Kris Carr, *op. cit.*, pp. 50-51.

¹⁰ Alejandro Junger, *Intestino sano, vida sana, op. cit.* pp. 72-73.

¹¹ Gerson Institute, "The Gerson Therapy", 16 de septiembre de 2011. Consultado en <http://gerson.org/gerpress/the-gerson-therapy>.

¹² Robert H. Lustig, *Sugar: The Bitter Truth* [video], University of California Television, julio de 2009, 1:29:36 horas, consultado en <https://www. youtu be.com/watch?v=dBnniua6-oM>. Robert H. Lustig, "The Fructose Epidemic", *The Bariatrician*, vol. 24, núm. 1, 2009, p. 10.

¹³ Joseph Mercola, "Beneficios de la remolacha o betabel", 3 de mayo de 2014. Consultado en <http://articulos.mercola.com/sitios/articulos/archi vo/2014/05/03/beneficios-de-la-remolacha-o-betabel.aspx>.

¹⁴ Arthritis Foundation, "Los beneficios del chile picante", consultado en <http://espanol.arthritis.org/espanol/ejercicio/dieta-nutricion/chile-pi cante/>. George Mateljan Foundation, The World's Healthiest Foods, "Chili Pepper, Dried", consultado en <http://www.whfoods.com/genpage. php?tname=foodspice&dbid=29>.

¹⁵ Stanley Davidson, R. Passmore y M. A. Eastwood, *Human Nutrition and Dietetics*, Filadelfia, Churchill Livingston, 1986. Gabriel Cousens, *Conscious Eating*, Berkeley, North Atlantic Books, 2000, p. 474.

¹⁶ Chris Brooker (ed.), *op. cit.*, p. 360.

¹⁷ V. M. Balasubramaniam, Daniel Farkas y Evan J. Turek, "Preserving Food through High Pressure Processing", *Food Technology*, noviembre de 2008, pp. 32-38.

¹⁸ Huertas Urbanas, "Camu camu: ¿la fruta más sana del mundo?", 10 de agosto. Consultado en <http://www.huertasurbanas.com/2012/08/10/camu-camu-la-fruta-mas-sana-del-mundo/>.

¹⁹ Terri Coles, "Camu Camu Benefits: 11 Things You Need to Know about the Fruit", *The Hufftington Post*, 25 de julio de 2013. Consultado en

<http://www.huffingtonpost.ca/2013/07/25/camu-camu-benefits-_n_3644392.html>.

[20] Conrado S. Dayrit, "Coconut Oil: Atherogenic or Not? (What Therefore Causes Atherosclerosis?)", *Philippine Journal of Cardiology*, vol. 31, núm. 3, julio-septiembre de 2003, pp. 97-104. Consultado en <http://www.coconutresearchcenter.org/wp-content/uploads/2015/11/article-032305.pdf>.

[21] EcuRed, "Agua de coco". Consultado en <http://www.ecured.cu/Agua_de_Coco>.

[22] B. Chavalittamrong, P. Pidatcha y U. Thavisri, "Electrolytes, Sugar, Calories, Osmolarity and pH of Beverages and Coconut Water", *Southeast Asian Journal of Tropical Medicine and Public Health*, vol. 13, núm. 3, septiembre de 1982, pp. 427-432, consultado en <http://www.ncbi.nlm.nih.gov/pubmed/7163850>. Jean W. H. Yong, Liya Ge, Yan Fei Ng y Swee Ngin Tan, "The Chemical Composition and Biological Properties of Coconut (*Cocos nucifera* L.) Water", *Molecules, vol. 14,* 2009, pp. 5144-5164.

[23] S. Sircar y U. Kansra, "Choice of Cooking Oils: Myths and Realities", *Journal of the Indian Medical Association*, vol. 96, núm. 10, octubre de 1998, pp. 304-307. Consultado en <http://www.ncbi.nlm.nih.gov/pubmed/10063298?dopt=Abstract>.

[24] John Douillard, *Colorado Cleanse: 2 Week Detox and Digestion Boot Camp*, Colorado, LifeSpa, 2011, pp. 94-95.

[25] C. S. Bates, *The Goodness of Ghee: The Ultimate Guide to Using Ghee in the Kitchen and Beyond*, California, Golden Karat, 2012.

[26] David Perlmutter y Kristin Loberg, *Cerebro de pan*, México, Grijalbo, 2015, pp. 54-55.

[27] Joseph Mercola, "El mito sobre el colesterol que está dañando su salud", 10 de agosto de 2010. Consultado en <http://espanol.mercola.com/boletin-de-salud/entendiendo-los-numeros-del-colesterol.aspx>. Gillian McKeith, *Food Bible. How to Use Food to Cure What Ails You*, Estados Unidos, Plume, 2009, p. 297.

[28] Joseph Mercola, "¿Tiene problemas con la tiroides? Entonces deje de consumir este alimento 'saludable'", 13 de octubre de 2010. Consultado en <http://espanol.mercola.com/boletin-de-salud/tiene-problemas-con-la-tiroides-entonces-deje-de-consumir-este-alimento-saludable.aspx>.

[29] Jill Nienhiser, "Studies Showing Adverse Effects of Isoflavones, 1950-2013", The Weston A. Price Foundation for Wise Traditions in Food, Farming and the Healing Arts, 26 de agosto de 2003, consultado en <http://www.westonaprice.org/health-topics/studies-showing-adverse-effects-of-isoflavones-1950-2010/>. The Weston A. Price Foundation for Wise Traditions in Food, Farming and the Healing Arts, "Soy Alert!", consultado en <http://www.westonaprice.org/soy-alert/>. Joseph Mercola,

"¿Tiene problemas con la tiroides? Entonces deje de consumir este alimento 'saludable' ", *loc. cit.*

30 Dean Ornish, "The Myth of High Protein Diets", *The New York Times*, 23 de marzo de 2015, consultado en <http://www.nytimes.com/2015/03/23/opinion/the-myth-of-high-protein-diets.html?>. S. A. Bilsborough y T. C. Crowe, "Low Carbohydrate Diets: What Are the Potential Short and Long Term Health Implications?", *Asia Pacific Journal of Clinical Nutrition*, vol. 12, 2003, pp. 396-404. C. Paul Bianchi y Russell Hilf, "Protein Metabolism and Biological Function", Nueva Jersey, Rutgers University Press, 1970.

31 Gillian McKeith, *Food Bible. How to Use Food to Cure What Ails You*, *op. cit.* p. 58.

32 Kimberly Snyder, *The Beauty Detox Foods: Discover the Top 50 Beauty Foods That Will Transform your Body and Reveal a More Beautiful You*, Estados Unidos, Harlequin, 2013, pp. 15-16. Joel Fuhrman, *Eat Right America*, citado en Kris Carr, *op. cit.*, p. 68.

33 Juan Ponce Salazar, "El estatus alimentario en el consumo de proteína animal, en el contexto de la crisis mundial de alimentos", *Rumbo rural*, año 4, núm. 10, p. 15.

34 Marco Borges, *La revolución de los 22 días*. México, Grijalbo, 2016, pp. 96-97.

35 Chris Brooker (ed.), *op. cit.*, p. 398.

36 Andrea Céspedes, "Are Hemp Seeds a Good Source of Protein?", Livestrong.com, 13 de octubre de 2015, consultado en <http://www.livestrong.com/article/486854-are-hemp-seeds-a-good-source-of-protein/>. Joseph Mercola, "Ignored Since the 1950's: Is Spirulina Now a 'Miracle' High-Protein Super Food?", 1° de julio de 2011, consultado en <http://articles.mercola.com/sites/articles/archive/2011/07/01/spirulina-the-amazing-super-food-youve-never-heard-of.aspx>. Joseph Mercola, "Grandes razones para comer más germinados", 9 de febrero de 2015, consultado en <http://articulos.mercola.com/sitios/articulos/archivo/2015/02/09/nutricion-con-germinados.aspx>. Self-Nutrition Data: Know What You Eat, "Seeds, chia seeds, dried", consultado en <http://nutritiondata.self.com/facts/nut-and-seed-products/3061/2>.

37 Estefanía Camacho, "La terrible 'vida' del animal que te comes", Sinembargo.mx, 27 de septiembre de 2014, consultado en <http://www.sinembargo.mx/27-09-2014/1126978>. John Robbins, *The Food Revolution. How your Diet Can Help Save your Life and our World*, San Francisco, Conari Press, 2011, p. 179. Kris Carr, *op. cit.*, p. 82.

38 The Monday Campaigns, "Introducing Meatless Monday. A General Overview", 2010-2011, consultado en <http://www.meatlessmonday.com/images/photos/2010/08/mm_general_kit.pdf>. Johns Hopkins Bloomberg

School of Public Health, "The Johns Hopkins Meatless Monday Project", consultado en <http://www.jhsph.edu/research/centers-and-institutes/johns-hopkins-center-for-a-livable-future/projects/MMP_old/>.

[39] John Robbins, *op. cit.*, p. XXVI.

[40] Grupo Intergubernamental de Expertos sobre el Cambio Climático, "Cambio climático 2007: Informe de síntesis", Ginebra, 2008, 104 pp. Consultado en <https://www.ipcc.ch/pdf/assessment-report/ar4/syr/ar4_syr_sp.pdf>.

[41] FDA, "Alergias a los alimentos. Lo que usted debe saber", agosto de 2010. Consultado en <http://www.fda.gov/downloads/Food/IngredientsPackaging Labeling/UCM239625.pdf>.

[42] Chris Brooker (ed.), *op. cit.*, p. 75.

[43] Robert Cohen, *Milk: The Deadly Poison*, Nueva Jersey, Argus, 1997. T. Colin Campbell y Thomas M. Campbell II, *El estudio de China*, Dallas, Sirio, 2001, pp. 26-27.

[44] Kaayla T. Daniel, *The Whole Soy Story: The Dark Side of America's Favorite Health Food*, Washington, D. C., New Trends, 2005, p. 85.

[45] David Perlmutter y Kristin Loberg, *op. cit.*, p. 81.

[46] *Ibid.*, p. 87.

[47] James Braly, Ron Hoggan, *Dangerous Grains: Why Gluten Cereal Grains May Be Hazardous to your Health*, Nueva York, Penguin Putnam, 2012, pp. 27, 36, 113, 138, 148 y 186.

## Capítulo 5

[1] Deepak Chopra, *What Are You Hungry For?* [audiolibro], Nueva York, Random House Audio, 2013, pista 5.

[2] Alejandro Junger, "Clean Program. Cleanse Day 3: True vs. Emotional Hunger", enero de 2012. Consultado en <http://support.cleanprogram.com/article/1136-hunger-true-vs-emotional>.

[3] John Hagelin, *Hacking Consciousness* [video], agosto, 2014. 1:15:23 horas. Consultado en <https://www.youtube.com/watch?v=RJ4Uv-5_3VM>.

[4] Massachusetts General Hospital, "Mindfulness Meditation Training Changes Brain Structure in 8 Weeks", 21 de enero de 2011. Consultado en <http://www.massgeneral.org/about/pressrelease.aspx?id=1329>.

[5] Britta K. Hölzel, James Carmody, Mark Vangel, Christina Congleton, Sita M. Yerramsetti, Tim Gard y Sara W. Lazar, "Mindfulness Practice Leads To Increases in Regional Brain Gray Matter Density", *Psychiatry Research: Neuroimaging*, vol. 191, núm. 1, 30 de enero de 2011, pp. 36-43.

[6] Citado en Joshua Rosenthal, *Nutrición integrativa*, pp. 143-144.

[7] American Heart Association, "Stress and Blood Pressure", 14 de agosto de 2014. Consultado en <http://www.heart.org/HEARTORG/Conditions/

HighBloodPressure/PreventionTreatmentofHighBloodPressure/Stress-and-Blood-Pressure_UCM_301883_Article.jsp>.

8 Robert Sanders, "New Evidence That Chronic Stress Predisposes Brain to Mental Illness", *Berkeley News*, 11 de febrero de 2014. Consultado en <news.berkeley.edu/2014/02/11/chronic-stress-predisposes-brain-to-mental-illness/>.

9 Amy Morin, "7 Scientifically Proven Benefits of Gratitude That Will Motivate You to Give Thanks Year-Round", *Forbes*, 23 de noviembre de 2014. Consultado en <http://www.forbes.com/sites/amymorin/2014/11/23/7-scientifically-proven-benefits-of-gratitude-that-will-motivate-you-to-give-thanks-year-round/>.

## Capítulo 6

1 I-Min Lee, Eric J Shiroma, Felipe Lobelo, Pekka Puska, Steven N. Blair y Peter T Katzmarzyk, "Effect of Physical Inactivity on Major Non-Communicable Diseases Worldwide: An Analysis of Burden of Disease and Life Expectancy", *Lancet*, vol. 380, núm. 9838, 21 de julio de 2012, pp. 219-229. Consultado en <http://www.ncbi.nlm.nih.gov/pubmed/2281 8936>.

2 Joseph Mercola, "The Importance of Intermittent Movement for Longevity", 13 de diciembre de 2013. Consultado en <http://fitness.mercola.com/sites/fitness/archive/2013/12/13/sitting-standing-up.aspx>.

3 Katy Bowman, *Move your DNA. Restore your Health through Natural Movement*, Estados Unidos, Propriometrics Press, 2014, pp. 17, 38 y 58.

4 Phil Campbell, *Ready Set Go! Synergy Fitness*, Estados Unidos, Pristine, 2007. Al Sears, *Pace: The Twelve Minute Fitness Revolution*, Estados Unidos, Wellness Research & Consulting, 2010.

5 K. Van Proeyen *et al.*, "Training in the Fasted State Improves Glucose Tolerance During Fat-Rich Diet", *The Journal of Physiology*, núm. 588, 1° de noviembre de 2010, pp. 4289-4302. Consultado en <http://www.ncbi.nlm.nih.gov/pubmed/20837645>.

6 Joseph Mercola, "Noticias: Por qué ejercitarse a esta hora del día es mucho mejor que cualquier otro momento", 4 de enero de 2011. Consultado en <http://espanol.mercola.com/boletin-de-salud/beneficios-de-hacer-ejercicio-antes-de-desayunar.aspx>.

## Capítulo 7

1 BBC Ciencia, "El ayuno podría ser bueno para la salud y el corazón", 5 de abril de 2011. Consultado en <http://www.bbc.com/mundo/noticias/2011/04/110404_ayuno_corazon_men.shtml>.

[2] Alejandro Junger, *Intestino sano, vida sana*, *op. cit.*, p. 199.

[3] Néstor Palmetti, "Salud intestinal: el primer paso". Consultado en <http://www.espaciodepurativo.com.ar/intestino.pdf>.

[4] Alenjandro Junger, *Intestino sano, vida sana*, *op. cit.*, pp. 141-142.

[5] Katrin Ackermann *et al.*, "Diurnal Rhythms in Blood Cell Populations and the Effect of Acute Sleep Deprivation in Healthy Young Men", *Sleep*, vol. 35, núm. 7, 2012, pp. 933-940, consultado en <http://www.journals leep.org/ViewAbstract.aspx?pid=28578>. Daniel G. Amen, *Change Your Brain, Change Your Life*, Nueva York, Three Rivers Press, 2000.

[6] Kurzweil Accelerating Intelligence, "How the Brain 'Takes out the Trash' While We Sleep", 18 de octubre de 2013. Consultado en <http://www.kur zweilai.net/how-the-brain-takes-out-the-trash-while-we-sleep>.

[7] Belinda Luscombe, "Your Brain Cells Shrink While You Sleep (And That's a Good Thing)", *Time*, 17 de octubre de 2013, consultado en <http://healthland. time.com/2013/10/17/your-brain-cells-shrink-while-you-sleep-and-thats-a-good-thing/>. University of Rochester Medical Center, "To Sleep, Perchance to Clean", 17 de octubre de 2013, consultado en <https://www. urmc.rochester.edu/news/story/3956/to-sleep-perchance-to-clean.aspx>. Tina Hesman Saey, "Sleep Allows Brain to Wash Out Junk", *Science News*, 17 de octubre de 2013, consultado en <https://www.sciencenews.org/arti cle/sleep-allows-brain-wash-out-junk>.

[8] Chris Brooker (ed.), *op. cit.*, p. 269.

## Capítulo 9

[1] A. Martin, S. Normand, M. Sothier, J. Peyrat, C. Louche-Pelissier y M. Laville, "Is Advice for Breakfast Consumption Justified? Results from a Short-Term Dietary and Metabolic Experiment in Young Healthy Men", *British Journal of Nutrition*, vol. 84, núm. 3, septiembre de 2000, pp. 337-344. Consultado en <http://www.ncbi.nlm.nih.gov/pubmed/10967612>.

[2] Barry M. Popkin, Kristen E. D'Anci e Irwin H. Rosenberg, "Water, Hydration and Health", *Nutrition Reviews*, vol. 68, núm. 8, agosto de 2010, pp. 439-458. Consultado en <http://www.ncbi.nlm.nih.gov/pmc/articles/PM C2908954/>.

[3] V. N. Drozdov, V. A. Kim, E. V. Tkachenko y G. G. Varvanina, "Influence of a Specific Ginger Combination on Gastropathy Conditions in Patients with Osteoarthritis of the Knee or Hip", *Journal of Alternative and Complementary Medicine*, vol. 18, núm. 6, junio de 2012, pp. 583-588, consultado en <http://www.ncbi.nlm.nih.gov/pubmed/22784345>. M. Hessien, S. El-Gendy, T. Donia, M. A. Sikkena, "Growth Inhibition of Human Non-Small Lung Cancer Cells H460 by Green Tea and Ginger Polyphenols", *Anti-Cancer Agents in Medicinal Chemistry*, vol. 12, núm. 4, mayo de

2012, pp. 383-390, consultado en <http://www.ncbi.nlm.nih.gov/pubmed/22043989>.

[4] Deepak Chopra, *Peso perfecto*, Barcelona, Zeta, 2011, 140 pp.

Anexo: buenos hábitos desde el principio

[1] Harvard Health Publications, Harvard Medical School, "Female Infertility". Consultado en <http://www.health.harvard.edu/womens-health/female-infertility>.

[2] Hethir Rodríguez, "Stress: Its Effects on our Lives and our Fertility", Natural Fertility Info. Consultado en <http://natural-fertility-info.com/stress-its-effects-on-our-lives-and-our-fertility.html>.

[3] El Poder del Consumidor, "Cesárea y ausencia de lactancia materna. Primeras causas de la epidemia de obesidad en México", enero de 2013, p. 3. Consultado en <http://elpoderdelconsumidor.org/wp-content/uploads/2013/01/Ces%C3%A1reas-y-Lactancia-M%C3%A9xico.pdf>.

[4] *Microbirth. Revealing the Microscopic Secrets of Childbirth* [documental], directores Toni Harman y Alex Wakeford, Gran Bretaña, Alto Films Ltd., 2014. 60 minutos.

[5] Alejandro Junger, *Intestino sano, vida sana, op. cit.*, p. 47.

[6] El Poder del Consumidor, "Cesárea y ausencia de lactancia materna...", *op. cit.* p. 3.

[7] Charlotte Vallaeys, "How to Find the Safest Organic Infant Formula", *Cornucopia News*, 20 de diciembre de 2013. Consultado en <http://www.cornucopia.org/2013/12/find-safest-organic-infant-formula/>.

[8] Organización Mundial de la Salud, "Alimentación del lactante y del niño pequeño", nota descriptiva 342, febrero de 2014. Consultado en <http://www.who.int/mediacentre/factsheets/fs342/es/>.

[9] *The Milky Way* [documental], director Jon Fitzgerald, Estados Unidos, Studio Gravitas Ventures, 2015. 1:33 horas.

[10] Organización Mundial de la Salud, "Alimentación del lactante y del niño pequeño", *op. cit.*

[11] Food Babe, "How to Find the Safest Organic Infant Formula", 28 de mayo de 2013. <http://foodbabe.com/2013/05/28/how-to-find-the-safest-organic-infant-formula/>.

[12] El Poder del Consumidor, "Meganegocio, con poca ética, los alimentos para bebé", 19 de febrero de 2013. Consultado en <http://elpoderdelconsumidor.org/saludnutricional/meganegocio-con-poca-etica-los-alimentos-para-bebe/>.

[13] Darcia Narváez, "Dangers of 'Crying It Out'. Damaging Children and their Relationships for the Longterm", *Psychology Today*, 11 de diciembre

de 2011. Consultado en <https://www.psychologytoday.com/blog/moral-landscapes/201112/dangers-crying-it-out>.

14 Alianza por la Salud Alimentaria, "Vía para denunciar a escuelas que vendan comida chatarra", 29 de abril de 2015. Consultado en <http://alianza salud.org.mx/2015/04/via-para-denunciar-a-escuelas-que-vendan-comida-chatarra/>.

15 Juan A. Rivera *et al.*, "Consumo de bebidas para una vida saludable: reco-mendaciones para la población mexicana", *Salud Pública de México*, vol. 50, núm. 2, marzo-abril de 2008, pp. 172-194. Consultado en <http://www.cienciasdelasalud.edu.ar/powerpoints/bebidas_artic.pdf>.

16 B. Bateman *et al.*, *op. cit.*, p. 139.

17 UNICEF, "Estudio exploratorio sobre la promoción y publicidad de alimen-tos y bebidas no saludables dirigida a niños en América Latina y el Caribe", Panamá, junio de 2015, 67 pp. Consultado en <http://elpoderdelconsumi dor.org/wp-content/uploads/2015/07/PublicidadInfantil-InformeUnicef. pdf>.

18 Committee on Food Marketing and the Diets of Children and Youth, *Food Marketing to Children and Youth: Threat or Opportunity?*, Washington, D. C., National Academies Press, 2006. G. Hastings, L. McDermott, K. An-gus, *The Extent, Nature and Effects of Food Promotion to Children: A Review of Evidence*, Génova, World Health Organization, 2006.

19 Gobierno de España, Ministerio de Sanidad, Servicios Sociales e Igual-dad, "Sanidad pone en marcha una campaña para promocionar el desayu-no entre niños y jóvenes y prevenir la obesidad infantil", 13 de noviembre de 2006, consultado en <http://www.aecosan.msssi.gob.es/AECOSAN/docs/ documentos/publicaciones/boletines/AESANoticias_10.pdf>. Víctor Ma-nuel Rodríguez Rivera y Edurne Simón Magro, *Bases de la alimentación humana*, España, Netbiblo, 2008, p. 396.

*Cambia de hábitos* de Valeria Lozano
se terminó de imprimir en septiembre de 2016
en los talleres de
Litográfica Ingramex, S.A. de C.V.
Centeno 162-1, Col. Granjas Esmeralda, C.P. 09810
Ciudad de México.